药学专业必修课考试辅导教材

药 剂 学

主　编　梁文权
副主编　胡巧红
编　者　(按姓氏笔画排列)
　　　　丁平田(沈阳药科大学)
　　　　张淑秋(山西医科大学)
　　　　杨　帆(广东药学院)
　　　　胡巧红(广东药学院)
　　　　梁文权(浙江大学)
　　　　蒋曙光(中国药科大学)

科学技术文献出版社
Scientific and Technical Documents Publishing House
北　京

(京)新登字 130 号

内 容 简 介

本书为药学专业必修课考试辅导教材之药剂学分册,根据人民卫生出版社第五版《药剂学》及中国医药科技出版社《药剂学》教材的内容及实际需要编写。每一章分教学大纲要求、教学内容精要、习题、习题答案及要点 4 大版块,力求使学生在不需要教科书的情况下掌握本章内容。书后还备有硕士研究生入学考试模拟试题 5 套。

主要适用于药学类专业的本科学生,也可供成人教育学生、专科生以及报考全国执业药师的药学人员参考。

科学技术文献出版社是国家科学技术部系统惟一一家中央级综合性科技出版机构,我们所有的努力都是为了使您增长知识和才干。

前 言

药剂学是药学类专业的主干课程,目前使用的本科教材主要有人民卫生出版社出版的第五版《药剂学》和中国医药科技出版社出版的《药剂学》。为了帮助学生更好地学习药剂学,我们根据以上两本教材的内容和实际需要,组织编写了这本药剂学学习辅导用书,该书主要适用于药学类专业的本科学生,也可供成人教育学生、专科生以及报考全国执业药师的药学人员参考。

全书分为十九章,每章由教学大纲要求、教学内容精要、习题、习题答案及要点四部分组成。教学大纲要求中写明了要求学生掌握、熟悉和了解的内容。教学内容精要将本章的主要内容进行归纳,力求在不需要教科书的情况下即可掌握本章的主要内容。习题包括名词解释、选择题、填空题、是非题、问答题,部分章节中还包括设计题,这不仅有利于学生更好地掌握药剂学的基本理论、基本知识和技术,而且可以培养学生分析问题、解决问题的能力。习题答案及要点便于学生对本章的学习结果进行评价。本书末还附有硕士研究生入学考试模拟试题5套,供准备参加硕士研究生入学考试的学生作为参考。

本书由广东药学院的胡巧红老师编写第一、五、六、八章,山西医科大学的张淑秋老师编写第二、三、四章,广东药学院杨帆老师编写第七、十二、十四、十七章,沈阳药科大学的丁平田老师编写第九、十、十六章,中国药科大学的蒋曙光老师编写第十一、十三、十五、十八、十九章,浙江大学的梁文权教授负责全书的审阅、修改。

由于各校教学情况不同,本书可能不能完全满足读者要求。另外,由于编者水平有限,错误之处在所难免,希望读者提出宝贵意见和建议。

编 者

目 录

第一章	绪论	(1)
第二章	药物制剂的设计	(10)
第三章	药物制剂的稳定性	(18)
第四章	表面活性剂	(32)
第五章	液体制剂	(42)
第六章	注射剂与眼用液体制剂	(67)
第七章	粉体学基础	(97)
第八章	制剂新技术(固体分散技术、微型包囊技术、包合技术)	(103)
第九章	口服固体制剂(一)(散剂、颗粒剂、胶囊剂、滴丸剂)	(118)
第十章	固体制剂(二)(片剂)	(131)
第十一章	半固体制剂	(158)
第十二章	栓剂	(170)
第十三章	气雾剂、粉雾剂与喷雾剂	(179)
第十四章	膜剂、涂膜剂	(189)
第十五章	缓释、控释制剂	(194)
第十六章	经皮给药系统	(207)
第十七章	靶向制剂	(215)
第十八章	生物技术药物制剂	(224)
第十九章	浸出技术与中药制剂	(233)
攻读硕士学位研究生入学考试药剂学模拟试题		(245)

第一章

绪 论

教学大纲要求

①掌握药剂学、剂型、制剂的概念。②掌握药典的概念、处方的概念和类型。③熟悉制剂学、调剂学、药物、中药、生物技术药物的概念。④熟悉剂型的作用及分类。⑤了解药剂学的分支学科。⑥了解药剂学的任务和发展。⑦了解 GMP、GLP、GCP。⑧了解药品注册管理办法

教学内容精要

(一)概述

1. 药剂学的概念

药剂学(pharmaceutics)是研究药物制剂的基本理论、处方设计、制备工艺、质量控制与合理应用的综合性技术科学。研究药物制剂生产工艺理论的科学称为制剂学。研究方剂的配制、服用等有关技术和理论的科学称为调剂学。制剂学和调剂学总称为药剂学。

药物(drugs)是指原料药,即用以防治人类和动物疾病以及对机体生理机能有影响的物质,可分为中药与天然药物、化学药物(包括抗生素)、生物技术药物三大类。中药(traditional Chinese medicine)系指我国经典著作收载的、为中医师传统使用的药材和饮片。生物技术药物(biotechnical drugs)系指通过生物技术获得的药物,主要包括重组细胞因子药物、重组激素类药物、重组溶栓药物、基因工程疫苗、治疗性抗体和基因药物等。诊断、预防及治疗疾病用的药物在供临床应用以前必须制成一定的形式,即药物剂型(简称剂型,dosage forms),如片剂和注射剂等。一种药物按照一定的质量标准,制成某一剂型,所得的具体药品称为药物制剂(简称制剂,preparations),如葡萄糖注射液。

药剂学的研究对象是药物制剂,剂型能显著地影响疗效。一种药物制成何种剂型主要由药物的性质、医疗需要及应用、保管与运输等方面的要求决定。

2. 药剂学的任务

药剂学的基本任务是将药物制成适于临床应用、符合各项质量标准的制剂,保证临床用药的安全有效。药剂学的主要任务为:①研究药剂学的基本理论;②开发新剂型;③研究药物制剂生产技术;④研究与开发新辅料;⑤研究与开发中药新剂型;⑥研究与开发制剂新机械和新设备。

3. 药物剂型的作用与分类

(1)剂型的作用

1)剂型可改变药物的作用性质:多数药物剂型改变后作用性质不变,但有些药物改变剂型后作用性质改变。

2)剂型可改变药物的作用速度:注射剂、气雾剂、舌下片等起效快,常用于急救,缓控释制剂等属长效制剂。

3)剂型可改变药物的毒副作用:氨茶碱用于治疗哮喘,但会引起心跳加快,将其制成栓剂可消除这一毒副作用。

4)有些剂型可产生靶向作用:微粒给药系统,如脂质体静脉注射后,可被网状内皮系统的巨噬细

胞所吞噬,使药物浓集于肝、脾等器官。

5) 有些剂型影响疗效:一些有机药物可因颗粒大小或晶型不同而呈现不同的作用和疗效。

(2) 剂型的分类

1) 按形态分为:液体剂型、固体剂型、半固体剂型、气体剂型。形态相同的剂型,其制备工艺相似。

2) 按分散系统分为:真溶液类剂型、胶体溶液类剂型、乳浊液类剂型、混悬液类剂型、气体类剂型、固体类剂型。按分散系统分类便于应用物理化学原理阐明各类剂型的分散特征与制备的一般规律,但不能反映用药部位与方法对剂型的要求。

3) 按给药途径分为:①胃肠道给药剂型;②非胃肠道给药剂型,包括注射给药、呼吸道给药、皮肤给药、黏膜给药。这种分类方法与临床使用方法结合,能反映给药途径与应用方法对剂型制备的要求。缺点是同一种剂型,由于给药途径与使用方法不同,而分在不同的类别中。这种分类方法不能反映剂型内在的特性。

4) 按制备方法分 将主要的制备工序相同的剂型列为一类,例如注射剂与滴眼剂需采用灭菌方法或无菌操作法制备,故称为无菌制剂。这种分类方法有利于研究制备的共同规律,但适应的面不广。

4. 药剂学的分支学科

(1) 工业药剂学(industrial pharmaceutics) 是研究药物制剂生产的基本理论、工艺技术、生产设备和质量管理,为临床提供安全、有效、质量可控和使用方便的优质药品的一门分支学科。

(2) 物理药剂学(physical pharmacy) 是应用物理化学的基本原理、方法和手段,研究药剂学中剂型、制剂的处方、制备工艺及质量控制等的学科。

(3) 药用高分子材料学(polymer science in pharmaceutics) 研究各种药用高分子材料的结构、制备、性能与应用的学科。

(4) 生物药剂学(biopharmaceutics) 研究药物及其剂型在体内的吸收、分布、代谢与排泄过程,阐明药物的剂型因素、用药对象的生物因素与药效三者的关系。

(5) 药物动力学(pharmacokinetics) 可简称为药动学,是研究药物及其代谢物在人体或动物体内的量随时间变化的过程,并提出用于解释这一过程的数学模型。

此外,临床药学(clinical pharmacy)是一门与临床治疗学紧密联系的新学科,其内容主要阐述药物在疾病治疗中的作用、相互作用及指导合理用药。

(二)药剂学发展

现代药剂学的发展可以分为四个阶段:第一代制剂为普通制剂;第二代制剂为长效制剂;第三代制剂为控释制剂;第四代制剂为靶向制剂。随着生物技术的发展,生物技术药物在临床上应用越来越多,在医疗上的作用越来越重要。开发新剂型是药剂学工作者的新任务。

(三)药典与处方

药典是记载一个国家的药品规格和标准的法典,由国家组织的药典委员会编写,由政府颁布施行。药典中收载疗效确切、副作用小、质量较稳定的常用药物及其制剂,作为药品生产、检验、供应和使用的依据。我国唐显庆四年(公元659年颁布)的《新修本草》是我国最早的药典,也是世界上最早的一部全国性药典。

1. 中华人民共和国药典

《中华人民共和国药典》简称《中国药典》,现行版是2005年版。在此之前颁布过1953年、1963年、1977年、1985年、1990年、1995年、2000年七个版本。《中国药典》2005年版分一、二、三3部,一部收载中药材、中成药及制剂,二部收载化学药品、抗生素、生化药、放射性药品及其制剂,三部收载生物制品及其制剂。

《中国药典》由凡例、正文、附录等主要部分组成。凡例是使用药典的总说明,包括药典中各种术语的含义,及其在使用时的有关规定。正文是药典的主要内容,每个药品下列有品名、性状、鉴别、检查、含量测定、类别、规格、贮藏和制剂等项。附录包括制剂通则和通用检测方法,载有试药、试剂、试纸、缓冲液、指示剂与指示液、滴定液的配制等。一部制剂通则收载的剂型有丸剂、散剂、颗粒剂、片剂、锭剂、煎膏剂、胶剂、糖浆剂、贴膏剂、合剂、滴丸剂、胶囊剂、酒剂、酊剂、流浸膏与浸膏剂、膏药、凝胶剂、软膏剂、露剂、茶剂、注射剂、搽剂、洗剂、涂膜剂、栓剂、鼻用制剂、眼用制剂、气雾剂及喷雾剂。二部制剂通则中收载的剂型有片剂、注射剂、酊剂、栓剂、胶囊剂、软膏剂、乳膏剂、糊剂、眼用制剂、丸剂、植入剂、糖浆剂、气(粉)雾剂和喷雾剂、膜剂、颗粒剂、口服溶液剂、口服混悬剂、口服乳剂、散剂、耳用制剂、鼻用制剂、洗剂、冲洗剂、灌肠剂、搽剂、涂剂、涂膜剂、凝胶剂及贴剂。三部制剂通则收载的剂型有注射剂、片剂、栓剂、胶囊剂、散剂、颗粒剂、外用溶液剂、灌洗剂、软膏剂和乳膏剂、凝胶剂、喷雾剂、眼用制剂、鼻用制剂。

2. 国外药典

世界上发达国家都有自己的药典,有影响的主要有:

(1)美国药典《Pharmacopoeia of the United States》 简称 USP,第一版为 1820 年,现行为 XXVIII 版,2005 年)。

(2)英国药典(British Pharmacopoeia)简称 BP,第一版为 1864 年,现行为 2003 年版。

(3)日本药局方 简称 JP,第一版为 1886 年,现行为 XIV 版(2000 年)。

(4)国际药典《Pharmacopoeia Internationals》 为联合国世界卫生组织(WHO)出版。于 1951 年出版了第一版。第三版分 1、2、3、4、5 五个分册,先后于 1979 年、1981 年、1988 年、1994 年和 2003 年出版。《国际药典》对各国无法律的约束力,仅供各国编纂药典时作为参考标准。

3. 中华人民共和国药品标准

《中华人民共和国药品标准》简称《国家药品标准》。《国家药品标准》的性质与《中国药典》相似,具有法律意义,是药品生产、供应、使用、监督等部门检验质量的法定依据。

《国家药品标准》主要包括以下几个方面的药物:①药品监督管理局审批的国内创新的重大品种,国内未生产的新药,包括放射性药品、麻醉性药品、中药人工合成品、避孕药品等。②药典收载过而现行版未列入的疗效肯定、国内仍在生产、使用并需修订标准的药品。③疗效肯定、但质量标准仍需进一步改进的新药。

4. 处方药与非处方药

处方是医疗和药剂配制的重要书面文件。狭义的处方是医师为患者写给药房的有关配发药剂的书面文件。广义而言,凡制备任何一种药剂的书面文件,都可称为处方。

法定处方指药典和国家药品标准收载的处方。它具有法定性质,在制备或医师写法定制剂时,均应遵照法定处方的规定。

医师处方(简称处方,prescription)是医师对某一患者用药的书面文件,是调配与发给患者药剂的依据。该处方除了作为发给患者药品的书面文件外,还具有法律上、技术上和经济上的意义。

凡必须凭执业医师或执业助理医师处方才可配制、购买和使用的药品称处方药。患者不需要凭执业医师或执业助理医师处方即可自行判断、购买和使用的药品称非处方药(国际上称 over the counter,OTC)。

(四)药品生产质量管理规范、药品非临床研究质量管理规范与药品临床试验管理规范

药品生产质量管理规范(good manufacturing practice,简称 GMP)是药品生产与质量全面管理监控的通用准则。GMP 是指在药品生产过程中,用科学、合理、规范化的条件和方法来保证生产优良药

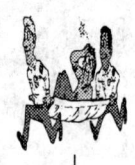

品的一套科学管理方法。实施 GMP 的目的是保证使用者能得到优良的药品。GMP 的基本内容包括机构人员、厂房与设施、设备、物料、卫生、验证、文件、生产管理、质量管理、产品销售与收回、自检等。医疗单位配制制剂应依法取得许可,在制剂配制过程中应参照 GMP 的要求。

我国于 1982 年由中国医药工业公司颁发"药品生产管理规范"(试行本),这是我国医药工业第一部试行的 GMP。1986 年国家医药管理局正式颁布了《药品生产管理规范》和《药品生产管理规范实施指南》,并决定自 1986 年 7 月开始在全国化学制药行业全面推行。我国卫生部于 1988 年 3 月制定并颁布了《药品生产质量管理规范》,后于 1992 年修订了此规范。1999 年 8 月 1 日由国家药品监督管理局颁布实施《药品生产质量管理规范》(1998 年修订),与《药品生产质量管理规范》附录(1998 年修订)。

药品非临床研究质量管理规范(good laboratory practice,简称 GLP)系指对从事实验研究的规划设计,执行措施,管理监督,记录报告,试验室的组织管理、工作方法和有关条件提出的法规性文件。是试验条件下进行药理、动物试验(包括体内和体外试验)的准则,是保证药品安全有效的法规。我国的药品非临床研究质量管理规范于 1999 年发布并于 1999 年 11 月 1 日起实施。

药品临床试验管理规范(good clinical practice,简称 GCP)。药品临床试验是指任何在人体(病人或健康志愿者)进行的药品系统性研究,来证实试验用药品的作用和不良反应。GCP 的内容包括新药临床试验的条件,受试者权益和风险的保障,试验方案制定,研究者、申办者及监视员的主要职责,质量保证系统等。

(五)药品注册管理办法

我国卫生部于 1985 年 7 月 1 日发布施行《新药审批办法》(试行),经实践、总结、修改后,国家药品监督管理局于 1999 年 5 月 1 日施行《新药审批办法》。我国正式加入 WTO 后,国家药品监督管理局制定了《药品注册管理办法》(试行),并于 2002 年 12 月 1 日起施行,《新药审批办法》同时废止。药品注册申请包括新药申请、已有国家标准药品的申请和进口药品申请及其补充申请。新药申请,是指未曾在中国境内上市销售药品的注册申请。已上市药品改变剂型、改变给药途径的,按照新药管理。已有国家标准药品的申请,是指生产已经由国家药品监督管理局颁布的正式标准的药品注册申请。进口药品申请,是指在境外生产的药品在中国上市销售的注册申请。补充申请,是指新药申请、已有国家标准药品的申请或者进口药品申请经批准后,改变、增加或取消原批准事项或内容的,以及新药技术转让、进口药品分包装、药品试行标准转正的注册申请。

1. 注册药品的分类

《药品注册管理办法》规定了药品的注册分类。药品分为中药及天然药物、化学药物和生物制品 3 大类。

中药、天然药物注册分类共有 11 类:①未在国内上市销售的中药、天然药物中提取的有效成分及其制剂;②未在国内上市销售的来源于植物、动物、矿物等药用物质制成的制剂;③中药材的代用品;④未在国内上市销售的中药材新的药用部位制成的制剂;⑤未在国内上市销售的中药、天然药物中提取的有效部位制成的制剂;⑥未在国内上市销售的中药、天然药物制成的复方制剂;⑦未在国内上市销售的中药、天然药物制成的注射剂;⑧改变国内已上市销售药品给药途径的制剂;⑨改变国内已上市销售药品剂型的制剂;⑩改变国内已上市销售药品工艺的制剂;⑪已有国家标准的中成药和天然药物制剂。

化学药品注册分类共有 6 类:①未在国内外上市销售的药品;②改变给药途径且尚未在国内外上市销售的制剂;③已在国外上市销售但尚未在国内上市销售的药品;④改变已上市销售盐类药物的酸根、碱基(或者金属元素),但不改变其药理作用的原料药及其制剂;⑤改变国内已上市销售药品的剂型,但不改变给药途径的制剂;⑥已有国家药品标准的原料药或者制剂。

生物制品第一部分为治疗用,注册分类为 15 类:①未在国内外上市销售的生物制品;②单克隆抗体;③基因治疗、体细胞治疗及其制品;④变态反应原制品;⑤由人的、动物的组织或者体液提取的,或者通过发酵制备的具有生物活性的多组分制品;⑥由已上市销售生物制品组成新的复方制品;⑦已在国外上市销售但尚未在国内上市销售的生物制品;⑧含未经批准菌种制备的微生态制品;⑨与已上市销售制品结构不完全相同且国内外均未上市销售的制品;⑩与已上市销售制品制备方法不同的制品;⑪首次采用 DNA 重组技术制备的制品;⑫国内外尚未上市销售的由非注射途径改为注射途径给药,或者由局部用药改为全身给药的制品;⑬改变已上市销售制品的剂型但不改变给药途径的生物制品;⑭改变给药途径的生物制品(不包括上述 12 项);⑮已有国家药品标准的生物制品。

第二部分预防用生物制品注册分类为 15 类:①未在国内外上市销售的疫苗;②DNA 疫苗;③已上市销售疫苗变更新的佐剂;④由非纯化或全细胞(细菌、病毒等)疫苗改为纯化或者组分疫苗;⑤采用未经国内批准的菌毒种生产的疫苗(流感疫苗、钩端螺旋体疫苗等除外);⑥已在国外上市销售但未在国内上市销售的疫苗;⑦采用国内已上市销售的疫苗制备的结合疫苗或者联合疫苗;⑧与已上市销售疫苗保护性抗原谱不同的重组疫苗;⑨更换其他已批准表达体系或者已批准细胞基质生产的疫苗;⑩改变灭活剂(方法)或者脱毒剂(方法)的疫苗;⑪改变国内已上市销售疫苗的剂型,但不改变给药途径的疫苗;⑫改变给药途径的疫苗;⑬改变免疫剂量或者免疫程序的疫苗;⑭扩大使用人群(增加年龄组)的疫苗;⑮已有国家药品标准的疫苗。

2. 申报注册新药制剂的有关主要内容

在申报新药时包括四部分内容:综述资料、药学研究资料、药理毒理研究资料、临床研究资料。申报新药制剂时的主要内容是第 8 项资料(制剂处方及工艺的研究资料及文献资料)、第 10 项资料(质量研究工作的试验资料及文献资料)、第 14 项资料(药物稳定性研究的试验资料及文献资料),现将第 8 项资料简介如下:

(1)剂型的筛选　选择剂型时应考虑药物的性质、临床需要、给药途径、病人顺应性等。

(2)制剂处方及工艺的研究　根据剂型、制剂成型后的性质、辅料是否与主药相互作用或影响主药含量测定以及给药途径的要求,选择适宜的辅料及制备工艺。

习题

(一)名词解释

1. 药剂学　2. 调剂学　3. 制剂学　4. 剂型　5. 制剂　6. 药典　7. 法定处方　8. 医师处方　9. 中药　10. 处方药　11. 非处方药

(二)选择题

单项选择题

1. 研究药物制剂的基本理论、处方设计、制备工艺、质量控制与合理应用的综合性技术科学,称为
A. 制剂学　B. 调剂学　C. 药剂学　D. 方剂学　E. 工业药剂学

2. 《中华人民共和国药典》最早颁布的时间是
A. 1949 年　B. 1953 年　C. 1963 年　D. 1977 年　E. 1985 年

3. 根据《国家药品标准》的处方,将原料药加工制成具有一定规格的制品,称为
A. 方剂　B. 调剂　C. 中药　D. 制剂　E. 剂型

4. 药品生产、供应、检验和使用的主要依据是
A. GLP　B. GMP　C. 药典　D. 药品管理法　E. GCP

5. 下列关于药典作用的表述中,正确的是
A. 药典作为药品生产、检验、供应的依据　B. 药典作为药品检验、供应与使用的依据

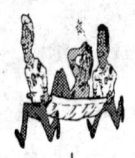

C.药典作为药品生产、供应与使用的依据　　D.药典作为药品生产、检验与使用的依据

E.药典作为药品生产、检验、供应与使用的依据

6.以下有关药物制成剂型的叙述中,错误的是

A.药物剂型应与给药途径相适应　　B.药物供临床使用之前,都必须制成适合于应用的剂型

C.一种药物只能制成一种剂型　　D.一种药物制成何种剂型与临床上的需要有关　　E.一种药物制成何种剂型与药物的性质有关

7.现行的《中华人民共和国药典》版本为

A. 1990年版　　B. 1995年版　　C. 1998年版　　D. 2005年版　　E. 2000年版

8.美国药典的英文缩写为

A.USP　　B.GMP　　C.BP　　D.JP　　E.WHO

9.我国开始对药品实行GMP认证制度的时间是

A. 1980年1月1日　　B.1985年7月1日　　C. 1990年7月1日　　D. 1995年10月1日

E. 2000年1月1日

10.药剂学的分支学科有

A.物理药学　　B.生物药剂学　　C.工业药剂学　　D.药物动力学　　E.A、B、C、D都包括

11.《中华人民共和国药典》是由

A.国家编纂的药品规格、标准的法典　　B.国家颁布的药品集　　C.国家药品监督管理局制定的药品标准　　D.国家卫生部制定的药品标准　　E.国家药典委员会制定的药物手册

配伍选择题(备选答案在前,试题在后;每组均对应同一组备选答案,每题只有一个正确答案;每个备选答案可重复选用,也可不选用。)

A.物理药剂学　　B.工业药剂学　　C.生物药剂学　　D.药物动力学　　E.临床药学

1.研究药物制剂工业生产的基本理论、工艺技术、生产设备和质量管理的一门学科

2.用化学动力学的原理研究药物在体内的吸收、分布、代谢和排泄过程的一门学科

3.应用物理化学的基本原理和手段研究药剂学有关剂型的性质的一门学科

4.以病人为对象,研究合理、有效以及安全用药的一门学科

5.研究药物及其剂型、生理因素与药效间关系的一门学科

A.药物剂型　　B.药物制剂　　C.药剂学　　D.调剂学　　E.方剂

6.根据药典等标准、为适应治疗或预防需要而制备的药物应用形式的具体品种称为

7.为适应治疗或预防需要而制备的药物应用形式称为

多项选择题

1.药剂学论述的主要内容包括药物制剂的

A.基本理论　　B.质量控制　　C.仓储保管　　D.生产技术　　E.临床应用

2. 以下关于《中华人民共和国药典》的叙述中,正确的是

A.现行版是2005版　　B.由卫生部组织编纂　　C.是我国记载药品规格、标准的法典　　D.由国家药品监督管理局审批颁布　　E.2000版《中国药典》分为一、二两部

3.有关药剂学概念的正确表述有

A.药剂学所研究的对象是药物制剂

B.药剂学所研究的内容包括基本理论、处方设计和合理应用

C.药剂学所研究的内容包括基本理论、处方设计和制备工艺

D.药剂学所研究的内容包括基本理论、处方设计、制备工艺、质量控制和合理应用

E.药剂学是一门综合性技术科学

4.下列关于处方药和非处方药的陈述中,不正确的是

A.医疗机构可以使用处方药、非处方药　　B.处方药、非处方药必须由取得药品生产许可证的生

产企业生产　C.处方药、非处方药必须由取得药品经营许可证的企业经营　D.处方药、非处方药均可在大众传播媒介进行广告宣传　E.处方药必须凭医师处方购买

5.以下属于法定处方的是
A.《中国药典》收载的处方　B.《国家药品标准》收载的处方　C.医院的处方集　D.地方药品标准收载的处方　E.协议处方

(三)是非题

1.新药系指我国未生产过的药品。(　)
2.自 2002 年 12 月 1 日起,研制新药应符合《药品注册管理办法》(试行)的要求。(　)
3.非处方药是指由国家药品监督管理局公布的、不需要凭执业医师和执业助理医师处方,消费者可以自行判断、购买和使用的药品。(　)
4.GMP是药品生产质量管理规范,系指在药品生产过程中,运用科学、合理、规范化的条件和方法保证生产优质药品的一整套科学管理方法。(　)
5.《国家药品标准》是药剂工作者重要的参考依据,其不具有法律的约束力。(　)
6.WHO编纂的《国际药典》对各国有很强的法律约束力。(　)

(四)填空题

1.将原料药加工制成适用于医疗和预防需要的形式,称为_____。
2.生物药剂学是阐明药物的剂型因素、用药对象的生物因素与_____三者关系的药剂学分支学科。
3.《药品生产质量管理规范》简称_____。
4.药典是一个国家_____的法典,由_____编纂,由政府颁布施行。
5.药剂学是研究药物制剂的基本理论、处方设计、制备工艺、质量控制与_____等的综合性应用技术科学。
6.美国药典简称_____。
7.英国药典简称_____。
8.日本药局方简称_____。
9.药物剂型按物态可分为固体、半固体、液体和_____等类型。
10.药物剂型按分散系统可分为真溶液类,胶体溶液类,乳浊液类,混悬液类,气体分散体类和_____。

(五)问答题

1.简述药剂学各分支学科的内涵。
2.简述药典的性质与作用。
3.试述处方药与非处方药在使用上的主要区别。
4.药物剂型有哪几种分类方法?

习题答案及要点

(一)名词解释

1.药剂学:是研究药物制剂的基本理论、处方设计、制备工艺、质量控制与合理应用的综合性技术科学。

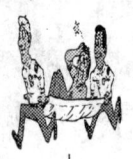

2.调剂学:研究方剂的配制、服用等有关技术和理论的科学称为调剂学。

3.制剂学:研究药物制剂生产工艺理论的科学称为制剂学。

4.剂型:诊断、预防及治疗疾病用的药物在供临床应用以前必须制成一定的形式,即药物剂型(简称剂型)。

5.制剂:一种药物按照一定的质量标准,制成某一剂型,所得的具体药品称药物制剂(简称制剂)。

6.药典:是一个国家记载药品规格和标准的法典,由国家组织的药典委员会编写,由政府颁布施行。药典中收载疗效确切、副作用小、质量较稳定的常用药物及其制剂。

7.法定处方:指药典和国家药品标准收载的处方。它具有法定性质,在制备或医师写法定制剂时,均应遵照法定处方的规定。

8.医师处方:是医师对某一患者用药的书面文件,是调配与发给患者药剂的依据,具有法律上、技术上和经济上的意义。

9.中药:系指我国经典著作收载的、为中医师传统使用的药材和饮片。

10.处方药:凡必须凭执业医师或执业助理医师处方才可配制、购买和使用的药品称处方药。

11.非处方药:患者不需要凭执业医师或执业助理医师处方即可自行判断、购买和使用的药品称非处方药。

(二)选择题

单项选择题 1.C 2.B 3.D 4.C 5.E 6.C 7.D 8.A 9.D 10.E 11.A

配伍选择题 1.B 2.D 3.A 4.E 5.C 6.B 7.A

多项选择题 1.ABDE 2.ACDE 3.ADE 4.CD 5.AB

(三)是非题

1.×(新药是指未曾在中国境内上市销售的药品。) 2.√ 3.√ 4.√ 5.×(国家药品标准是药剂工作者重要的工作依据,具有法律的约束力。) 6.×(WHO编纂的《国际药典》对各国无直接的法律约束力,仅供各国编纂药典时参考。)

(四)填空题

1.剂型 2.药效 3.GMP 4.记载药品规格、标准;国家组织的药典委员会 5.合理应用 6.USP 7.BP 8.JP 9.气体 10.固体分散体类

(五)问答题

1.药剂学各分支学科的内涵如下。

①工业药剂学:是研究药物制剂生产的基本理论、工艺技术、生产设备和质量管理,为临床提供安全、有效、质量可控和使用方便的优质药品的一门分支学科。

②物理药剂学:是应用物理化学的基本原理、方法和手段,研究药剂学中剂型、制剂的处方、制备工艺及质量控制等的学科。

③药用高分子材料学:研究各种药用高分子材料的结构、制备、性能与应用的学科。

④生物药剂学:是研究药物及其制剂在体内的吸收、分布、代谢和排泄过程,阐明药物的剂型因素、用药对象的生物因素与药效三者关系的一门学科。

⑤药物动力学:是研究药物及其代谢产物在人体或动物体内的含量随时间变化的过程,并提出用于解释这一过程的数学模型,为指导合理安全用药、剂型和剂量设计等提供量化指标的一门学科。

⑥临床药学:是主要阐述药物在疾病治疗中的作用、相互作用及指导合理用药的一门学科。

2.药典的性质与作用:①药典是一个国家记载药品质量规格、标准的法典。由国家组织药典委员

会编纂,并由政府颁布施行,具有法律的约束力。②作为药物生产、检验、供应与使用的依据。③药典在一定程度上反映了该国家药物生产、医疗和科技的水平,也体现出医药卫生工作的特点和服务方向。④药典在保证人民用药有效、安全,促进药物研究和生产上起到重大作用。

3.处方药与非处方药在使用上的主要区别:处方药一般在药效上专用性强或副作用大,需凭执业医师或执业助理医师处方,在专业人士指导下方可购买、使用。非处方药一般安全、有效、价廉,可不凭医师处方自行购买、使用。

4.药物剂型有三种分类方法,一是按形态分类,可分为液体剂型、半固体剂型、气体剂型和固体剂型;二是按分散系统分类,可分为溶液型、胶体溶液型、乳剂型、混悬型、气体分散型、固体分散型;三是按给药途径分类,可分为经胃肠道给药剂型和非胃肠道给药剂型。

(胡巧红)

第二章

药物制剂的设计

教学大纲要求

①掌握药物制剂设计的主要内容。②掌握药物制剂设计的基本原则。③掌握新药理化性质、稳定性研究、配伍研究的基本内容。④熟悉处方设计前工作的主要内容。⑤了解常用的检索工具。⑥了解药物制剂设计的优化方法。

教学内容精要

(一)概述

药物制剂设计的目的就是根据临床用药的需求、药物的理化性质及药理作用,确定适当的给药途径和给药剂型;选择合适的辅料及制备工艺,筛选处方、工艺条件及包装,最终设计出适合工业化生产及临床应用的制剂。

药物制剂设计的主要内容包括:①在处方前,全面掌握药物的理化性质、药理学与药物动力学特性;②根据药物的性质和临床需要,结合临床前研究结果,确定最佳的给药途径,并选择适当的剂型;③根据所确定剂型的特点,选择合适的辅料或添加剂,采用适当的测试手段,考察制剂的各项质量指标,并根据结果,对处方和制备工艺进行改进、优化或完善。

(二)药物制剂设计的基础

1. 给药途径和剂型的确定

(1)临床用药对给药途径与剂型的要求 各种给药部位或途径的生理特点不同,给药后药物的体内转运过程会有差异,所产生的疗效快慢、强弱、持效时间及用药的安全性与方便性等也有差异,要根据临床治疗的要求来加以选择。不同的给药途径对剂型的要求也不同。

1)口服给药:是方便、安全、易为患者接受的给药方式之一,尤其适合长期用药。但口服给药可能受到人体生理因素、食物等影响;一般不能迅速起效;有些药物可能对胃肠道有刺激性或在胃肠道降解失活。适合口服给药的剂型有片剂、胶囊剂、颗粒剂、丸剂以及溶液剂、混悬剂、乳剂等。口服给药对剂型设计的要求一般有:①在胃肠道吸收良好,制剂有良好的崩解、分散和溶出及吸收;②避免胃肠道的刺激作用;③克服首过作用;④具有良好的外部特征,如外观、味道等;⑤适用于特殊用药人群,如老年人、小儿等。

2)注射给药:起效快,吸收完全,迅速发挥药理作用。但使用不便,可能有疼痛或刺激性。注射给药的剂型有溶液剂、混悬剂、乳剂及粉针剂等。溶液型注射剂具有速效特点,混悬型注射剂一般具有长效作用,注射用微球、脂质体等特殊的混悬型注射剂还具有靶向、长效或缓释的作用。其剂型设计的要求有:①稳定性,对于在溶液中不稳定的药物,可制成冻干粉针或无菌粉末;②溶解性,为增大药物的溶解度,注射液中可加入适当的潜溶剂;难溶性药物可制成盐类溶液或混悬剂,不溶性粉针剂应符合混悬型注射剂的要求;③安全性,注射剂应无菌、无热原,不会引起溶血等;④刺激性,注射剂应对注射部位特别是一些特殊部位如脊椎腔、眼内、关节腔等的刺激性要小。

3)皮肤给药:给药方便、安全、缓和,并可随时根据需要中断给药。剂型有软膏剂、凝胶剂、洗剂、搽剂以及气雾剂、喷雾剂、贴剂、硬膏剂等。皮肤给药对制剂的要求主要有:①与皮肤有较好的亲和性、铺展性或黏着性;②基本不影响皮肤的正常作用;③对皮肤无明显的刺激作用;④考虑不同用药目的及用药部位的影响等。

4)黏膜及腔道给药:局部治疗可采用眼、鼻腔、口腔、阴道及直肠等部位黏膜给药,全身治疗可经口腔、鼻腔、直肠及阴道等黏膜给药。常用剂型有滴剂、软膏剂、气雾剂与喷雾剂、膜剂等,直肠、阴道及口腔给药还可以采用栓剂、片剂等剂型。黏膜给药具有给药面积小、黏膜较敏感易受刺激、黏膜通透性好等特点。黏膜及腔道给药一般要求制剂体积小、剂量小、刺激性小。

(2)药物的理化性质对给药途径与剂型的要求 制剂设计必须全面考虑药物的理化性质,其中最重要的是:

1)药物的溶解度,对于易溶于水的药物,适合各种给药途径,可制成各种液体或固体剂型。对于难溶于水的药物,其溶出通常是吸收的限速过程,是影响药物生物利用度的重要因素。

2)药物的脂溶性,脂溶性大小可用药物的油/水分配系数来表示,油/水分配系数即为药物在油、水两相中的浓度比,油相通常为正辛醇。油/水分配系数适中,药物透过生物膜转运和吸收就越容易。此外,油/水分配系数可用于指导包含两相溶剂系统的制剂处方设计及其制备过程。

3)药物的稳定性,遇到稳定性较差的药物,应选择使药物较稳定的剂型,还应选择适当的包装。

2. 制剂设计的基本原则

(1)安全性(safety) 药物的安全性是药品应具备的首要条件,药物制剂的安全性问题主要来源于药物本身,也与制剂的设计有关。药物制剂应能提高药物治疗的安全性,降低刺激性和毒副作用。

(2)有效性(effectiveness) 有效性是药品应具备的必要条件,药物的有效性除了由药物结构决定外,还与剂型因素有关。

(3)稳定性(stability) 稳定性是安全性和有效性的基础和保证,包括物理、化学及生物学稳定性等三方面。在原料药稳定性试验、药物与辅料相互作用研究的基础上,选择适当的剂型、辅料、包装材料,考察处方及制备工艺对稳定性的影响,研究温度、湿度、光照对制剂稳定性的影响以及制剂在贮存和使用期间的稳定性。

(4)可控性(controllability) 制剂设计必须做到质量可控,主要体现在药物制剂质量的可预知性和重现性。

(5)顺应性(compliance) 顺应性是指病人或医护人员对药品的接受程度。

此外,制剂的设计还应在保证质量及疗效的前提下,选择适宜剂型、辅料及工艺,尽量降低成本,简化制备工艺。

3. 剂型与药物吸收

(1)固体制剂与药物吸收 固体制剂的给药途径最常见的是口服给药,也可用于各种腔道给药。固体制剂中药物的吸收主要受到溶出过程和透过生物膜转运过程的限制。溶出过程包括崩解、分散、溶解等,受药物的溶解度、粒度、晶型等因素的影响,对于脂溶性、溶出较慢的药物来说,此过程为限速步骤;跨膜转运吸收主要与药物的脂溶性、分子量及药物浓度有关,对水溶性好、溶出速率大的药物来说,该过程为吸收限速过程。影响药物吸收的剂型因素主要有:①药物的理化性质;②药物的不同固体剂型,一般来说,药物溶出及吸收的顺序为:散剂＞胶囊剂＞片剂＞包衣片;③制剂的处方组成及添加剂。

(2)液体制剂与药物吸收 液体制剂吸收速度和程度较固体制剂好。混悬剂、乳剂的吸收与粒子大小有关。血管内给药不存在吸收过程;肌内注射吸收较迅速且完全;眼部给药的溶液剂的吸收与黏度有关。

(3)皮肤、黏膜给药与药物吸收 影响其吸收的主要因素有:①膜的生理特性或皮肤状态;②药物的分子量、脂溶性;③吸收促进剂;④给药系统的性质。

4. 制剂的评价与生物利用度

(1)毒理学评价 包括急、慢毒性实验,致畸、致癌、致突变实验等。局部用药制剂还需要进行刺激性实验;全身用药的大输液,除进行刺激性实验外,还必须进行过敏实验、溶血实验及热原检查。

(2)药效学评价 根据制剂的适应证进行相应的药理学实验评价。

(3)药物动力学与生物利用度研究 生物利用度是评价制剂中药物吸收的速度和程度。生物等效性是指一种药物的不同制剂在相同的实验条件下,给以相同的剂量,反映其吸收速率和程度的主要动力学参数没有明显的统计学差异。生物利用度是保证药品内在质量的重要指标,而生物等效性则是保证含同一药物的不同制剂质量一致性的主要依据。一般只改变剂型不改变给药途径的制剂,只需要与参比制剂进行生物利用度比较及生物等效性评价。普通制剂的主要药物动力学参数为消除半衰期($t_{1/2}$)、达峰时间(T_{max})、峰浓度(C_{max})、血药浓度-时间曲线下面积(AUC)和吸收分数(F)等;缓、控释制剂应提供的主要药物动力学参数有 C_{max}、T_{max}、$AUC_{0 \to tn}$、$AUC_{0 \to \infty}$ 和 F,尽可能提供其他参数如平均滞留时间(MRT)等。

(三)药物制剂的处方前研究

1. 处方前研究的任务和要求

药物从发现到上市的研制过程,主要进行以下工作:药理活性的筛选;毒理学及分析方法研究;处方前研究;处方与制备工艺研究;临床研究;申报工作。处方前研究在整个开发过程中具有重要意义。

处方前研究主要是通过实验研究和文献资料的查询获得所需的资料。处方前研究的主要任务是:①获取药物的相关理化参数及药物动力学参数;②测定与处方有关的物理化学性质;③考察药物与辅料间的相互作用。

2. 文献检索

文献检索是获得制剂处方设计前所需资料的重要途径之一。

(1)网络检索

1)通用的检索引擎:如 http://www.yahoo.com;http://www.google.com;http://www.infoseek.com 等。

2)医学检索引擎:医学世界检索引擎 MWS(http://www.mwssearch.com)能提供各个医学述评的信息;医学目录(Medical Directory):Medical Matrix(医源)(http://www.medmatrix.org)。

3)Rxlist-The Internet Drug Index(http://www.rxlist.com)收录了美国 4 000 多种新上市的药物或即将上市的药物、产品。

①药物数据检索。

②The Top 200(美国排名前 200 名的药物)。

4)药物动力学、药效学、生物药剂学主页(Pharmacokinetics, Pharmacodynamics, and Biopharmaceutics homepage)(http://griffin.vcu.edu/~gkrishna/PK/pk.Html)

(2)光盘检索

1)IPA 光盘检索:主要是关于药理学、药物评价和药剂学等方面的资料。

2)Drugs & Pharmacology 光盘数据库:主要包括药物及药物的作用和用途,药理学、药物动力学和药效学的临床和实验研究。

3)MEDLINE 光盘数据库:收录了 1966 年以来世界范围内的生物医学及其相关学科期刊 4 000 余种。

4)中国生物医学文献光盘数据库。

5)中国科技期刊光盘数据库。

3. 药物的理化性质测定

制剂设计前对新药的理化性质研究,主要包括 pKa、溶解度、熔点、多晶型、分配系数、表面特性以及吸湿性等的研究。

(1) 溶解度和 pKa　药物必须处于溶解状态才能被吸收。解离常数对于溶解特性及药物的吸收至关重要,大多数药物是有机的弱酸和弱碱,在不同 pH 的介质中的溶解度不同,一般解离型药物不能很好的通过生物膜被吸收,而非解离型的药物才可能有效地透过类脂性的生物膜。

Henderson-Hasselbalch 方程式可以说明药物的解离状态:

对弱酸性药物　　$pH - pKa = \lg([A^-]/[HA])$　　(2-1)

对弱碱性药物　　$pH - pKa = \lg([B]/[BH^+])$　　(2-2)

式中,$[A^-]$和$[HA]$分别表示解离型和非解离型弱酸性药物的浓度;$[B]$和$[BH^+]$分别表示非解离型和解离型弱碱性药物的浓度。

测定不同 pH 时所对应的药物溶解度,根据以上方程式,可以计算药物的 pKa;反之,如果已知酸或碱的非解离型浓度($[HA]$或$[B]$)及其 pKa,则可预测任何 pH 下的药物总的溶解度(非解离型和解离型的溶解度之和)。根据以上方程式,有助于将药物设计成合适的盐类,并预测盐的溶解度和 pH 的关系。pKa 通常可以用滴定法测定。

溶解度的测定一般是进行平衡溶解度和 pH 溶解度曲线的研究。平衡溶解度是在一定温度下达到平衡后的药物浓度。一般要比较药物在水、0.9% NaCl、0.1mol/L 盐酸、pH 7.4 的缓冲液中的平衡溶解度,同时应注意同离子效应对溶解度的影响。

(2) 油/水分配系数　药物油/水分配系数是药物亲脂性的指标,与药物透过生物膜转运的能力密切相关。

油/水分配系数(partition coefficient,P)代表药物在油相和水相中的比例:

$$P = \frac{药物在油相中的浓度}{药物在水相中的浓度}$$　　(2-3)

分配系数的测定可用于预测同系列化合物的体内吸收情况,简化和指导药物的筛选;有助于选择适当的溶剂从样品中特别是生物样品(血、尿)中提取药物等。

(3) 熔点和多晶型　有的药物结晶,由于晶格内分子排列形式不同而存在一种以上的晶型,称为多晶型现象(polymorphism)。多晶型可分为稳定型、亚稳定型、不稳定型。药物的晶型不同,其溶解度、溶解速率、熔点、稳定性等可能有明显的差异。药物的同质多晶现象对药物的生物利用度和有效性有显著的影响,尤其对难溶性药物的影响更大。多晶型中只有一种为稳定型,其熔点高、化学稳定性好,但溶解度较小、溶解速率较慢;不稳定型可较快地转化为稳定型,没有太大的实际意义;亚稳定型的晶格能较小,熔点和化学稳定性较低,溶解度和溶解速率较高,若其转变为稳定型的速度很慢,则有较大的制剂学意义,可用于提高药物的溶出和吸收。

研究药物多晶型最常用的方法有:溶出速率法、X 射线衍射法、红外分析法、热台显微镜法、差示扫描量热法(DSC)及差热分析法(DTA)。

(4) 吸湿性　若药物能从周围环境中吸收水分,则具有吸湿性(hygroscopicity),药物的吸湿程度取决于周围环境中相对湿度(relative humidity,RH)的大小。

绝大多数药物在 RH 30%～45%(室温下)时吸湿性较低,在此条件下贮存的药物较为稳定。选择合适的辅料、工艺条件及包装可在一定程度上防止或减少药物的吸湿。

(5) 粉体学性质　药物的粉体学性质主要包括粒子形状、大小、粒度分布、粉体密度、附着性、流动性、润湿性和吸湿性等,这些性质对药物制剂的处方设计、制剂工艺和产品质量产生很大的影响。

4. 稳定性研究

药物的稳定性实验常用的测定方法有以下几种:HPLC、TLC 可用于定量测定药物及分解产物;热分析法测定结晶熔化时吸热的变化,可用于研究多晶型、溶剂化物及药物与辅料的相互作用等;漫反射光谱法常用于研究药物与辅料间相互作用。稳定性研究就是采用这些方法研究温度、湿度、光照,以及其他因素如空气、pH、溶剂、离子强度、缓冲离子、辅料或附加剂等对药物本身稳定性的影响,

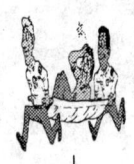

为制剂处方设计、辅料及附加剂的选择、工艺条件的选择等提供依据,同时也对确定合适的保管和贮存药物的条件和方法以及合适的包装设计起重要的指导作用。

5. 药物配伍研究

(1)固体制剂的配伍研究　将少量药物和辅料混合,放入小瓶中,密闭置于室温以及较高温度(如55℃),观察其物理性质的变化,同时用DSC、DTA、TLC或HPLC进行分析,并与以上药物和辅料在同样条件下单独保存的样品进行对比实验。目前主要用热分析法研究和预测药物和辅料之间物理化学的相互作用。

(2)液体制剂的配伍研究

1)pH-反应速度图:由于大多数药物的水解反应为伪一级反应,从斜率可求得一级反应速度常数k,若反应受缓冲液、H^+、OH^-的催化作用,在不同pH下测定其反应速度常数,并与pH作图,即得pH-反应速度图,从而求得最稳定pH。对药物溶液和混悬液,应研究其在酸性、碱性、高氧环境以及加入络合剂和稳定剂时,不同温度下的稳定性。

2)液体制剂:对注射剂的配伍,一般是将药物置于含有重金属(同时含有或不含络合剂)或抗氧剂(在含氧或氮的环境中)等附加剂的条件下研究,目的是了解药物和辅料对氧、光照和重金属的稳定性,为注射剂处方设计提供依据。对口服液体制剂,通常研究药物与乙醇、甘油、糖浆、防腐剂、表面活性剂和缓冲液等的配伍,测得主药在各种溶液中的降解反应活化能,评价其稳定性。

(四)药物制剂处方的优化设计

1. 概述

经过处方前研究,对药物和辅料的所有物理、化学、生物学性质有所了解后,进一步的工作是剂型的选择和处方设计,包括对辅料的筛选、剂型的选择、工艺条件的选择等,这就是处方优化工作。一般先通过适当的预试验选择一定的辅料和制备工艺,然后采用优化技术对处方和工艺进行优化设计,确定其最佳范围。

优化过程包括:①选择可靠的优化设计方案,以适应线性或非线性模拟;②建立效应与因素之间的数学关系式,并通过统计学检验确保模型的可信度;③优化最佳工艺条件。

采用优化技术有如下的优点:省时,降低成本以达到产品设计的要求;提高最佳或近似最佳产品设计的可靠性;提高和保证最终产品的质量。

常用的优化技术有正交设计、均匀设计、单纯形优化法、拉氏优化法等。优化设计前一般应确定几个基本要素,如制剂应达到的目标参数、各目标参数对制剂的重要性、辅料和工艺的实用性、辅料用量及工艺条件的适宜范围、辅料与工艺间的相互影响等;最终确定优化方案中要优化的因素及其水平。

2. 优化法

(1)单纯形优化法(simplex optimization method)　是一种动态调优的多因素优化方法,计算简便,不需建立数学模式,且不受因素个数的限制。其基本原理是:若优化方案中有n个需要优化的因素,则由n+1维空间多面体构成单纯形,空间多面体的各顶点就是试验点。比较各试验点的结果,去掉最坏试验点,取其对称点作为新的试验点,该点称为"反射点"。新试验点与剩下的几个试验点又构成新的单纯形。新的单纯形向最佳目标更靠近。如此不断地向最佳方向调整,最后找出最佳目标点。

(2)拉氏优化法(Lagrangian)　对于有限制的优化问题,其函数关系式必须在服从对自变量的约束条件下进行优化。此法的优点是:①直接确定最佳值,不需要搜索不可行的试验点;②只产生可行的可控变量;③能有效地处理等式或不等式表示的限制条件;④对线性和非线性关系均可处理。

(3)效应面优化法(response surface methodology)　是通过一定的实验设计考察影响因素对效应的作用,并对其进行优化的方法。效应与所考察因素之间的关系可用函数式$y = f(x_1, x_2, x_3, \ldots, x_k) + \varepsilon$表示($\varepsilon$为偶然误差,$x_1, x_2, x_3, \ldots, x_k$表示所考察的各因素),该函数所代表的空间曲线就称为效应面。通过描绘效应对考察因素的效应面,从效应面上选择较佳的效应区,从而回推出考察因素的取值范围即最佳实验条件。

(4)实验设计

1)析因设计(factorial design):又称析因试验,是一种多因素的交叉分组试验。通过研究各因素的所有组合下的试验结果(效应),判断哪个因素对结果的影响最大,以及哪些因素之间有交互作用。

2)正交设计(orthogonal design):是一种用正交表安排的多因素多水平的试验设计,采用普通的统计分析方法分析实验结果,推断各因素的最佳水平(最优方案)。

3)均匀设计(uniform design):也是一种多因素试验设计方法,它具有比正交设计法试验次数更少的优点。均匀设计必须采用均匀设计表和均匀设计使用表。每个均匀设计表都配有一个使用表,根据使用表选择列数,以保证试验点分布均匀。

应用优化技术成功的关键在于实验设计,设计良好的实验和分析不仅能获得最佳处方和工艺,而且可阐明独立变量影响产品性质的机制。

习题

(一)名词解释

1. 油/水分配系数　2. 多晶型

(二)选择题

单项选择题

1. 口服制剂设计一般不要求

A. 药物在胃肠道内吸收良好　B. 避免药物对胃肠道的刺激作用　C. 药物吸收迅速,能用于急救　D. 制剂易于吞咽　E. 制剂应具有良好的外部特征

2. 下列关于药物配伍研究的叙述中,错误的是

A. 固体制剂处方配伍研究,通常将少量药物和辅料混合,放入小瓶中,密闭(可阻止水汽进入)置于室温以及较高温度(如55℃),观察其物理性质的变化

B. 固体制剂处方配伍研究,一般均应建立 pH-反应速度图,选择其最为稳定的 pH 值

C. 对注射剂的配伍,一般是将药物置于含有重金属(同时含有或不含络合剂)或抗氧剂(在含氧或氮的环境中)等附加剂的条件下研究

D. 对口服液体制剂,通常研究药物与乙醇、甘油、糖浆、防腐剂、表面活性剂和缓冲液等的配伍

E. 对药物溶液和混悬液,应研究其在酸性、碱性、高氧环境以及加入络合剂和稳定剂时,不同温度下的稳定性

配伍选择题(备选答案在前,试题在后;每组均对应同一组备选答案,每题只有一个正确答案;每个备选答案可重复选用,也可不选用。)

A. 口服剂型　B. 注射剂型　C. 透皮给药剂型　D. 黏膜给药

1. 使用方便,可随时中断给药的是
2. 经胃肠道吸收,可起全身治疗作用的是
3. 一般起效较快,常用于临床急救的是

A. 药物的溶解度　B. 药物的脂溶性　C. 药物的分子量　D. 药物的颜色

4. 其值较小时,溶出为吸收的限速过程
5. 其值较小时,透过生物膜转运为吸收的限速过程
6. 油/水分配系数主要反映

7.与晶型、粒度关系较大的是
A.多晶型　B.溶解度　C.pKa　D.油/水分配系数
8.可用于预测同系列化合物的吸收情况的是
9.可采用X射线衍射法、红外分析法、热台显微镜法、差示扫描量热法(DSC)及差热分析法(DTA)等研究的是

多项选择题
1.药物制剂设计的目的是
A.根据临床用药的需求、药物的理化性质及药理作用,确定适当的给药途径和给药剂型　B.选择合适的辅料及制备工艺　C.筛选处方、工艺条件及包装　D.便于药物上市后的销售　E.设计出适合临床应用及工业化生产的制剂
2.对注射给药的剂型设计要求有
A.药物应有较好的稳定性　B.药物应有足够的溶解性　C.应有较好的安全性,应无菌、无热原,不会引起溶血等　D.对注射部位的刺激性要小　E.药物应有良好的味觉
3.药物制剂设计的主要内容有
A.在处方前,全面掌握药物的理化性质、药理学与药物动力学特性　B.确定最佳的给药途径,并选择适当的剂型　C.选择合适的辅料或添加剂,采用适当的测试手段,考察制剂的各项质量指标　D.进行临床试验,进一步优化制剂的处方和工艺　E.对处方和制备工艺进行改进、优化或完善
4.药物制剂设计的基本原则包括
A.有效性　B.安全性　C.顺应性　D.稳定性　E.临床应用的广泛性

(三)填空题

1.影响固体制剂中药物吸收的主要因素有_____、_____、_____等。
2.药物制剂处方前研究的任务主要为_____、_____、_____等。
3.制剂设计前对新药的理化性质研究,主要包括_____、_____、_____、粉体学性质和吸湿性等。

(四)思考题

1.药物制剂设计时需要考虑的问题是什么?
2.处方前研究有哪些内容?
3.制剂处方的优化过程包括哪些内容?常用优化方法有哪些?

习题答案及要点

(一)名词解释

1.油/水分配系数:油/水分配系数代表药物在油相和水相中的比例,是药物亲脂性的指标。
2.多晶型:有的药物结晶,由于晶格内分子排列形式不同而存在一种以上的晶型,称为多晶型现象。

(二)选择题

单项选择题　1.C　2.B
配伍选择题　1.C　2.A　3.B　4.A　5.B　6.B　7.A　8.D　9.A
多项选择题　1.ABCE　2.ABCD　3.ABCE　4.ABCD

(三)填空题

1. 药物的理化性质　药物的不同固体剂型　制剂的处方组成及添加剂　2.获取药物的相关理化参数　测定其动力学特征　测定与处方有关的物理化学性质　测定药物与辅料间的相互作用　3. pKa与溶解度　熔点和多晶型　油/水分配系数

(四)思考题

1. 药物制剂设计就是根据临床用药的需求、药物的理化性质及药理作用,确定适当的给药途径和给药剂型;选择合适的辅料及制备工艺,筛选处方、工艺条件及包装,最终设计出适合临床应用及工业化生产的制剂。药物制剂应能提高药物治疗的安全性,降低刺激性和毒副作用;药物制剂的设计应增加或保证药物的有效性;选择适当的剂型、辅料、包装材料,保证药物的稳定性;制剂设计必须做到质量可控,按照所建立的工艺条件制备的制剂,应完全符合质量标准,不同批次生产的制剂均应达到同一质量标准的要求;剂型及其制剂的形状、大小、外观、气味、色泽、使用方法、用药次数等,均应尽可能满足病人的需求,避免对病人的刺激,提高病人对药物的接受程度。

2. 处方前研究主要是通过实验研究和文献资料的查询获得所需的资料。处方前主要任务是:获取药物的相关理化参数:包括物理性状、熔点、沸点、溶解度、溶出速率、多晶型、pKa、分配系数、化学性质等;测定其动力学特征:如半衰期、消除速度常数、吸收情况、代谢情况、血药浓度等;测定与处方有关的物理化学性质:如粉体学性质、液体流变学性质、表面性质等;测定药物与辅料间的相互作用:辅料对药物溶解性、稳定性等的影响。

3. 制剂处方的优化过程包括:①选择可靠的优化设计方案,以适应线性或非线性模型拟合;②建立效应与因素之间的数学关系式,并通过统计学检验确保模型的可信度;③优化最佳工艺条件。

常用的优化技术有单纯形优化法、拉氏优化法、正交设计、均匀设计等。

(张淑秋)

第三章

药物制剂的稳定性

教学大纲要求

①掌握药物制剂稳定性的定义、研究目的。②掌握药物稳定性的化学动力学基础。③掌握影响药物制剂稳定性的因素及稳定化方法。④掌握药物稳定性试验方法。⑤熟悉制剂中药物化学降解的途径。⑥熟悉固体药物制剂稳定性的特点及试验方法。⑦了解固体药物制剂稳定性的降解动力学。

教学内容精要

(一)概述

1. 研究药物制剂稳定性的意义

药物制剂的基本要求是安全、有效、稳定。药物制剂的稳定性系指药物在体外的稳定性,即自生产制备直至应用于临床的整个过程中,保证其质量稳定。药物制剂的有效期即在规定的贮存条件下,能保证药品质量的期限。药物制剂的稳定性直接影响药物的有效性和安全性,因此研究药物制剂的稳定性对于保证产品质量及安全有效有重要意义,稳定性研究资料是新药申请必须呈报的内容。

2. 药物制剂稳定性研究范围及任务

药物制剂稳定性研究一般包括化学、物理、生物学三个方面。化学稳定性系指药物由于水解、氧化等化学反应,使药物含量(或效价)产生变化;物理稳定性主要指物理性状发生变化;生物学稳定性一般是指由于受微生物的污染,而使产品腐败、变质。研究药物制剂稳定性的最终目的是提高产品的内在质量。

(二)化学动力学基础

1. 反应级数

应用化学动力学原理研究药物降解的速度,首先要确定其反应级数。

$$-\frac{dc}{dt} = kC^n \tag{3-1}$$

式中,k 为反应速度常数;C 为反应物的浓度;$-\frac{dc}{dt}$ 为降解速度;n 为反应级数,n 可以为 0、1、2,分别代表零级、一级、二级反应。

在药物制剂的降解反应中,多数药物及其制剂可按零级、一级、伪一级反应处理,有关公式见表3-1。

表 3-1 零级、一级反应有关公式

反应级数	反应速度方程	反应速度方程积分式	十分之一衰期($t_{0.9}$)	半衰期($t_{1/2}$)
零级	$-\dfrac{dC}{dt}=k_0$	$C=C_0-k_0 t$	$\dfrac{C_0}{10k_0}$	$\dfrac{C_0}{2k_0}$
一级	$-\dfrac{dC}{dt}=kC$	$\lg C=\lg C_0-\dfrac{k}{2.303}t$	$\dfrac{0.1054}{k}$	$\dfrac{0.693}{k}$

表3-1中,C_0 为时间 $t=0$ 时反应物浓度,C 为 t 时反应物的浓度;k_0 为零级反应速度常数,k 为一级反应速率常数;$t_{1/2}$ 为降解半衰期(反应物消耗一半所需的时间),$t_{0.9}$ 为反应物降解10%所需的时间,称为十分之一衰期。

2. 温度对反应速度的影响与稳定性预测

(1) Arrhenius 指数定律

$$\lg k = \dfrac{-E}{2.303RT} + \lg A \tag{3-2}$$

式中,k 为反应速度常数,E 为反应的活化能,R 为气体常数,T 是绝对温度,A 为频率因子。

(2) 药物稳定性的预测　根据 Arrhenius 指数定律,设计一系列试验温度与取样时间,在不同温度下进行试验,测定各时间点的药物浓度,求出各温度下的 k,以 $\lg k$ 对 $1/T$ 作直线回归,根据直线斜率可得到反应活化能 E,将直线外推至室温,即可求出室温下的反应速度常数 k_{25},由 k_{25} 可求出室温下降解10%所需的时间 $t_{0.9}$。这也就是稳定性试验方法中的经典恒温法。

(三) 制剂中药物化学降解的途径

主要是水解和氧化,其他还有异构化、聚合、脱羧等反应。有时可能同时或相继发生两种或两种以上的反应。

1. 水解反应

(1) 酯类药物的水解　含有酯键的药物在水溶液中或吸收水分后,均易发生水解反应。在 H^+ 或 OH^- 或广义酸碱的催化下,水解反应加速。在酸碱催化下,酯类药物的水解常可用一级或伪一级反应处理。属于这类药物的有盐酸普鲁卡因、盐酸丁卡因、盐酸可卡因、普鲁本辛、硫酸阿托品等。

酯类药物水解后往往使溶液的pH下降,有些酯类药物灭菌后pH下降,即可提示有水解的可能。内酯与酯一样,在碱性条件下易水解开环。

(2) 酰胺类药物的水解　酰胺类药物的水解速度较慢,水解后可生成酸和胺。头孢菌素类、青霉素类、巴比妥类、氯霉素类及利多卡因、对乙酰氨基酚等都属于此类药物。

1) 氯霉素:在pH 7以下,主要是酰胺水解。在pH 6最稳定,在pH 2以下8以上水解作用加速,而且在pH>8还有脱氯反应。

2) 青霉素和头孢菌素类:结构中都含有不稳定的 β-内酰胺环,在 H^+ 或 OH^- 的影响下,很易开环失效。青霉素 V 由于将青霉素 G 6 位侧链上的苄基甲酰胺基变为苯氧乙酰胺基,增加了稳定性,不易被胃酸破坏,可供口服。

3) 巴比妥类药物:也属于酰胺类药物,在碱性溶液中容易水解。但利多卡因例外,因为其邻近酰胺基有较大的基团,由于空间效应故不易水解。

4) 其他药物的水解:阿糖胞苷在酸性溶液中,脱氨水解为阿糖脲苷;在碱性溶液中,嘧啶环破裂,水解速度加快。

2. 氧化反应

酚类、烯醇类、芳胺类等均较易氧化。药物氧化后,不仅效价降低,而且往往使颜色加深或变色,或形成沉淀,或产生不良气味,严重影响产品质量。值得注意的是光线、氧、金属离子等对氧化反应往往有催化作用。

(1) 酚类药物 此类药物中都含有酚羟基,如肾上腺素、左旋多巴、吗啡、水杨酸钠等。肾上腺素氧化后先生成肾上腺素红,最后变成棕红色聚合物或黑色素。

(2) 烯醇类 维生素 C 是这类药物的代表,其分子中含有烯醇基,极易氧化,使颜色加深。

(3) 其他类药物 芳胺类如磺胺嘧啶钠、吡唑酮类如氨基比林、噻嗪类如盐酸氯丙嗪等,这些药物都易氧化,常生成有色物质。

3. 其他反应

(1) 异构化

1) 光学异构化(optical isomerization):可分为外消旋化和差向异构化。左肾上腺素外消旋以后生理活性降低 50%,其水溶液在 pH 4 左右产生外消旋作用。同时肾上腺素又易被氧化,故要从含量、色泽、pH 等方面全面考察质量。差向异构化是多个不对称碳原子上的基团发生异构化的现象。四环素在酸性条件下,4 位上的碳原子发生差向异构形成 4-差向四环素。毛果芸香碱在碱性条件下,发生差向异构化,生成异毛果芸香碱。

2) 几何异构化(geometric isomerization):有些药物其反式与顺式几何异构体的生理活性有差异。如维生素 A 除了易氧化外,还可发生几何异构化。

(2) 聚合反应(polymerization) 是两个或两个以上相同药物分子结合生成复杂分子的反应。如氨苄青霉素的浓水溶液在贮存过程中可发生聚合反应,形成高聚物。

(3) 脱羧 对氨基水杨酸在光线、热、水分存在的条件下,易发生脱羧,生成间氨基酚,后者还可进一步氧化变色。

(四) 影响药物制剂稳定性的因素及稳定化方法

1. 处方因素

(1) pH 的影响 许多酯类、酰胺类药物常受 H^+ 或 OH^- 催化水解,这种催化作用也叫专属酸碱催化(specific acid-base catalysis)或特殊酸碱催化,此类药物的水解速度,主要由 pH 值决定。

pH 值调节要同时考虑稳定性、溶解度和药效三个方面,所以确定最稳定的 pH(pH_m)是溶液型制剂处方设计中首先要解决的问题。pH_m 可以通过以下公式计算:

$$pH_m = \frac{1}{2}pk - \frac{1}{2}\lg\frac{k_{OH^-}}{k_{H^+}} \tag{3-3}$$

pH_m 为药物降解反应速度最慢时溶液的 pH,可以通过以下试验求得:在保持处方中其他成分不变的条件下,配制一系列不同 pH 的溶液,在较高温度下(如 60 ℃)进行恒温加速试验,求出各种 pH 下的速度常数 k,以 $\lg k$ 对 pH 作图,曲线最低点对应的 pH 即为 pH_m。在较高恒温下求得的 pH_m 一般适用于室温条件下。

一些药物的氧化反应也受 H^+ 或 OH^- 的催化,这是因为一些氧化反应的氧化-还原电位受 pH 值的影响。

(2) 广义酸碱催化的影响 按照 Brönsted-Lowry 酸碱理论,给出质子的物质为广义酸,接受质子的物质为广义碱。受广义的酸或碱催化的反应称为广义酸碱催化(general acid-base catalysis)或一般酸碱催化。液体制剂中的常用缓冲剂如磷酸盐、枸橼酸盐、硼酸盐、醋酸盐及其相应的酸均为广义酸碱,对某些药物的水解有催化作用。一般缓冲剂的浓度越大,催化速度也越快。因此可配制一系列酸碱比例恒定但浓度不同的缓冲溶液,考察药物的降解情况,若降解速度随缓冲剂浓度增大而增大,则说明存在广义酸碱催化。

(3) 溶剂的影响 $\lg k = \lg k_\infty - \dfrac{k' Z_A Z_B}{\varepsilon}$ \hfill (3-4)

式中,k 为反应速度常数,ε 为溶剂的介电常数,k_∞ 为 ε 趋向于 ∞ 时的速度常数,Z_A、Z_B 为参加反应的离子和药物所带的电荷。对于给定系统,一定温度下,k' 是常数。由式中可看出当药物与离子电荷相同时,如 OH⁻ 催化水解苯巴比妥阴离子,则 lg$k$ 对 $1/\varepsilon$ 直线的斜率为负值,采用介电常数较小的溶剂如甘油、乙醇、丙二醇等可减慢药物的降解。若药物与进攻离子的电荷相反,采用介电常数低的溶剂,则不能达到提高稳定性的目的。

溶剂对药物稳定性的影响较复杂,不可能仅仅改变溶剂极性或介电常数来达到提高稳定性的目的,应通过试验根据具体情况具体分析。

(4)离子强度的影响　制剂处方中往往需要加入一些无机盐,如电解质调节等渗,抗氧剂防止药物的氧化,缓冲剂调节溶液 pH 值等,因此存在溶液的离子强度对降解速度的影响,这种影响可用下式说明:

$$\lg k = \lg k_0 + 1.02 Z_A Z_B \sqrt{\mu} \tag{3-5}$$

式中 k 为降解速度常数,k_0 为溶液无限稀释($\mu = 0$)时的降解速度常数,Z_A、Z_B 为溶液中药物和离子所带的电荷,μ 为离子强度。以 lg$k$ 对 $\sqrt{\mu}$ 作图为一直线,其斜率为 $1.02 Z_A Z_B$,外推至 $\mu = 0$ 可求得 k_0。若药物与离子电荷相同,则直线斜率为正值,药物降解速度随离子强度增加而增加;若药物与离子电荷相反,则直线斜率为负值,药物降解速度随离子强度增加而降低。

(5)表面活性剂的影响　表面活性剂在溶液中可形成胶团,将药物增溶在胶团内部,形成了"屏障",可使一些易水解药物的稳定性提高。要达到提高稳定性的目的,加入的表面活性剂的浓度必须在临界胶团浓度以上,否则起不到增加稳定性的作用。但应注意,表面活性剂有时也会加快药物的降解。

(6)处方中基质或赋形剂的影响　基质或赋型剂可对药物的稳定性产生影响。润滑剂如硬脂酸钙、硬脂酸镁可提高系统的 pH,使乙酰水杨酸的水解加速,故乙酰水杨酸片应选用滑石粉或硬脂酸做润滑剂。

2. 外界因素对药物制剂稳定性的影响及解决方法

外界因素包括温度、光线、空气、湿度和水分、金属离子及包装材料等。温度对各种降解途径均有影响;光线、空气、金属离子主要对易氧化药物的稳定性影响较大;湿度、水分主要影响固体药物的稳定性;包装材料是各种产品均应考虑的普遍问题。

(1)温度　根据 Van't Hoff 规则,温度每升高 10 ℃,反应速度约提高 2～4 倍。但是对于不同的反应,增加的倍数有可能不同。Arrhenius 方程定量地描述了温度对反应速度的影响:

$$k = Ae^{-E/RT} \tag{3-6}$$

在加热溶解、灭菌等过程中,应考虑温度对药物稳定性的影响。对热特别不稳定的药物如生物制品、某些抗生素等,应选择适当的剂型,采取特殊工艺如冷冻干燥、无菌分装等。

(2)光线　光可提供降解反应所需的能量,尤其可激发氧化反应,加速药物的降解。受光辐射作用使药物分子活化而发生的降解反应称为光化降解(photodegradation)。如硝普钠为强效速效降压药,对光极敏感。

(3)空气(氧)　在药物制剂中加入抗氧剂(避免与主药发生反应)、充入惰性气体(N_2)、真空包装等,以保证制剂的生产过程和成品的质量稳定性。

抗氧剂分为水溶性和油溶性两大类。常用的水溶性抗氧剂有亚硫酸钠、亚硫酸氢钠、焦亚硫酸钠、硫代硫酸钠等。油溶性抗氧剂常用的有叔丁基对羟基茴香醚(BHA)、二丁甲苯酚(BHT)等。选用抗氧剂时还应考虑药物溶液的 pH 及其与药物间的相互作用等。如焦亚硫酸钠和亚硫酸氢钠适用于弱酸性溶液;亚硫酸钠常用于偏碱性药物溶液;硫代硫酸钠在酸性药物溶液中可析出硫沉淀,故只能用于碱性药物溶液。

(4)金属离子的影响　微量的金属离子对药物的自氧化反应即有明显的催化作用,金属离子主要来自原材料、溶剂、容器以及操作过程中使用的工具等。一般铜、铁、钴、镍、铅等金属离子对氧化反应都有催化作用。要避免金属离子的影响,在操作过程中避免使用金属器具、选用较高纯度的原辅料,同时还可加入金属离子络合剂。常用的络合剂有依地酸二钠、枸橼酸、酒石酸、二巯乙基甘氨酸等。络合剂与抗氧剂联合使用效果更佳。

(5) 湿度和水分的影响　湿度和水分对固体药物制剂的稳定性有很大影响。固体药物吸收水分后，在表面形成一层水化膜，在水化膜中可以发生分解反应。

(6) 包装材料的影响　一般药物贮存于室温环境下，主要受热、光、湿度、空气等的影响，包装材料的选用及包装设计应以排除这些因素的影响为目的，同时还应考虑包装材料与药物之间的相互作用。常用的包装材料有玻璃、塑料、橡胶及金属。

玻璃理化性质稳定，一般不与药物发生相互作用，不透气，是最常用的包装材料。但有些玻璃可释放碱性物质及脱落不溶性碎片于药液中，对注射剂的影响尤为重要。对光线敏感的药物可用棕色玻璃容器，但因棕色玻璃中含铁量较高，一些遇铁离子容易发生氧化变色的药物溶液(如水杨酸钠、对氨基水杨酸钠等)，则不宜棕色玻璃容器贮存。

塑料为聚氯乙烯、聚苯乙烯、聚乙烯、聚丙烯、聚酯等高分子聚合物的总称。塑料容器质轻、价廉、便于运输，但存在以下问题：①透气性；②透湿性；③吸附性。

橡胶主要用作塞子、垫圈、滴头等，应注意以下几点：①吸附性；②橡胶中的成分(如成型时加入的硫化剂、填充剂、防老化剂等附加剂)可溶解于药物的溶液中，污染药液或引起一些毒副作用，这类问题对大输液尤为重要。

金属材料主要用作软膏剂、眼膏剂、搽剂等的包装，具有坚固、密封性好的特点，但易受药物的腐蚀，腐蚀后的杂质可污染制剂。

在产品的试制过程中，要进行"装样试验"，对各种不同包装材料进行选择。

3. 药物制剂稳定化的其他方法

(1) 改进药物制剂或生产工艺　①制成固体剂型；②制成微囊或包合物；③采用粉末直接压片或包衣工艺。

(2) 制成难溶性盐或酯类。

(3) 加入干燥剂及改善包装。

(五) 固体药物制剂稳定性的特点及降解动力学

1. 固体药物制剂稳定性的特点

(1) 固体药物与固体剂型稳定性的一般特点　①降解速度缓慢；②系统不均匀性，降解反应常发生在固体的表面，以致表里变化不一；③复杂性，固体制剂往往是一多相体系，这种多相体系在稳定性试验中可能发生变化或转化，另外固体制剂组分之间的相互作用也可影响药物的稳定性；④反应类型的多样化。

(2) 药物晶型与稳定性的关系　同一药物不同晶型的理化性质(溶解度、熔点、密度、光学和电学性质等)不相同，所以稳定性存在差异。

(3) 固体药物之间的相互作用　固体制剂中的不同组分之间有可能发生相互作用，导致药物发生降解，引起药物的稳定性发生改变，还可能引起毒副作用或产生其他的不良反应。

(4) 固体药物分解中的平衡现象　固体药物中可能出现分解达到平衡的现象，此时要采用 Vent's Hoff 方程：

$$\ln K = -\frac{\Delta H}{RT} + \alpha \tag{3-7}$$

其中 ΔH 为反应热。α 为常数，以平衡常数 K 的对数对 $1/T$ 作图，得一直线。将直线外推到室温，即可求得室温时的平衡常数及平衡浓度，从而估计药物在室温时的分解限度，为药物制剂的稳定性研究提供参考。

2. 固体剂型的化学降解动力学

(1) 成核作用理论　对于分解曲线呈 S 型的药物，可用成核理论来解释：①诱导期，分解过程受结晶表面和内部活性核的形成和生长情况所控制;②加速阶段,结晶在破裂的过程中,产生大量的不规则凹口,从而提供了许多新的降解部位,形成足够多的活性核,使反应速度大大加快,即 S 型曲线的上升段;③衰老期,分解继续进行,颗粒变得比较均匀,不再产生进一步变化。这种 S 型分解曲线,一般在较高温度下容易出现。

(2)液层理论 该理论是假设固体药物分解反应在固体表面很薄的液膜相进行。根据 Clausius-Clapeyron 方程与 Raoult 定律,得到下列方程:

$$\ln X = \frac{-\Delta H}{R}\left(\frac{1}{T} - \frac{1}{T_m}\right) \tag{3-8}$$

其中 X 为液相中药物的摩尔分数;T_m 为药物熔点;T 为加热温度;ΔH 为熔化热;R 为气体常数。式中 T_m 值越大,则 X 值相应较小,即晶体表面的液膜要"薄些"。若 k 为速度常数,并与液相摩尔分数成正比,即 $\ln k = A \ln X$,A 为比例常数,故上式可写成:

$$\lg k = \frac{A\Delta H}{2.303R}\left(\frac{1}{T_m}\right) - \frac{A\Delta H}{2.303RT} \tag{3-9}$$

所以熔点越高,反应速度越小,说明制备高熔点衍生物也是解决药物稳定性的途径之一。

(六)药物稳定性试验方法

稳定性试验的目的是考察原料药或药物制剂在温度、湿度、光线的影响下随时间变化的规律,为药品的生产、包装、贮存、运输条件提供科学依据,同时通过试验建立药品的有效期。

稳定性试验的基本要求是:①稳定性试验包括影响因素试验、加速试验、长期试验,这是现行版《中国药典》规定的稳定性试验方法;②原料药供试品应是一定规模生产的,其合成工艺路线、方法、步骤应与大生产一致,药物制剂的供试品应是一定规模生产且处方及其生产工艺与大生产一致;③供试品的质量标准应与各项基础研究及临床试验所使用的供试品的质量标准一致;④加速试验、长期试验所用供试品的容器和包装材料及包装应与上市产品一致;⑤研究药物的稳定性,要采用专属性强、准确、精密、灵敏的药物分析方法与分解产物检查方法,并对方法进行验证,以保证药物稳定性试验结果的可靠性。

1. 影响因素试验

影响因素试验(又称为强化试验,stress testing)是在比加速试验更为激烈的条件下对原料药进行的稳定性影响因素考察。其主要目的是研究药物的固有稳定性,了解影响药物稳定性的因素及可能的降解途径与降解产物,为药物制剂的生产、包装、贮存及降解产物分析方法的建立提供科学依据。一般将供试品平摊成≤5 mm 的薄层,疏松原料药摊成≤10 mm 的薄层,置于适宜的开口容器(如称量瓶、培养皿)中,进行以下试验。

(1)高温试验 供试品于 60 ℃下放置 10 天,于第 5 天、第 10 天取样,按稳定性考察项目进行考察,同时准确称量试验前后供试品的重量,考察其风化失重情况。如果供试品有明显变化(如含量下降超过 5%),则在 40 ℃下同法进行试验;若 60 ℃下无明显变化,则不必再进行 40 ℃试验。

(2)高湿度试验 供试品开口置于密闭恒湿容器中,在 25 ℃、相对湿度为 90%±5%的条件下放置 10 天,于第 5 天、第 10 天取样,进行稳定性项目考察,准确称量试验前后供试品的重量,以考察供试品的吸潮性能。若吸湿增重 5%以上,在相对湿度 75%±5%条件下,同法进行试验。

(3)强光照射试验 将供试品于照度为 4 500 lx±500 lx 的条件下放置 10 天,于第 5 天、第 10 天取样,按稳定性考察项目进行考察,应特别注意供试品的外观变化。

2. 加速试验

加速试验(accelerated testing)是通过加速药物的物理、化学变化,预测药物在自然条件下的稳定性。原料药及其制剂要求三批,按上市包装,在 40 ℃±2 ℃、相对湿度 75%±5%条件下放置 6 个月。在第 1、2、3、6 个月末取样,按稳定性重点考察项目进行检测。3 个月的试验资料可申报临床试验,6

个月的试验资料可申报生产。在上述条件下,若6个月内供试品经检验不符合质量标准,则应在30℃±2℃,相对湿度65%±5%的条件下再进行加速试验,时间仍为6个月。

对温度特别敏感的药品如预计需冷藏的药品,可在25℃±2℃,相对湿度60%±10%的条件下进行加速试验,时间为6个月。

乳剂、混悬剂、软膏剂、乳膏剂、糊剂、凝胶剂、眼膏剂、栓剂、气雾剂、泡腾片及泡腾颗粒宜直接采用温度30℃±2℃,相对湿度65%±5%的条件进行试验,其他要求同上,时间为6个月。

对于包装在半透性容器中的药物制剂,应在温度25℃±2℃,相对湿度20%±2%的条件下进行试验。

光加速试验是考察药物的光敏感性,目的是为药物制剂贮存条件、包装材料的选择提供依据。取供试品三批装入透明容器内,按"影响因素试验"中强光照射试验有关规定进行。

3. 长期试验

长期试验(long-term testing)是在接近药物的实际贮存条件下进行的稳定性考察,其目的是为制订药物的有效期提供依据。原料药与药物制剂均需进行此试验,一般取供试品三批,按上市包装(原料药供试品大桶包装可装模拟小桶,但封装条件应与大桶相同),在25℃±2℃、相对湿度60%±10%下放置12个月,每3个月取样1次,进行稳定性项目考察。6个月的试验资料可用于申报临床试验,12个月的试验资料可用于申报生产。12个月后,继续考察至18、24、36个月,进行稳定性考察项目检测,将结果与0月结果对比,以确定药品的有效期。

对温度特别敏感的药物,长期试验可在温度6℃±2℃的条件下放置12个月,按上述时间取样检测,12个月后继续考察,制定在低温贮存条件下的有效期。

4. 稳定性重点考察项目

常用药物制剂及原料药稳定性重点考察项目列于表3-2中。

表3-2 原料药及制剂稳定性重点考察项目

剂型	稳定性重点考察项目
原料药	性状、熔点、含量、有关物质、吸湿性以及根据品种性质选定的考察项目
片剂	性状、含量、有关物质、崩解时限或溶出度或释放度
胶囊剂	性状、含量、有关物质、崩解时限或溶出度或释放度、水分,软胶囊要检查内容物有无沉淀
注射剂	性状、含量、pH值、澄明度、有关物质、无菌
栓剂	性状、含量、融变时限、有关物质
软膏剂	性状、均匀性、含量、粒度、有关物质
乳膏剂	性状、均匀性、含量、粒度、有关物质、分层现象
糊剂	性状、均匀性、含量、粒度、有关物质
凝胶剂	性状、色泽、均匀性、含量、有关物质、粒度,乳胶剂检查分层现象
眼膏剂	性状、均匀性、含量、粒度、有关物质
眼用制剂	如为溶液,应考察性状、澄明度、含量、pH值、有关物质;如为混悬液,还应考察粒度、再分散性;洗眼剂还应考察无菌度;眼用丸剂应考察粒度与无菌度
丸剂	性状、含量、色泽、有关物质、溶散时限
糖浆剂	性状、含量、澄清度、相对密度、有关物质、pH值
口服溶液剂	性状、含量、色泽、澄清度、有关物质
口服乳剂	性状、含量、检查有无分层、有关物质
口服混悬剂	性状、含量、沉降体积比、有关物质、再分散性
散剂	性状、含量、粒度、有关物质、外观均匀度

续表

剂型	稳定性重点考察项目
气雾剂	泄漏率、每瓶主药含量、有关物质、每瓶总揿次、每揿主药含量、雾滴分布
粉雾剂	排空率、每瓶总吸次、每吸主药含量、有关物质、雾粒分布
喷雾剂	每瓶总吸次、每吸喷量、每吸主药含量、有关物质、雾滴分布
颗粒剂	性状、含量、粒度、有关物质、溶化性
贴剂(透皮贴剂)	性状、含量、有关物质、释放度、黏附力
冲洗剂、洗剂、灌肠剂	性状、含量、有关物质、分层现象(乳状型)、分散性(混悬型)，冲洗剂应考察无菌度
涂剂、涂膜剂、搽剂	性状、含量、有关物质、分层现象(乳状型)、分散性(混悬型)，涂膜剂还应考察成膜性
耳用制剂	性状、含量、有关物质；耳用散剂、喷雾剂与半固体制剂分别按相关剂型要求检查
鼻用制剂	性状、pH、含量、有关物质；鼻用散剂、喷雾剂与半固体制剂分别按相关剂型要求检查

注：有关物质(含降解产物及其他变化所生成的产物)应说明其生成产物的数目及量的变化，如有可能应说明有关物质中何者为原料中的中间体，何者为降解产物，稳定性试验重点考察降解产物。

5．有效期的统计分析

确定药物有效期要进行统计学分析，一般以药物标示量%作为定量指标，根据长期试验的测定结果确定有效期。具体步骤为：①在规定时间(x)取样并测定标示量(y)；②以 y 对 x 进行线性回归，根据回归方程求出各时间点的标示量计算值 y′；③计算各标示量 y′的 95% 置信区间，y′±z。最后，以标示量计算值及其置信区间上下限对时间作图，质量标准中规定的含量低限(一般为 90%)与置信区间下限相交点所对应的时间即为该制剂的有效期。

若三批供试品之间统计分析结果相近，则以平均值确定有效期；若差别较大，则取最小值定为有效期；长期试验中很稳定的药物，可不作统计分析。

6．经典恒温法

上述试验方法主要用于新药申请，但在实际研究工作中，尤其是水溶液的药物制剂，可考虑经典恒温法预测药物稳定性。该方法的理论依据是 Arrhenius 指数定律，该试验的基本要点详见本章(二)内容。通常选择 3～4 个温度，根据 Arrhenius 指数定律求出室温下的 k_{25} 及 $t_{0.9}$。

7．固体制剂稳定性试验的特殊要求和特殊方法

(1)固体制剂稳定性试验的特殊要求　固体制剂稳定性试验中有一些特殊要求。①水分对固体药物稳定性影响较大，试验前样品需测定水分含量；②样品必须存放于密闭容器，但若要考察包装材料的影响，可以用开口容器与密闭容器同时进行；③测定含量和水分的样品，要分别单次(个)包装；④样品含量应均匀，以避免测定结果的分散性；⑤样品粒度要均匀，必要时可过筛，并测定其粒度；⑥试验温度一般不宜过高，60 ℃ 以下较为适宜；⑦应注意辅料对药物稳定性的影响及药物与辅料间的相互作用。

(2)热分析法在固体制剂稳定性研究中的应用　热分析法中差示热分析法(DTA)和差示扫描量热法(DSC)较为常用。差示热分析法是在程序控温下，测量试样与参比物之间的温差随温度的变化，当试样发生某些物理或化学变化时，将发生放热或吸热，从而在 DTA 曲线上出现放热或吸热峰。可用来考察药物与药物之间、药物与辅料之间是否发生了相互作用。通常放热峰说明发生了分解、离解、氧化等化学反应；吸热峰说明可能发生熔化、升华、蒸发、失去结晶水等相变过程。

差示扫描量热法(DSC)与 DTA 的原理基本相似。DSC 是在程序控制温度下测量输入到参比物和样品的能量随温度变化的一种分析方法，比 DTA 反应灵敏、重现性好、分辨率高、准确。

其他如漫散射光谱法也可用于研究药物的颜色变化及药物与赋形剂间的相互作用。

习题

(一)名词解释

1.生物学稳定性　2.物理稳定性　3.化学稳定性　4.广义酸碱催化　5.药物降解半衰期　6.专属酸碱催化　7.稳定性加速试验　8.有效期

(二)选择题

单项选择题

1.盐酸普鲁卡因的主要降解途径是
　A.水解　　B.光学异构化　　C.氧化　　D.脱羧　　E.聚合
2.维生素C降解的主要途径是
　A.脱羧　　B.氧化　　C.光学异构化　　D.聚合　　E.水解
3.酚类药物降解的主要途径是
　A.水解　　B.脱羧　　C.氧化　　D.异构化　　E.聚合
4.酯类药物降解的主要途径是
　A.脱羧　　B.聚合　　C.氧化　　D.水解　　E.异构化
5.下列关于药物稳定性的叙述中,错误的是
　A.通常将反应物消耗一半所需的时间称为半衰期　B.大多数药物的降解反应可用零级、一级反应进行处理　C.若药物降解的反应是一级反应,则药物有效期与反应浓度有关　D.对于大多数反应来说,温度对反应速率的影响比浓度更为显著　E.若药物的降解反应是零级反应,则药物有效期与反应浓度有关
6.既能影响易水解药物的稳定性,又与药物氧化反应有密切关系的是
　A.pH　　B.广义的酸碱催化　　C.溶剂　　D.离子强度　　E.空气
7.以下关于药物稳定性的酸碱催化叙述中,错误的是
　A.许多酯类、酰胺类药物常受 H^+ 或 OH^- 催化水解,这种催化作用也叫广义的酸碱催化　B.在pH很低时,药物的降解主要受酸催化　C.pH较高时,药物的降解主要受 OH^- 催化　D.在pH-速度曲线图中,最低点所对应的横坐标即为最稳定的pH　E.给出质子或接受质子的物质都可能催化水解
8.影响药物制剂稳定性的制剂因素不包括
　A.溶剂　　B.广义酸碱　　C.离子强度　　D.温度　　E.pH
9.影响药物稳定性的环境因素不包括
　A.温度　　B.pH　　C.光线　　D.空气中的氧　　E.空气湿度
10.影响药物制剂稳定性的外界因素是
　A.温度　　B.溶剂　　C.离子强度　　D.pH　　E.广义酸碱
11.下列关于药物制剂稳定性的叙述中,错误的是
　A.药物制剂在贮存过程中发生的质量变化属于稳定性问题　B.药物制剂稳定性是指药物制剂从制备到使用期间保持稳定的程度　C.药物制剂的最基本要求是安全、有效、稳定　D.稳定性研究可预测药物制剂的有效期　E.药物制剂稳定性只有化学、物理稳定性
12.一级反应半衰期公式为
　A. $t_{1/2}=0.1054/k$　B. $t_{1/2}=0.693/k$　C. $t_{1/2}=C_0/2k$　D. $t_{1/2}=0.693k$　E. $t_{1/2}=1/C_0k$
13.下列关于药物稳定性加速试验的叙述中,正确的是
　A.试验温度为(40±2)℃　B.进行加速试验的供试品要求三批,且为市售包装　C.试验时间为

1、2、3、6个月 D.试验相对湿度为(75±5)% E. A、B、C、D均是

14.易氧化的药物通常结构中含有
A.酯键 B.饱和键 C.双键 D.苷键 E.酰胺键

15.酯类药物的稳定性不佳,是因为容易发生
A.差向异构 B.水解反应 C.氧化反应 D.变旋反应 E.聚合反应

16.以下各因素中,不属于影响药物制剂稳定性的处方因素的是
A.安瓿的理化性质 B.药液的pH C.药液的离子强度 D.溶剂的极性 E.附加剂

17.下列关于长期稳定性试验的叙述中,错误的是
A.符合实际情况 B.一般在25℃下进行 C.相对湿度为75%±5% D.不能及时发现药物的变化及原因 E.在通常包装贮存条件下观察

18.已知醋酸可的松的降解半衰期为100 min,反应200 min后,其残存率为
A.90% B.50% C.25% D.75% E.80%

19.易发生水解的药物为
A.烯醇类药物 B.酚类药物 C.多糖类药物 D.蒽胺类药物 E.酰胺类药物

20.下列药物中,容易发生氧化降解的是
A.乙酰水杨酸 B.维生素C C.盐酸丁卡因 D.利多卡因 E.氯霉素

21.下列有关药物稳定性的叙述中,正确的是
A.制剂中应避免使用亚稳定型晶型 B.凡受给出质子或接受质子的物质催化的反应称为特殊酸碱催化反应 C.乳剂的分层是不可逆现象 D.乳剂破裂后,加以振摇,能重新分散、恢复成原来状态的乳剂 E.为增加混悬剂的稳定性,加入能降低ζ-电位、使粒子絮凝的电解质称絮凝剂

22.某一带正电荷的药物水解受OH^-催化,介质的离子强度增加时,该药的水解速度常数
A.下降 B.不变 C.不规则变化 D.增大 E. A、B均可能

23.下列关于药物水解的叙述中,错误的是
A.酯类药物易发生水解反应 B.磷酸氢根对青霉素G钾盐的水解有催化作用 C.专属性酸(H^+)与碱(OH^-)可催化水解反应 D.药物的水解速度常数与溶剂的介电常数无关 E. pH_m表示药物溶液的最稳定pH值

24.某药按一级反应速度降解,反应速度常数为$k_{25℃}=4.0\times10^{-6}(h^{-1})$,该药的十分之一衰期为
A. 2.5年 B. 2年 C. 1.5年 D. 3年 E. 1年

配伍选择题(备选答案在前,试题在后;每组均对应同一组备选答案,每题只有一个正确答案;每个备选答案可重复,也可不选用)

A.弱酸性药液 B.乙醇溶液 C.碱性溶液 D.油溶性维生素类制剂
1.焦亚硫酸钠作为抗氧剂用于 2.亚硫酸氢钠作为抗氧剂用于
3.硫代硫酸钠作为抗氧剂用于 4.BHA作为抗氧剂用于

下列稳定性试验:
A.高温试验 B.高湿度试验 C.强光照射试验 D.加速试验 E.长期试验
5.供试品要求三批,按市售包装,在温度40℃±2℃、相对湿度的条件下放置6个月
6.是在接近药品的实际贮存条件25℃±2℃下进行,其目的是为制定药物的有效期提供依据
7.供试品开口置适宜的洁净容器中,在温度60℃的条件下放置10天
8.供试品开口置恒湿密闭容器中,在相对湿度90%±5%的条件下放置10天

下列与稳定性有关的参数:
A. E B. k C. pH_m D. $t_{1/2}$ E. $t_{0.9}$
9.药物制剂的最稳定pH 10.药物的十分之一衰期
11.药物半衰期 12.药物降解的速度常数

A.处方中加入 EDTA-Na$_2$ B.采用棕色瓶密封包装   C.制备过程中充入氮气   D.调节溶液的pH   E.产品冷藏保存

13.光照射可加速药物氧化,为提高药物稳定性可采用
14.氧气存在加速药物降解,为提高药物稳定性可采用
15.所制备的药物溶液对热极为敏感,为提高药物稳定性可采用

A.维生素C   B.四环素   C.青霉素G钾盐   D.硝普钠   E.肾上腺素

16.易发生氧化降解的是   17.易发生水解降解的是
18.易发生差向异构化的是   19.易发生光化降解的是

A.片剂   B.糖浆剂   C.口服乳剂   D.注射剂   E.口服混悬剂

20.稳定性试验中重点考查性状、含量、崩解时限或溶出度及有关物质的是
21.稳定性试验中重点考查性状、含量、沉降体积比、再分散性及有关物质的是
22.稳定性试验中重点考查性状、检查有无分层、含量及有关物质的是
23.稳定性试验中重点考查性状、含量、pH值、澄明度、相对密度及有关物质的是
24.稳定性试验中重点考查外观色泽、含量、pH值、澄明度及有关物质的是

多项选择题

1.主要降解途径是水解的药物有
A.酯类   B.酚类   C.烯醇类   D.芳胺类   E.酰胺类

2.药物降解主要途径是氧化的有
A.酯类   B.酚类   C.烯醇类   D.酰胺类   E.芳胺类

3.下列关于药物稳定性的酸碱催化的叙述中,正确的是
A.许多酯类、酰胺类药物常受 H$^+$ 或 OH$^-$ 催化水解,这种催化作用也叫专属酸碱催化   B.在pH很低时,药物的降解主要由碱催化   C.pH较高时,药物的降解主要由酸催化   D.在pH-速度曲线图中,最低点所对应的pH即为最稳定pH$_m$ E.一般药物的氧化作用不受 H$^+$ 或 OH$^-$ 的催化

4.以下对于药物稳定性的叙述中,错误的是
A.易水解的药物,加入表面活性剂都能使稳定性增加   B.在制剂处方中,加入电解质或盐所带入的离子,均可增加药物的水解速度   C.需通过试验,正确选用表面活性剂,使药物稳定   D.聚乙二醇能促进氢化可的松药物的分解   E.滑石粉可使乙酰水杨酸分解速度加快

5.影响药物制剂降解的处方因素有
A.pH值   B.溶剂   C.温度   D.离子强度   E.光线

6.防止药物氧化的措施有
A.驱氧   B.制成液体制剂   C.加入抗氧剂   D.加金属离子络合剂   E.选择适宜的包装材料

7.包装材料塑料容器存在的主要问题有
A.透气性   B.不稳定性   C.有透湿性   D.有吸附性   E.易破碎性

8.稳定性影响因素试验包括
A.高温试验   B.高湿度试验   C.强光照射试验   D.在40℃、RH75%条件下试验   E.长期试验

9.在药物稳定性试验中,有关加速试验的叙述中正确的是
A.为新药申报临床与生产提供必要的资料   B.原料药需要进行此项试验,制剂不需要进行此项试验   C.供试品可以用一批产品进行试验   D.供试品按市售包装进行试验   E.在温度(40±2)℃、相对湿度(75±5)%的条件下放置3个月

10.防止药物水解的方法有
A.改变溶剂   B.调节溶液pH值   C.将药物制成难溶性盐   D.制成包合物   E.改善

包装

11.以下各项中,可反映药物稳定性好坏的有
  A.半衰期   B.有效期   C.反应速度常数   D.反应级数   E.药物浓度
12.药物制剂稳定性研究的范围包括
  A.化学稳定性   B.物理稳定性   C.生物稳定性   D.体内稳定性   E.生物利用度稳定性
13.影响固体药物氧化的因素有
  A.pH值   B.光线   C.离子强度   D.温度   E.溶剂

(三)是非题

1.酯类药物不但能水解,而且也很易氧化。(   )
2.药物的水解反应可受 H^+ 和 OH^- 的催化。(   )
3.对于零级反应,药物降解的半衰期与初浓度无关。(   )
4.包装材料对药物制剂的稳定性没有影响。(   )
5.光照可引发药物的氧化、水解、聚合等反应。(   )
6.水分的存在不仅可引起药物的水解,也可加速药物氧化。(   )

(四)填空题

1.药物的稳定性一般包括_____稳定性、_____稳定性、_____稳定性三个方面。
2.固体制剂稳定性的特点主要有_____、_____、_____和反应类型的多样性等。
3.药物降解的两个主要途径为_____和_____。
4.Arrhenius指数定律定量地描述了温度与_____之间的关系。
5.按照Brönsted-Lowry酸碱理论,给出质子的物质叫_____,接受质子的物质叫_____。
6.影响药物制剂稳定性的外界因素有_____、_____、_____、_____、包装材料的影响等。
7.影响药物制剂稳定性的处方因素有_____、_____、_____、_____、处方中基质或赋形剂等。

(五)问答题

1. 延缓药物制剂中有效成分水解的方法有哪些?
2. 制剂中药物降解的化学途径主要有哪些?
3. 影响药物制剂降解的因素有哪些?
4. 固体药物与固体剂型稳定性的一般特点有哪些?
5. 药物制剂稳定性试验的基本要求是什么?
6. 药物制剂稳定性研究的意义、范围是什么?
7. 经典恒温法的原理是什么,操作过程如何?
8. 延缓药物制剂中有效成分氧化的方法有哪些?

习题答案及要点

(一)名词解释

1.生物学稳定性:是指药物制剂由于受微生物的污染,而使产品变质、腐败,如糖浆剂的霉败、乳

剂的酸败等。

2.物理稳定性:主要指物理性状发生变化,如混悬剂中药物的结块、沉降,乳剂的分层、破裂,片剂的崩解度、硬度改变等。

3.化学稳定性:系指药物由于水解、氧化等化学降解反应,使药物含量(或效价)产生变化,如维生素 C 的氧化变色、青霉素类的水解等。

4.广义酸碱催化:按照 Brönsted-Lowry 酸碱理论,给出质子的物质叫广义的酸,接受质子的物质叫广义的碱,有些药物可被广义的酸碱催化水解,这种催化作用称为广义的酸碱催化。

5.药物降解半衰期:反应物消耗一半所需的时间。

6.专属酸碱催化:药物受 H^+ 或 OH^- 催化水解,这种催化作用叫专属酸碱催化。

7.稳定性加速试验:是通过加速药物的物理、化学变化,预测药物在自然条件下的稳定性。

8.有效期:在规定的贮存条件下,能保证药品质量的期限。

(二)选择题

单项选择题 1.A 2.B 3.C 4.D 5.C 6.A 7.A 8.D 9.B 10.A 11.E 12.B 13.E 14.C 15.B 16.A 17.C 18.C 19.E 20.B 21.E 22.A 23.D 24.D

配伍选择题 1.A 2.A 3.C 4.D 5.E 6.E 7.A 8.C 9.C 10.E 11.D 12.B 13.B 14.C 15.E 16.A 17.C 18.B 19.D 20.A 21.E 22.C 23.B 24.D

多项选择题 1.AE 2.BCE 3.AD 4.ABE 5.ABD 6.ACDE 7.ACD 8.ABC 9.AD 10.ABCD 11.ABC 12.ABC 13.BD

(三)是非题

1.×(酯类药物能水解,但不易氧化) 2.√ 3.×(零级反应方程 $C = C_0 - k_0 t$, $t_{1/2} = C_0/2k$,因此与初浓度有关) 4.×(包装材料对药物制剂的稳定性有影响。) 5.√ 6.√

(四)填空题

1.化学;物理;生物学 2.降解速度缓慢;系统不均匀性;复杂性 3.水解;氧化 4.反应速度常数 5.广义的酸;广义的碱 6.温度;光线;空气(氧);金属离子的影响;湿度和水分的影响 7.pH;广义酸碱催化;溶剂;离子强度;表面活性剂

(五)问答题

1.延缓药物制剂中有效成分水解的方法有:①调节 pH 值;②降低温度;③改变溶剂;④制成干燥固体。

2.水解和氧化是药物降解的两个主要途径。①水解;②氧化;③异构化,分为光学异构化和几何异构化。

3.处方对药物制剂稳定性的影响因素主要有:pH 值、广义的酸碱催化、溶剂、离子强度、表面活性剂以及半固体、固体制剂的某些赋形剂或附加剂。

外界环境对药物制剂稳定性的影响因素主要有:温度、光线、空气、湿度和水分、金属离子及包装材料等。

4.固体药物与固体剂型稳定性的一般特点为:①固体药物的分解一般较慢,因此需要较长时间和准确的分析方法;②系统具有不均匀性,含量分析结果重现性差;③一些易氧化的药物的氧化作用常发生在固体的表面,从而将内部分子保护起来,以致表里变化不一;④固体剂型又是多相系统,当进行试验时,这些相的组成和状态常发生变化。

5.药物制剂稳定性试验的基本要求是:①稳定性试验包括影响因素试验、加速试验、长期试验。

②原料药供试品应是一定规模生产的,其合成工艺路线、方法、步骤应与大生产一致,药物制剂的供试品应是一定规模生产的,且处方及其生产工艺与大生产一致。③供试品的质量标准应与各项基础研究及临床验证所使用的供试品质量标准一致。④加速试验、长期试验所用供试品的容器和包装材料及包装应与上市产品一致。⑤研究药物的稳定性,要采用专属性强、准确、精密、灵敏的药物分析方法与分解产物检查方法并对方法进行验证,以保证药物稳定性结果的可靠性。

6. 药物制剂稳定性研究的意义:药物制剂的稳定性直接影响药物的有效性和安全性,研究药物制剂的稳定性对于保证产品质量及安全有效有重要意义,稳定性研究资料是新药申请必须呈报的内容。

药物制剂稳定性研究的范围:化学稳定性、物理稳定性、生物学稳定性。

7. 经典恒温法的原理是 Arrhenius 指数定律:

$$\lg k = \frac{-E}{2.303RT} + \lg A$$

式中,k 为反应速度常数,E 为反应的活化能,R 为气体常数,T 是绝对温度,A 为频率因子。

操作过程:根据 Arrhenius 指数定律,设计一系列试验温度与取样时间,在不同温度下进行试验,测定各时间点的药物浓度,求出各温度下的 k,以 $\lg k$ 对 $1/T$ 作直线回归,根据直线斜率可得到反应活化能 E,将直线外推至室温,即可求出室温下的反应速度常数 k_{25},由 k_{25} 可求出室温下降解 10% 所需的时间 $t_{0.9}$。

8. 延缓药物制剂中有效成分氧化的方法有:①降低温度;②避免光线;③驱逐氧气;④添加抗氧剂;⑤控制微量金属离子。

(张淑秋)

第四章

表面活性剂

教学大纲要求

①掌握表面活性剂的定义。②掌握常用表面活性剂的应用。③掌握表面活性剂的基本性质及其在药剂学中的应用。④熟悉表面活性剂的分类。⑤熟悉表面活性剂的生物学性质。

教学内容精要

(一)概述

能显著降低液体表面张力的物质称为表面活性剂(surfactant, surface active agent),表面活性剂能降低表面张力的性质称为表面活性,表面张力降低得越多,其表面活性越大。

表面活性剂具有表面活性由其结构特点决定。表面活性剂分子中同时含有亲油基团和亲水基团。亲油基团一般为8个碳原子以上的烃链,亲水基团是羧酸、磺酸、氨基、胺基及它们的盐或羟基、酰胺基等。

(二)常用的表面活性剂

1. 离子型表面活性剂

(1)阴离子型表面活性剂　起表面活性作用的是阴离子部分,带有负电荷。

1)肥皂类(高级脂肪酸盐):根据阳离子的不同,可分为:①碱金属皂(一价皂),为可溶性皂;②碱土金属皂,为不溶性皂;③有机胺皂,是脂肪酸和三乙醇胺形成的皂类。这类表面活性剂乳化性能良好,有一定的刺激性,一般只用于外用制剂。

2)硫酸化物:为硫酸化脂肪油和高级脂肪醇硫酸酯类,硫酸化油常用的为硫酸化蓖麻油,又名土耳其红油,可作为去污剂和润湿剂,也可用于挥发油或水不溶性杀菌剂的增溶。高级脂肪醇硫酸酯常见有月桂醇硫酸钠(又称十二烷基硫酸钠)、鲸蜡醇(十六醇)硫酸钠、硬脂醇(十八醇)硫酸钠等。乳化性很强,但能与大分子阳离子药物作用而产生沉淀,对黏膜有一定刺激性,主要用作外用软膏的乳化剂,还可用作增溶剂或片剂的润湿剂。

3)磺酸化物:是脂肪酸或脂肪醇经磺酸化后,用碱中和所得的化合物。不易水解,黏度低,去污力、起泡性及油脂分散能力都很强。如二辛基琥珀酸磺酸钠(阿拉索-OT, aerosol-OT)、二乙基琥珀酸磺酸钠(aerosol-MA)及十二烷基苯磺酸钠等。

(2)阳离子型表面活性剂　起作用的是阳离子,水溶性大,在酸性、碱性溶液中均较稳定,具有较强的表面活性和杀菌作用,毒性较大,一般只能外用。如苯扎氯铵(洁尔灭)、苯扎溴铵(新洁尔灭)等。

(3)两性离子型表面活性剂　分子中同时有正、负电荷基团,随着介质pH的不同,可表现为阳离子型或阴离子型表面活性剂的性质。

1)卵磷脂:是天然的两性离子型表面活性剂,分为豆磷脂和蛋黄磷脂。卵磷脂对油脂的乳化作用很强,可用作静脉乳剂的乳化剂;对热敏感,在酸、碱及酶的作用下易分解。

2)氨基酸型和甜菜碱型:为合成的两性离子型表面活性剂。该类表面活性剂在碱性水溶液中呈现阴离子型表面活性剂的性质,起泡性良好,去污力强;在酸性水溶液中则呈阳离子型表面活性剂的性质,杀菌力强。常用的一类氨基酸型表面活性剂商品名为"Tego",杀菌力强。

2. 非离子型表面活性剂

分子中的亲水基团是甘油、聚乙二醇或山梨醇,亲油基团是长链脂肪酸或脂肪醇以及烷基或芳烃基等,亲水基和亲油基以酯键或醚键相结合。毒性、刺激性和溶血作用都较小,广泛用于外用、内服制剂及注射剂,个别品种也可用于静脉注射剂。

(1)脂肪酸甘油酯类 常用的是单硬脂酸甘油酯,不溶于水,HLB 值为 3～4,为弱 W/O 型乳化剂,常用作 O/W 型辅助乳化剂。

(2)多元醇型

1)蔗糖脂肪酸酯:不溶于水,可溶于乙醇、丙二醇,在水和甘油中加热可形成凝胶。HLB 值为 5～13,常用作 O/W 型乳化剂、分散剂。

2)脂肪酸山梨坦:商品名为司盘(Span),司盘 20 为单月桂酸酯(月桂山梨坦)、司盘 40 为单棕榈酸酯(棕榈山梨坦)、司盘 60 为单硬脂酸酯(硬脂山梨坦)、司盘 65(三硬脂山梨坦)、司盘 80 为单油酸酯(油酸山梨坦)、司盘 85(三油酸山梨坦)等。司盘类不溶于水,易溶于乙醇,亲油性较强,常用作水/油(W/O)型乳化剂,或油/水(O/W)型辅助乳化剂。

3)聚山梨酯(Polysorbate):商品名为吐温(Tween),易溶于水、乙醇和多种有机溶剂,不溶于油。常用作 O/W 型乳化剂和增溶剂、分散剂、润湿剂。有聚山梨酯 20、聚山梨酯 40、聚山梨酯 60、聚山梨酯 80、聚山梨酯 85 等。

(3)聚氧乙烯型

1)聚氧乙烯脂肪酸酯:商品有卖泽(Myrij)类。如聚氧乙烯 40 硬脂酸酯,水溶性和乳化能力很强,常用作 O/W 型乳化剂和栓剂的基质。

2)聚氧乙烯脂肪醇醚:商品有苄泽(Brij)、西士马哥(Cetomacrogol)。

其他如平平加 O(Perogol O),为 O/W 型乳化剂;埃莫尔弗(Emolphor)是一类聚氧乙烯蓖麻油聚合物,亲水性强,常用作增溶剂及 O/W 型乳化剂。

(4)聚氧乙烯与聚氧丙烯共聚物 又称为泊洛沙姆(Poloxamer),商品名为普朗尼克(Pluronic),其亲水性随聚氧乙烯比例增加而增大,HLB 值在 0.5～30。常用品种 Pluronic F-68(poloxamer 188)为 O/W 型乳化剂。这类表面活性剂可用于静脉乳的乳化剂,制得的乳剂可耐受热压灭菌和低温冷冻,对皮肤和黏膜几乎无刺激性和过敏性,毒性比其他非离子型表面活性剂小。

(三)表面活性剂的特性

1. 临界胶束浓度(CMC)

表面活性剂在溶液表面的正吸附达到饱和,此时溶液的表面张力达到最低值,表面活性剂分子开始转入溶液中聚集,分子的疏水基相互吸引、缔合在一起,形成疏水基向内、亲水基向外的缔合体,称为胶团或胶束(micelles)。表面活性剂形成胶束时的最低浓度即为临界胶束浓度(critical micelle concentration,CMC)。表面活性剂的临界胶束浓度,与其结构和组成有关,还可随外部条件如温度、pH 及电解质等的变化而不同。不同条件下,可能形成不同形状的胶束,如球形、板层状、圆柱形等。

2. 亲水亲油平衡值

表面活性剂分子中亲水基团和亲油基团对油或水的综合亲和力称为亲水亲油平衡值(hydrophile-lipophile balance,HLB)。HLB 值越大亲水性越强,HLB 越小,则亲油性越强。据经验把表面活性剂 HLB 值的范围定为 0～40,其中非离子型表面活性剂 HLB 值在 0～20,把完全由疏水碳氢链组成的石蜡定为 0,完全由亲水性很强的氧乙烯组成的聚氧乙烯定为 20,既含碳氢链、又有氧乙烯链的表面活性剂介于 0～20。

增溶剂的 HLB 值最适范围为 15～18,去污剂的 HLB 值为 13～16,O/W 型乳化剂的 HLB 值为

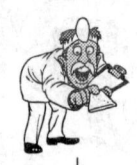

8~16，W/O 型乳化剂的 HLB 值为 3~8，润湿剂与铺展剂为 7~9。

表面活性剂分子中的亲水、亲油基团对 HLB 值的贡献可用 HLB 基团数来表示，将各基团的 HLB 基团数代入以下经验式即可求得表面活性剂的 HLB 值：

$$HLB = \sum(亲水基团的 HLB 基团数) - \sum(亲油基团的 HLB 基团数) + 7 \quad (4-1)$$

此外，非离子型表面活性剂的 HLB 值具有加和性，两种非离子型表面活性剂混合后的 HLB 值为：

$$HLB_{AB} = \frac{HLB_A \times W_A + HLB_B \times W_B}{W_A + W_B} \quad (4-2)$$

其中，HLB_A 和 HLB_B 分别表示 A、B 两种非离子型表面活性剂的 HLB 值，W_A 和 W_B 分别为两者的用量，HLB_{AB} 为两者混合后的 HLB 值。

3. Krafft 点和昙点

通常离子型表面活性剂的溶解度随温度升高而增大，当上升到某一温度时，溶解度急剧上升，此温度即为 Krafft 点。Krafft 点是离子型表面活性剂的特征值，也是其应用温度的下限。

聚氧乙烯型非离子表面活性剂的溶解度随温度升高而增大，到达一定温度后，溶解度反而下降，使溶液变浑浊，甚至产生分层，但冷却后又可恢复澄明，这种现象称为起昙，此时的温度称为浊点或昙点(cloud point)。一般碳氢链长度相同时，聚氧乙烯链越长浊点越高；聚氧乙烯链相同时，碳氢链越长浊点越低。泊洛沙姆 188 没有起昙现象。

4．表面活性剂的配伍性质

(1)表面活性剂之间的配伍

1)阴离子型表面活性剂与阳离子型表面活性剂：如果以适当的比例混合，可形成具有较高表面活性的分子复合物，对润湿、增溶等作用有协同增效作用；若配伍比例或混合方法不当则产生沉淀。

2)非离子型表面活性剂与离子型表面活性剂：混合后易形成混合胶束，CMC 降低，表面活性增强，有协同作用。

3)两种等量的同系物：混合体系的表面活性介于两者之间，且其活性更趋于活性较高的组分。

(2)与水溶性高分子聚合物的配伍 水溶性高分子如明胶、聚乙二醇、聚维酮等可吸附表面活性剂，影响胶束的形成，使表面活性剂的 CMC 升高，表面活性下降。阳离子型表面活性剂能与带负电荷的水溶性高分子产生沉淀。

(3)与中性无机盐的配伍 离子型表面活性剂与可溶性的反离子中性无机盐配伍时，可使表面活性剂的 CMC 降低，对脂溶性物质的增溶作用提高。一些不溶性无机盐能吸附阴离子型表面活性剂，使溶液中表面活性剂的浓度下降。

5．表面活性剂的生物学性质

(1)对药物吸收的影响 表面活性剂可促进或延缓药物的吸收，这种影响取决于多种因素：①如果药物被增溶在胶束内，药物从胶束内向外扩散的速度及胶束与胃肠道生物膜融合的难易程度等均会影响药物的吸收；②表面活性剂高浓度时可能会减少吸收；③表面活性剂能溶解生物膜脂质，增加上皮细胞膜的通透性，从而改善药物的吸收，但是长期应用可导致类脂质损失。

(2)与蛋白质的相互作用 表面活性剂能破坏蛋白质结构中的盐键、氢键及疏水键，最终导致蛋白质变性。

(3)毒性 表面活性剂的毒性大小顺序为：阳离子型＞阴离子型＞非离子型；两性离子型表面活性剂的毒性小于阳离子型。用于口服制剂时，阳离子型表面活性剂有慢毒性，阴离子型有轻微毒性，非离子型基本无毒，常用于口服液体制剂中。表面活性剂用于静脉给药的毒性大于口服，尤其应注意溶血现象。阴离子型和阳离子型表面活性剂具有较强的溶血作用，非离子型表面活性剂的溶血作用较轻微。它们的溶血作用顺序为：阴离子型＞阳离子型＞非离子型或两性离子型。常用表面活性剂溶血作用的大小次序为：聚氧乙烯烷基醚＞聚氧乙烯烷芳基醚＞聚氧乙烯脂肪酸酯＞聚山梨酯类；聚山梨酯类的溶血作用顺序为:聚山梨酯20＞聚山梨酯60＞聚山梨酯40＞聚山梨酯80,聚山梨酯类一般仅用于肌内注射剂中。

(4)刺激性　各类表面活性剂均可用于外用制剂,但是长期使用都可能对皮肤或黏膜造成伤害,其刺激性大小顺序为:阳离子型＞阴离子型＞非离子型或两性离子型。

(四)表面活性剂的应用

1. 增溶剂

当表面活性剂的浓度达到和超过CMC后,在溶液中形成胶束,从而增加难溶性药物的溶解度并形成澄清的胶体溶液,这种作用称为增溶作用,用于增溶的表面活性剂称为增溶剂,被增溶的物质为增溶质。用作增溶剂的表面活性剂最适 HLB 值为15～18。

(1)增溶机理　表面活性剂的增溶机理主要是形成了胶团。

(2)影响增溶的因素

1)增溶剂的种类:表面活性剂的CMC越小,增溶效果越好;表面活性剂同系物中碳链越长,增溶量越大;对于强极性药物而言,非离子型表面活性剂 HLB 值越大,增溶效果越好,对极性低的药物则相反。

2)药物的性质。

3)增溶剂的加入顺序:增溶剂与被增溶药物先行混合要比增溶剂先与水混合效果好。

4)增溶剂的用量:溶剂、增溶剂和增溶质的配比不当不能得到澄清溶液或稀释时可能变混浊。

5)温度:温度影响胶束的形成、增溶质的溶解及表面活性剂的溶解度。

(3)增溶制剂的稳定性和生理活性　药物被增溶后防止了药物的氧化、水解等,增加了药物的稳定性。表面活性剂可改善药物的溶出及生物膜的通透性,增大药物的生理活性。但有时可使药物的生理活性降低。

2. 乳化剂

表面活性剂分子能在油-水界面上定向排列,降低界面张力,并在分散相液滴的周围形成一层保护膜,防止乳滴的合并,使乳剂稳定,此时表面活性剂起乳化剂的作用。

阴离子型表面活性剂一般作为外用制剂的乳化剂,非离子型表面活性剂不仅用于外用、内服制剂,有些还用作静脉乳剂的乳化剂,如 Pluronic F68。HLB 值为3～8的表面活性剂可作为W/O型乳化剂,HLB 值在8～16的表面活性剂一般作为 O/W 型乳化剂。

3. 润湿剂

促进液体在固体表面铺展或渗透的作用叫润湿作用,能起润湿作用的表面活性剂叫润湿剂。润湿剂最适 HLB 值通常为7～9,并应有适宜的溶解度,方可起润湿作用。

4. 起泡剂与消泡剂

一些含表面活性剂的溶液,当剧烈搅拌或蒸发浓缩时,可产生稳定的泡沫,给操作带来困难,这是由于表面活性剂降低了液体的表面张力,使泡沫稳定,这些表面活性剂为起泡剂。可加入一些 HLB 值为1～3的亲油性表面活性剂使泡沫破坏,这类表面活性剂为消泡剂。

5. 去污剂

又称洗涤剂,是用于除去污垢的表面活性剂。去污作用是一个复杂的过程,是上述许多作用的综合。常用的去污剂一般为阴离子型表面活性剂,去污剂的最适 HLB 值为13～16。

6. 消毒剂和杀菌剂

大多数阳离子型和两性离子型表面活性剂都可用作消毒剂,少数阴离子型表面活性剂如甲酚磺酸钠也有类似的作用。可用于手术前的皮肤消毒、伤口消毒及手术器械和环境的消毒。

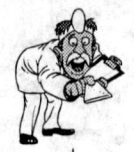

习题

(一)名词解释

1. 表面活性剂   2. HLB 值   3. 昙点   4. Krafft 点   5. 增溶作用   6. Critical Micelle Concentration（CMC）

(二)选择题

单项选择题

1. 下列关于表面活性剂说法错误的是
A.一般来说表面活性剂静脉注射的毒性大于口服   B.表面活性剂与蛋白质可发生相互作用   C.表面活性剂中,非离子表面活性剂毒性最大   D.表面活性剂长期应用或高浓度使用于皮肤或黏膜,会出现皮肤或黏膜损伤   E.表面活性剂的刺激性以阳离子型表面活性剂最大

2. 聚山梨酯类表面活性剂溶血作用的顺序为
A.聚山梨酯20＞聚山梨酯60＞聚山梨酯40＞聚山梨酯80   B.聚山梨酯80＞聚山梨酯60＞聚山梨酯40＞聚山梨酯20   C.聚山梨酯80＞聚山梨酯40＞聚山梨酯60＞聚山梨酯20   D.聚山梨酯40＞聚山梨酯20＞聚山梨酯60＞聚山梨酯80   E.聚山梨酯40＞聚山梨酯80＞聚山梨酯60＞聚山梨酯20

3. 下列具有起昙现象的表面活性剂是
A.硫酸化物   B.磺酸化物   C.脂肪酸山梨坦类   D.聚山梨酯类   E.肥皂类

4. 最适合做 W/O 型乳化剂的 HLB 值是
A.1~3   B.3~8   C.7~15   D.9~13   E.0.5~20

5. 下列属于两性离子型表面活性剂是
A.肥皂类   B.脂肪酸甘油酯   C.季铵盐类   D.卵磷脂   E.吐温类

6. 表面活性剂的增溶机理,是由于形成了
A.络合物   B.胶束   C.复合物   D.包合物   E.离子对

7. 月桂醇硫酸钠属于
A.阴离子型表面活性剂   B.阳离子型表面活性剂   C.非离子型表面活性剂   D.两性离子型表面活性剂   E. A、B、C 均是

8. 表面活性剂中毒性最小的是
A.阳离子表面型活性剂   B.阴离子型表面活性剂   C.氨基酸型两性离子型表面活性剂   D.非离子型表面活性剂   E.甜菜碱型两性离子型表面活性剂

9. 常用表面活性剂溶血作用的大小次序是
A.聚氧乙烯烷基醚＞聚氧乙烯烷芳基醚＞聚氧乙烯脂肪酸酯＞聚山梨酯类   B.聚氧乙烯烷基醚＜聚氧乙烯烷芳基醚＜聚氧乙烯脂肪酸酯＜聚山梨酯类   C.聚山梨酯类＞聚氧乙烯烷芳基醚＞聚氧乙烯脂肪酸酯＞聚氧乙烯烷基醚   D.聚氧乙烯烷芳基醚＜聚氧乙烯脂肪酸酯＜聚氧乙烯烷基醚＜聚山梨酯类   E.聚氧乙烯烷芳基醚＜聚山梨酯＜聚氧乙烯烷基醚＜聚氧乙烯脂肪酸酯类

10. 具有 Krafft 点的表面活性剂是
A.单硬脂酸甘油酯   B.司盘   C.肥皂类   D.聚氧乙烯脂肪酸酯   E.吐温

11. O/W 型乳化剂的 HLB 值一般在
A.7~9   B.5~20   C.8~16   D.3~8   E. 15~18

12. 下列属于阳离子型表面活性剂的为
A.肥皂类   B.磺酸化物   C.硫酸化物   D.洁尔灭   E.吐温类

13.以下物质中,可作为W/O型乳化剂的是
A.卖泽45   B.阿拉伯胶   C.司盘80   D.吐温80   E.乳化剂OP
14.以下缩写中表示临界胶束浓度的是
A. HLB   B. GMP   C. CMC   D. MC   E. CMS-Na
15.下列关于表面活性剂的叙述中,错误的是
A.表面活性剂在溶液表面层的浓度大于其在溶液内部的浓度   B.能够降低溶液表面张力的物质叫作表面活性剂   C.表面活性剂分子结构中具有亲水基与亲油基   D.能够显著降低溶液表面张力的物质叫作表面活性剂   E.表面活性剂分子可在溶液表面作定向排列
16.下列关于吐温80的叙述中,错误的是
A.吐温80可作为O/W型乳剂的乳化剂   B.吐温80能与抑菌剂羟苯酯类形成络合物   C.在常用的表面活性剂中,吐温80的溶血性最强   D.吐温80属于非离子型表面活性剂   E.吐温80在碱性溶液中易水解
17. 40 g吐温80(HLB为15)与60 g司盘80(HLB为4.3)混合后的HLB为
A. 12.6   B. 4.3   C. 6.5   D. 8.6   E. 10.0
18.以下属于非离子型表面活性剂的是
A.十二烷基苯磺酸钠   B.月桂醇硫酸钠   C.苯扎溴铵   D.卵磷脂   E.脱水山梨醇脂肪酸酯
19.与表面活性剂增溶作用有关的性质是
A.表面活性   B.在溶液中形成胶团   C.具有昙点   D.在溶液表面定向排列   E. HLB值
20.表面活性剂分子的结构特征是
A.结构中均具有酯键   B.结构中既有亲水基团,又有亲油基团   C.结构中均具有醚键   D.结构中均具有醇羟基结构   E.结构中仅具有亲水基团,而无亲油基团
21.下列物质中,具有起昙现象的表面活性剂是
A.卵磷脂   B.阿拉伯胶   C.吐温40   D.司盘20   E.三乙醇胺
22.下列关于表面活性剂的叙述中,错误的是
A.吐温80的溶血作用最小   B.阳离子型表面活性剂的毒性最小   C.卵磷脂无毒、无刺激性、无溶血性   D. Poloxamer 188可作为静脉注射脂肪乳剂的乳化剂   E.阴离子型表面活性剂较非离子型表面活性剂具有较大的刺激性
23.以下表面活性剂中,可作为消毒剂的是
A.苯扎氯铵   B.卖泽   C.苄泽   D.普朗尼克   E.十二烷基硫酸钠
24.以下属于非离子型表面活性剂的是
A.卵磷脂   B.胆酸钠   C.吐温80   D.油酸三乙醇胺   E.十二烷基硫酸钠
25.增溶剂要求的最适HLB值为
A. 8~18   B. 3.5~6   C. 8~10   D. 15~18   E. 6~8
26.以下属于阴离子型表面活性剂的是
A.泊洛沙姆   B.十六烷基硫酸钠   C.司盘65   D.苯扎氯铵   E.蔗糖脂肪酸酯
27.以下表面活性剂中,毒性最强的是
A.平平加O   B.吐温80   C.肥皂   D.司盘20   E.苯扎氯铵
28.促进液体在固体表面铺展或渗透的作用称为
A.润湿作用   B.乳化作用   C.增溶作用   D.消泡作用   E.去污作用
29.作润湿剂用的表面活性剂,要求其HLB值为
A. 13~16   B. 7~9   C. 3~8   D. 15~18   E. 8~16
30.以下可作为杀菌剂的表面活性剂是
A.非离子型表面活性剂   B.肥皂类   C.两性离子表面活性剂   D.阳离子型表面活性剂

E.阴离子型表面活性剂

31.将吐温80($HLB=15$)两份和司盘80($HLB=4.3$)一份混合,混合后的HLB值最接近的是
A.9.6　　B.17.2　　C.8.0　　D.11.4　　E.12.6

32.吐温类的化学名称是
A.三油酸甘油酯类　　B.脱水山梨醇脂肪酸酯类　　C.聚乙烯脂肪酸酯类　　D.山梨醇脂肪酸酯类　　E.聚氧乙烯失水山梨醇脂肪酸酯类

配伍选择题(备选答案在前,试题在后;每组均对应同一组备选答案,每题只有一个正确答案;每个备选答案可重复选用,也可不选用。)

A.3~8　　B.7~9　　C.8~16　　D.13~16　　E.15~18

1.增溶剂的HLB最适范围　　2.去污剂的HLB最适范围
3.O/W型乳化剂的HLB最适范围　　4.W/O型乳化剂的HLB最适范围
5.润湿剂与铺展剂的HLB最适范围

A.Krafft点　　B.昙点　　C.HLB　　D.CMC　　E.杀菌与消毒剂
6.表面活性剂的亲水亲油平衡值　　7.离子型表面活性剂的溶解度急剧增大时的温度
8.表面活性剂的临界胶束浓度　　9.表面活性剂溶解度下降,出现混浊时的温度
10.大多数阳离子型表面活性剂可作

A.脂肪酸山梨坦　　B.聚山梨酯　　C.泊洛沙姆　　D.羟苯烷基酯　　E.苯扎溴铵
11.普朗尼克　12.羟苯酯类　13.新洁尔灭　14.吐温类

A.月桂醇硫酸钠　　B.吐温80　　C.苯扎溴铵　　D.硬脂醇硫酸钠　　E.司盘80
15.聚氧乙烯脱水山梨醇单油酸酯　　16.十二烷基硫酸钠
17.十八烷基硫酸钠　　18.脱水山梨醇单油酸酯

A.吐温80　　B.司盘80　　C.卵磷脂　　D.十二烷基硫酸钠　　E.苯扎溴铵
19.可作为W/O型乳化剂的表面活性剂　　20.具有杀菌作用的表面活性剂
21.具有起昙现象的表面活性剂　　22.两性离子型表面活性剂

多项选择题

1.聚山梨酯类表面活性剂一般具有
A.增溶作用　　B.助溶作用　　C.润湿作用　　D.乳化作用　　E.杀菌作用

2.下列表面活性剂有起昙现象的为
A.硬脂酸钠　　B.司盘80　　C.聚山梨酯80　　D.卖泽　　E.泊洛沙姆188

3.关于表面活性剂的描述下列哪些是正确的
A.低浓度时可显著降低表面张力,在溶液表面的浓度大于内部浓度　　B.在结构上为长链有机化合物,分子中含有亲水基团和亲油基团　　C.表面活性剂溶液浓度达到CMC时,表面张力达到最低　　D.表面活性剂均有Krafft点,聚山梨酯类的Krafft点较司盘类高　　E.表面活性剂因其对药物有增溶作用,故对药物吸收有促进作用,不可能降低药物的吸收

4.下列有关两性离子型表面活性剂的叙述中,正确的是
A.卵磷脂属于两性离子型表面活性剂　　B.两性离子型表面活性剂分子结构中有正、负电荷基团　　C.卵磷脂外观为透明或半透明黄褐色油脂状物质　　D.氨基酸型和甜菜碱型两性离子型表面活性剂是另外两类天然表面活性剂　　E.卵磷脂是制备注射用乳剂及脂质体的主要辅料

5.下列可用作W/O型乳剂的乳化剂为
A.司盘类　　B.海藻酸钠　　C.脂肪酸甘油酯类　　D.季铵化物　　E.普朗尼克

6.下面表面活性剂中属于非离子型的为
A.泊洛沙姆　　B.脂肪酸甘油酯　　C.卵磷脂　　D.聚山梨酯　　E.苄泽

7.下列关于表面活性剂配伍的叙述中,正确的是

A.非离子型表面活性剂与离子型表面活性剂混合后可形成混合胶团,CMC降低,表面活性增强,有协同作用 B.两个等量的同系物的表面活性剂的配伍,其混合系的表面活性高于各自的表面活性 C.阳离子型表面活性剂能与带负电荷的水溶性聚合物形成复凝聚物 D.硫酸钡能吸附阴离子型表面活性剂,使溶液中的表面活性剂浓度下降 E.在酸性介质中蛋白质的羧基解离而带负电荷,能与阳离子型表面活性剂结合,最终导致蛋白质变性

8.表面活性剂的生物学性质包括
 A.对药物吸收的影响   B.与蛋白质的相互作用   C.毒性   D.刺激性   E.亲水亲油平衡值

9.以下可作为润湿剂使用的是
 A.聚山梨酯类   B.糖浆剂   C.十二烷基硫酸钠   D.枸橼酸钠   E.脂肪酸山梨坦

10.以下属于非离子型表面活性剂的是
 A.司盘80   B.月桂醇硫酸钠   C.土耳其红油   D.乳化剂OP   E.普朗尼克F68

11.下列可用于制备静脉注射用乳剂的是
 A.西黄蓍胶   B.卵磷脂   C.司盘85   D.SDS   E.泊洛沙姆188

12.表面活性剂在药剂上的应用有
 A.作为湿润剂   B.作为乳化剂   C.作为防腐剂   D.作为洗涤剂   E.作为助溶剂

13.下列可用作O/W型乳剂的乳化剂为
 A.硬脂酸钙   B.吐温80   C.阿拉伯胶   D.SDS   E.司盘60

(三)是非题

1.表面活性剂之所以能降低液体的表面张力,是由其结构上含有亲水基团和亲油基团的特点决定的。( )

2.新洁尔灭是阴离子型表面活性剂。( )

3.卵磷脂是天然的两性离子型表面活性剂,主要来源于大豆和蛋黄。( )

4.聚山梨酯,其商品名为司盘(Spans)类,它是由山梨糖醇及其单酐和二酐与各种不同的脂肪酸反应所形成的酯类化合物的混合物。( )

5.Pluronic F68有起昙现象。( )

6.聚山梨酯80是乳剂中常用的W/O型乳化剂。( )

7.表面活性剂由于能在油水界面定向排列而起增溶作用。( )

8.阴离子型表面活性剂除具有良好的表面活性外,都具有很强的杀菌作用,主要用于杀菌。( )

9.两性离子型表面活性剂在碱性水溶液中呈阴离子型表面活性剂性质;在酸性水溶液中则呈阳离子型表面活性剂特性,杀菌力很强。( )

10.一般阳离子型表面活性剂的毒性最大,其次为阴离子型,非离子型毒性最小。( )

11.表面活性剂的HLB值愈高,亲油性愈强;HLB值愈低,亲水性愈强。( )

12.表面活性剂的溶解度都随温度升高而增大。( )

(四)填空题

1.表面活性剂按其在水中能否解离及解离后所带电荷而分为_____型、_____型、_____型和_____型。

2.常用的天然两性离子型表面活性剂是_____。

3.聚山梨酯的商品名是_____,常用作_____型的乳化剂。

4.表面活性剂的CMC是指_____胶束浓度,即表面活性剂开始形成胶束时的浓度。

5. 增溶剂的 HLB 值最适范围为_____；去污剂的 HLB 范围为_____；O/W 型乳化剂的 HLB 值范围为_____；W/O 型乳化剂的 HLB 值范围为_____；润湿剂与铺展剂 HLB 值范围为_____。

6. 表面活性剂可用做_____、_____、去污剂、润湿剂与铺展剂等。

7. 凡能显著_____两相间表面张力(或界面张力)的物质，称为表面活性剂。

8. 脱水山梨醇脂肪酸酯类，商品名为_____，其亲_____性较强，为油溶性，一般作为_____型乳化剂；聚山梨酯类，商品名为_____，其亲_____性较强，为水溶性，一般作为_____型乳化剂。

9. 表面活性剂的 HLB 值大小取决于其分子结构中_____基团的多少。

(五) 问答题与计算题

1. 简述表面活性剂的分类。
2. 表面活性剂对药物吸收的影响主要取决于哪些因素？
3. 用 40% 司盘 60(HLB = 4.7) 和 60% 吐温 60(HLB = 14.9) 组成的混合表面活性剂 HLB 值是多少？
4. 若用吐温 40(HLB 值 15.6) 和司盘 80(HLB 值 4.3) 配制 HLB 值为 9.2 的混合乳化剂 100g，问两者各需多少克？

习题答案及要点

(一) 名词解释

1. 表面活性剂：能显著降低液体表面张力的物质称为表面活性剂。

2. HLB 值：表面活性剂分子中亲水基团和亲油基团对油或水的综合亲和力称为亲水亲油平衡值(HLB)。

3. 昙点：对含聚氧乙烯基的非离子型表面活性剂，随温度升高其溶解度增大，到达某温度后，溶解度又急剧下降，使溶液变混浊，甚至产生分层，但冷却后又可恢复澄明，这种由澄明变混浊的现象称为起昙，此时的温度为昙点。

4. Krafft 点：温度升高，离子型表面活性剂的溶解度增大，当上升到某一温度时，溶解度急剧上升，此温度称为 Krafft 点。

5. 增溶作用：当表面活性剂的浓度达到和超过 CMC 后，在溶液中形成了胶束，从而可增加难溶性药物的溶解度并形成澄清的胶体溶液，这种作用称为增溶作用。

6. Critical Micelle Concentration (CMC)：表面活性剂形成胶束时的最低浓度称为临界胶团浓度，即 CMC。

(二) 选择题

单项选择题 1. C 2. A 3. D 4. B 5. D 6. B 7. A 8. D 9. A 10. C 11. C 12. D 13. C 14. C 15. B 16. C 17. D 18. E 19. D 20. C 21. D 22. B 23. A 24. C 25. D 26. B 27. E 28. A 29. B 30. D 31. D 32. E

配伍选择题 1. E 2. D 3. C 4. A 5. D 6. C 7. A 8. D 9. B 10. E 11. C 12. D 13. E 14. B 15. C 16. A 17. D 18. E 19. D 20. E 21. A 22. C

多项选择题 1. ACD 2. CD 3. ABC 4. ABCE 5. AC 6. ABDE 7. ACD 8. ABCD 9. ACE 10. ADE 11. BE 12. ABD 13. BCD

(三)是非题

1. √ 2. ×(新洁尔灭是阳离子型表面活性剂。) 3. √ 4. ×[脂肪酸山梨坦,其商品名为司盘(Spans)类,它是由山梨糖醇及其单酐和二酐与各种不同的脂肪酸反应所形成的酯类化合物的混合物。] 5. ×(Pluronic F68 没有起昙现象。) 6. ×(聚山梨酯 80 是乳剂中常用的 O/W 型乳化剂) 7. ×(表面活性剂由于形成了胶束,而起增溶作用。) 8. ×(阳离子型表面活性剂除具有良好的表面活性外,都具有很强的杀菌作用,因此主要用于杀菌。) 9. √ 10. √ 11. ×(表面活性剂的 HLB 值越低,亲油性愈强;HLB 值愈高,亲水性愈强。) 12. ×(表面活性剂的溶解度大部分随温度升高而增大,但某些含聚氧乙烯基的非离子型表面活性剂的溶解度开始随温度上升而加大,达到某一温度后,溶解度急剧下降,使溶液变混浊,甚至产生分层。)

(四)填空题

1. 非离子;阴离子;阳离子;两性离子 2. 卵磷脂 3. 吐温 4. 临界 5. 15~18;13~16;8~16;3~8;7~9 6. 增溶剂;乳化剂 7. 降低 8. 司盘;油;W/O;吐温;水;O/W 9. 亲水和亲油

(五)问答题

1. 常用的表面活性剂分类有:①阴离子型表面活性剂 起表面活性作用的是阴离子部分,带有负电荷,如肥皂、长碳链的硫酸盐等。②阳离子型表面活性剂 起作用的是阳离子,又称阳性皂,其分子结构的主要部分是一个五价氮原子,故又称季铵化物。③两性离子型表面活性剂 分子中同时具有正、负电荷基团,具有阴、阳离子结合在一起的特性,并随着介质 pH 的不同,可表现为阳离子型或阴离子型表面活性剂的性质。④非离子表面活性剂 在水中不解离,其分子中构成亲水基团的是甘油、聚乙二醇和山梨醇,构成亲油基团的是长链脂肪酸或脂肪醇以及烷基或芳烃基等,它们以酯键或醚键相结合。这类表面活性剂毒性最小。

2. 表面活性剂对药物吸收的影响主要取决于:①如果药物被增溶在胶束内,药物从胶束内向外的扩散速度及胶团与胃肠道生物膜融合的难易程度等均会影响药物的吸收;②表面活性剂的浓度高时可能会减少吸收;③表面活性剂能溶解生物膜脂质,增加上皮细胞膜的通透性,从而改善药物的吸收,但是长期应用可导致类脂质损失。

3. 解:$HLB_{AB} = (4.7 \times 40\% + 14.9 \times 60\%) = 10.82$

4. 解:$9.2 = \dfrac{15.6 \times W_A + 4.3 \times (100 - W_A)}{100}$

$W_A = 43.4 \text{ g}, W_B = 100 - 43.4 = 56.6 \text{ g}$

(张淑秋)

第五章

液体制剂

教学大纲要求

①掌握液体制剂的含义、特点、分类和质量要求。②掌握增加药物溶解度的方法。③掌握混悬剂的概念、稳定性、稳定剂及质量评价。④掌握乳剂的概念、特点、稳定性和常用乳化剂。⑤熟悉液体制剂常用溶剂和附加剂。⑥熟悉溶液剂、糖浆剂、芳香水剂、酊剂的概念、有关特点及制备方法。⑦熟悉溶胶剂、高分子溶液的概念、特性及制备方法。⑧熟悉乳剂形成的必要条件、制备方法及质量评价。⑨熟悉混悬剂的制备方法。⑩熟悉常用合剂、洗剂、搽剂、滴鼻剂的概念和应用。⑪了解其他液体制剂的概念和应用。

教学内容精要

(一)概述

液体制剂是指药物分散在液体分散介质中所制成的液态制剂,可供内服或外用。中药提取后制成的液体制剂和经过灭菌法制成的液体制剂,不归在本章中论述。

液体制剂的特点:①药物分散度大,吸收快,显效快;②液体制剂既可口服也可外用;③液体制剂便于分取剂量;④便于服用,尤其是儿童和老年人;⑤液体制剂可减少某些药物的刺激性;⑥由于药物分散度大,易引起药物化学不稳定;⑦以水为溶剂时易霉变,常需加入防腐剂;⑧对于非均相液体制剂,由于分散度大,易出现物理不稳定;⑨由于液体制剂体积大,所以携带、运输和贮存都不方便。

液体制剂的质量要求:①有效成分的浓度应该准确、稳定,无刺激性;②溶液型的液体制剂应澄明,乳浊型和混悬型的应该分散度大并且均匀,经过振摇容易分散均匀;③经胃肠道给药的液体制剂的口感应适宜;④液体制剂应具有一定的防腐能力;⑤包装容器应适宜,方便携带和使用。

液体制剂的分类如下。

1)按分散系统分类:①均相液体制剂,药物以分子、离子均匀分散在液体介质中。又分为低分子溶液剂和高分子溶液剂。②非均相液体制剂,药物以分子聚集体分散在液体介质中。可分为胶体分散系和粗分散系。见表5-1。

表 5-1 分散系统的分类

类 型		分散相大小	特 征	举 例
分子分散系		<1 nm	均相,热力学稳定体系,形成真溶液	葡萄糖的水溶液
胶体分散系	高分子溶液	1~100 nm	均相,热力学稳定体系,形成真溶液	蛋白质等的水溶液
	溶胶		非均相,热力学不稳定体系	胶体硫等溶胶
粗分散系	乳剂	>100 nm	非均相,热力学不稳定体系,形成乳剂	鱼肝油乳剂等
	混悬剂	>500 nm	非均相,热力学不稳定体系,形成混悬剂	无味氯霉素混悬剂等

2)按给药途径分类:①内服的液体制剂;②外用的液体制剂,包括皮肤用的液体制剂、五官科用的

液体制剂和直肠、阴道、尿道用的液体制剂。

(二)液体制剂的溶剂和附加剂

1. 液体制剂常用的溶剂

(1)极性溶剂

1)水:最常用的溶剂,能与乙醇、甘油、丙二醇等溶剂以任意比例混合。水能溶解大多数的无机盐,并且能溶解生物碱盐、苷类、糖类、树胶、鞣质、蛋白质、酸类和色素等物质。但需注意水能使一些药物的稳定性变差,而且容易霉变。应使用蒸馏水或去离子水,以免影响成品质量。

2)甘油:能与水、乙醇、丙二醇以任意比例混合。甘油有很强的吸水性。浓度为30%以上的甘油有防腐作用,多用于外用制剂中。在口服液体制剂中含甘油12%(g/ml)以上时,不但使制剂有甜味,而且能防止鞣质析出。

3)二甲亚砜(dimethyl sulfoxide, DMSO):能与水、乙醇、甘油、丙二醇以任意比例混合,有较强的吸水性。溶解范围广,被称为"万能溶剂"。可促进药物的经皮吸收。

(2)半极性溶剂

1)乙醇:也是常用的溶剂,可与水、甘油、丙二醇等以任意比例混合。能溶解大部分的有机物质和植物中成分,如生物碱及其盐类、苷类、挥发油、树脂、鞣质及某些有机酸和色素等。浓度在20%以上即具有防腐作用。但本身具有药理作用,易挥发及易燃烧等。

2)丙二醇:本品为1,2-丙二醇,可与水、乙醇、甘油等以任意比例混合。可作为口服及肌肉注射的溶剂。可溶解许多有机药物,丙二醇与水的等量混合液能延缓某些药物的水解。丙二醇也有促进经皮渗透的作用。

3)聚乙二醇类(polyethylene glycol, PEG):低聚合度的聚乙二醇,如PEG 300~600,能与水、乙醇、甘油、丙二醇等任意比例混溶,能溶解许多水溶性无机盐和水不溶性有机药物。本品对易水解的药物具有一定的稳定作用。

(3)非极性溶剂

1)脂肪油:脂肪油系指麻油、豆油、花生油、橄榄油等植物油。能溶解油溶性药物如激素、挥发油、游离生物碱、樟脑等。脂肪油容易酸败,变质。

2)液体石蜡:能溶解生物碱、挥发油以及一些非极性药物。

3)油酸乙酯:属脂肪油的代用品。在空气中易氧化、变色,常加入抗氧剂。

4)肉豆蔻酸异丙酯:化学性质稳定,不酸败,不易氧化和水解。无过敏性,仅有极低的刺激性。常作外用制剂的溶剂。

2. 液体制剂的附加剂

(1)潜溶剂 某些药物在单一溶剂中溶解能力很差,当加入另一种溶剂后有较大的溶解度,这种现象称为潜溶。加入的溶剂称为潜溶剂。

(2)增溶剂 由于表面活性剂可以形成胶团,能增大难溶性药物的溶解度,这些表面活性剂称为增溶剂。常用的增溶剂为聚山梨酯类、聚氧乙烯脂肪酸酯类。

(3)助溶剂 对于一些难溶性的药物,当加入第二种物质时,能增加其在水中的溶解度的现象称为助溶。这种第二种物质称为助溶剂。

(4)防腐剂

防腐措施:①防止污染,真菌生长的最适宜的pH是4~6;细菌在近中性易于生长,适宜的pH为6~8;碱性范围对真菌、细菌都不利,pH 9以上几乎没有微生物生长。②添加防腐剂,优良的防腐剂应用量小、无毒、无刺激性;可溶解性、性质稳定,贮存时不发生变化,也不与制剂中成分发生反应;不影响药液pH和含量测定以及色香味;对大部分微生物有较强的防腐力。

常用的防腐剂:

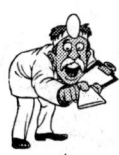

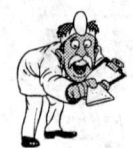

1)苯甲酸与苯甲酸钠,苯甲酸未解离的分子防腐作用强,在 pH 4 以下作用较好,一般使用浓度为 0.1%~0.3%。苯甲酸钠在酸性溶液中的防腐作用与苯甲酸相同,一般使用浓度为 0.1%~0.2%。

2)对羟基苯甲酸酯类(尼泊金类),是一类很有效的防腐剂,在酸性、中性溶液中均有效,在酸性溶液中作用较强,但在微碱性溶液中作用减弱。常用的有甲、乙、丙、丁四种酯,抗菌作用随烃基碳数增加而增强,溶解度则随烃基碳数增加而减小。几种酯合并使用有协同作用。通常以乙酯和丙酯或丁酯合用最多。浓度均为 0.01%~0.25%。聚山梨酯20、聚山梨酯60 等能增加对羟基苯甲酸酯类在水中溶解度,但不能增大其抑菌作用。本类防腐剂遇铁变色,易水解。

3)季铵盐类,如苯扎溴铵(新洁尔灭),对金属、橡胶、塑料无腐蚀作用,在酸性和碱性水溶液中均稳定,耐热压;此外,还有度米芬、苯扎氯铵(洁尔灭)、溴化十六烷基三甲铵(CTAB)等。

4)山梨酸及其盐,山梨酸对真菌、酵母菌的抑制力较好。常用浓度为 0.05%~0.2%。常与其他抗菌剂或乙醇联合使用产生协同作用。聚山梨酯类能降低其防腐力。山梨酸在酸性水溶液中效果较好,以 pH 4.5 最适宜。山梨酸钾需要在酸性条件下使用。

5)乙醇,含乙醇 20%(ml/ml)以上具有防腐作用。

6)其他,30% 以上的甘油溶液具有防腐作用;0.01%~0.05%的桉叶油、0.05%的薄荷油、0.01%的桂皮油可防腐;醋酸氯己啶(醋酸洗必泰)是一种广谱杀菌剂,常用浓度为 0.02%~0.05%。

(5)矫味剂

1)甜味剂:如蔗糖或单糖浆、芳香糖浆、甜菊苷、糖精钠、阿司帕坦(又称为蛋白糖)等。

2)芳香剂:常用的食用香精有香蕉香精、苹果香精、橘子香精、薄荷油、橙皮油等。

3)胶浆剂:胶浆剂可干扰味蕾的味觉而矫味。常用的有西黄芪胶浆、琼脂胶浆、纤维素胶浆、淀粉浆等。

4)泡腾剂:利用碳酸氢钠与有机酸反应生成的二氧化碳气体溶于水呈酸性可以麻痹味蕾而矫味。

(6)着色剂

1)天然色素:植物性的如苋菜汁、焦糖与叶绿素等;矿物性的如氧化铁。

2)合成色素:苋菜红、胭脂红、柠檬黄、胭脂蓝、日落黄。

此外,有时还加入稳定剂,如抗氧剂、金属离子络合剂等。

(三)药物的溶解度与溶解速率

1. 药物的溶解度

药物的溶解度(solubility)是指在一定温度下(气体在一定气压下),在一定量溶剂中溶解药物的最大量。《中国药典》将药物溶解度分为 7 个级别:极易溶解、易溶、溶解、略溶、微溶、极微溶解、几乎不溶和不溶。准确的溶解度,一般以一份溶质(1 g 或 1 ml)溶于若干 ml 溶剂中表示。

影响药物溶解度的因素:①药物的极性;②溶剂;③药物的晶型,无定型的溶解度和溶解速率较结晶型大;④粒子大小,对于难溶性药物,固体药物的溶解速率与其表面积成正比;⑤温度的影响,当溶解过程为吸热时,随温度升高溶解度增加,反之则减小;⑥加入第二种物质,对于电解质药物,当加入同离子时,使其溶解度降低;对于难溶性的药物,可通过加入潜溶剂、助溶剂、增溶剂等以增加其溶解度。

增加药物溶解度的方法:①制成盐类,可将难溶性的弱酸弱碱制成盐以增加其溶解度。酸一般用盐酸、硫酸、硝酸、磷酸、氢溴酸、枸橼酸、醋酸等。碱一般用氢氧化钠、碳酸钠、氢氧化铵、碳酸氢钠等。②使用潜溶剂。③加入助溶剂,常用的助溶剂有两类:一类是有机酸及其钠盐,如苯甲酸钠、水杨酸钠、对氨基苯甲酸钠等;另一类是酰胺化合物,如乌拉坦、尿素、烟酰胺、乙酰胺等。④加入增溶剂。

2. 药物的溶出速率

药物的溶出(解)速率是指在某一溶剂中单位时间内溶解药物的量。溶出(解)速率的大小影响药物的吸收与疗效。

固体在液体中的溶出速率可用 Noyes-Whitney 方程表示:

$$\frac{dC}{dt} = KS(C_s - C) \tag{5-1}$$

式中,dC/dt 为溶出速率(单位时间溶解药物的量);S 为固体的表面积;C_s 为溶质在溶出介质中的溶解度;C 为 t 时间溶液中溶质的浓度;K 为溶出速率常数。

$$K = \frac{D}{Vh} \tag{5-2}$$

式中,D 为溶质在溶出介质中的扩散系数;V 为溶出介质的体积;h 为扩散层的厚度。

当 $C_s \gg C$(即 C 不超过 $10\% C_s$)时,即符合漏槽条件,则(5-1)式可简化为:

$$\frac{dC}{dt} = KSC_s \tag{5-3}$$

影响溶出速率的因素有:①固体的表面积;②温度;③溶出介质的体积;④扩散系数;⑤扩散层的厚度。

(四)流变学基础

流变学(rheology)主要是研究物质的变形和流动的一门科学。

在流速不太快时可以将流动着的液体视为互相平行移动的液层,由于各层的速度不同,形成速度梯度 du/dy,也称为剪切速度。由于存在速度梯度,流动较慢的液层会阻滞流动较快液层的运动,产生流动阻力。为了使液层能维持一定的速度梯度运动,必须对它外加一个与阻力相等的反向力,单位液层面积(A)上所需施加的这种力称为剪切应力,简称切应力,以 S 表示。速度梯度以 D 表示。剪切应力与剪切速度是表征体系流变性质的两个基本参数。

1. 流变性质

(1)牛顿流动 纯液体和多数低分子溶液在层流条件下的剪切应力与剪切速度成正比,即牛顿黏度定律(Newtonian equation)。遵循该法则的液体为牛顿流体

$$S = \frac{F}{A} = \eta D \quad \text{或} \quad D = \frac{1}{\eta} S \tag{5-4}$$

式中,η 为黏度或黏度系数,是表示流体黏性的物理常数。黏度单位用泊(Poise)表示,$1P = 0.1N \cdot S \cdot m^{-2}$,SI 单位中黏度用 $Pa \cdot S$ 或 $kg/(m \cdot s)$ 表示。黏度系数用密度 ρ 除得的值 $\nu(=\eta/\rho)$ 为动力黏度,动力黏度的 SI 单位为 $m^2 \cdot s^{-1}$。

根据公式得知牛顿液体的剪切速度 D 与剪切应力 S 之间呈直线关系,且直线经过原点。

(2)非牛顿流动 大多数液体不符合牛顿定律,这种物质称为非牛顿流体,这种物质的流动现象称为非牛顿流动。

1)塑性流动:当剪切应力小于屈服值,流体在剪切应力作用下不发生流动,表现为弹性变形。当剪切应力增加至屈服值时,流体开始流动,剪切速度 D 和剪切应力 S 呈直线关系。流体的这种性质称为塑性。表现为塑性流动的剂型有较高浓度的乳剂、混悬剂、单糖浆、涂剂等。

2)假塑性流动:随 S 值增大黏度下降的流动称为假塑性流动。如甲基纤维素、海藻酸钠等链状高分子的 1% 水溶液表现为假塑性流动。

3)胀性流动:随着剪切应力的增大黏性随之增大的流动称为胀性流动。

(3)触变流动 对有些制剂,如普鲁卡因、青霉素注射液或某种软膏剂进行搅拌时,黏度下降,流体易于流动;但放置一段时间后,又恢复原来的黏性。这种随着剪切应力下降黏度增大,即在等温条件下除去剪切应力后缓慢地恢复到原来状态的现象称为触变性(thixotropy)。广义上讲,假塑性流动也可以归到触变性流动的范畴内。

(4)黏弹性 高分子体系,具有黏性和弹性的双重特性,这种性质称为黏弹性。

2. 流变学在药剂学中的应用

(1)流变学在混悬剂中的应用 混悬剂中粒子沉降时的黏性及经过振荡从容器中倒出时流变性

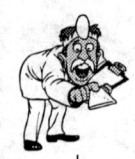

质会发生变化。触变性物质在静置状态下可以形成凝胶,经振摇后转变为液状。

(2)流变学在乳剂中的应用　除了被稀释成很稀的溶液外,大部分乳剂主要表现为非牛顿流动。分散相体积比相对较低时(0.05以下),系统表现为牛顿流动,随着体积比增加系统表现为假塑性流动,体积比高的时候,转变为塑性流动。体积比接近0.74时产生相的转移,黏度显著增大。平均粒子径减小,黏度增大;平均粒径相同时,粒度分布宽的系统比粒度分布狭的系统黏度低。影响乳剂流动性的因素中,连续相的黏度为主要的因素。乳化剂会影响粒子的絮凝作用和粒子间的引力,改变其流动性。膜的物理学特性和电学性质也是影响乳剂黏性的重要因素之一。

(3)流变学在半固体制剂中的应用　在制备软膏剂时,必须控制好非牛顿流体材料的浓度(稠度)。

(五)低分子溶液剂

低分子溶液剂是指小分子药物以分子或离子状态分散于溶剂中形成的均相液体制剂,可供内服或外用。

1. 溶液剂

溶液剂(solutions)系指药物完全溶解于溶剂中形成的澄清液体制剂。溶剂多为水,但也可用其他溶剂,如硝酸甘油溶液用醇作溶剂等。

溶液剂的制备方法有3种:溶解法、稀释法和化学反应法。

溶液剂制备时应注意药物的溶解度、溶解速率、稳定性,必要时可考虑加入附加剂。

2. 芳香水剂

芳香水剂(aromatic waters)系指芳香挥发性药物的饱和或近饱和的澄明水溶液。若用水和乙醇的混合液作溶剂制成的含有大量挥发油的溶液,则称为浓芳香水剂。

芳香水剂除要求澄明外,还应具有与原药材相同的气味,不得有异嗅、沉淀等。芳香水剂一般多用于矫味、矫臭或作为分散剂使用。由于挥发油在水中溶解度很小(约0.05%),所以芳香水剂的浓度较低。

芳香水剂中挥发性药物易分解或变质而失去原味,且可生成黏稠物而出现沉淀等,所以不宜大量配制和久贮。芳香水剂制备方法有溶解法、蒸馏法和稀释法。

3. 糖浆剂

糖浆剂(syrups)系指含药物、药材提取物或芳香物质的口服浓蔗糖水溶液。含糖量一般为65%以上。

蔗糖的近饱和水溶液为单糖浆,其浓度为85%(g/ml)或64.7%(g/g),不含有任何药物,用作制备含药糖浆的原料以及矫味剂、助悬剂。含药糖浆为含有药物或药材提取物的浓蔗糖水溶液,具有一定治疗作用。芳香糖浆为含有芳香性物质或果汁的浓蔗糖水溶液,主要作为液体制剂的矫味剂。

在有酸存在时加热后易水解成转化糖(葡萄糖与果糖),转化糖具有还原性,可延缓某些易氧化药物的氧化,但转化糖过多对糖浆稳定性有一定影响。另外,蔗糖是营养物质,易污染微生物使糖浆酸败、混浊,药物变质;糖浓度高,渗透压大,微生物生长繁殖受到抑制,但浓度高的糖浆可因温度降低而析出蔗糖结晶。因此,需加适当防腐剂。

糖浆剂的制备方法有溶解法和混合法。溶解法又分为热溶法和冷溶法。

(1)热溶法　本法适用于单糖浆或含不挥发性成分及受热稳定的药物的糖浆剂的制备。此法的优点是:蔗糖原料中含有的少量蛋白质可加热凝固后滤除,同时,加热可杀灭微生物。但加热时间不可过长,否则,转化糖增加而影响质量。

(2)冷溶法　本法适用于单糖浆和不适于加热的糖浆剂如含挥发性药物的糖浆剂的制备。本法的优点是成品色泽浅,含转化糖少。缺点是蔗糖溶解费时,必须严格控制环境无菌度。

(3)混合法　将浸出制剂的浓缩液、药物或药物的液体制剂与单糖浆直接混合均匀而制得。

制备糖浆剂应注意:①药物的加入方法,水溶性固体药物可先用少量水溶解后再与单糖浆混匀;水中溶解度小时,可加少量其他溶剂使之溶解后再与单糖浆混匀;药物为含乙醇的液体制剂时,为避免与单糖浆混合时出现混浊,可加入甘油;药物为水浸出制剂时,需先纯化后再与单糖浆混匀。②原料应选用药用蔗糖,操作应在避菌环境下进行,加热温度应严格控制。③糖浆剂应在30℃以下密闭贮存。

4. 醑剂

醑剂(spirits)系指挥发性药物的浓乙醇溶液,可供外用或内服。用于制备芳香水剂的药物一般都可制成醑剂。醑剂中药物的浓度为5%~10%,乙醇浓度一般为60%~90%。

醑剂中的挥发油容易氧化、酯化或聚合,因此应贮存于密闭容器中,且不易久贮。醑剂的制备方法有溶解法和蒸馏法。

5. 涂剂

涂剂(paints)系指蘸取后涂搽皮肤或口腔、喉部黏膜的液体制剂。一般以醇或(及)有机溶剂作为溶剂,药物大多数为消毒、消炎药。

6. 甘油剂

甘油剂(glycerins)系指药物溶解于甘油中制成的专供外用的液体制剂。由于甘油吸湿性强,因此甘油剂应密闭保存。

7. 酊剂

酊剂(tincture)系指药物用规定浓度的乙醇溶解或浸出而制成的澄清液体制剂,也可用流浸膏稀释制成,可供内服或外用。除另有规定外,含毒剧药酊剂的浓度为每100 ml相当于原药物10 g,其他药物酊剂的浓度为100 ml相当于原药物20 g。

酊剂的制备方法有:

(1)溶解法 将药物直接溶解于规定浓度的乙醇中制得。

(2)渗漉法 按《中国药典》方法,将适当粉碎的药材用适量溶剂渗漉,至流出液达到规定量后,静置,过滤,即得。

酊剂制备时应根据药材中有效成分的溶解性能选择适宜浓度的乙醇,使酊剂中杂质含量少,一般酊剂中乙醇浓度最低为30%(ml/ml)。

(六)高分子溶液剂

高分子溶液剂系指高分子化合物以分子形式分散在溶剂中所制成的均相液体制剂。高分子溶液剂属于热力学稳定体系。

高分子溶液的性质:

1)荷电性,有些高分子结构中具有可解离的基团,解离后有些带正电,有些带负电。有些高分子随溶液pH值不同可带正电或负电;等电点时不带电,高分子溶液的黏度、渗透压、溶解度、导电性等都最小。

2)胶凝性,一些亲水性高分子溶液,当温度改变时会形成不流动的半固体状物,称为凝胶。形成凝胶的过程称为胶凝。

3)聚结特性,若破坏高分子溶液的水化膜,则会发生聚集而引起沉淀。破坏水化膜的方法之一是加入脱水剂乙醇、丙酮等。另一种破坏水化膜的方法是加入大量电解质。电解质有强烈的水化作用,将争夺高分子质点水化膜的水分而使其沉淀,这一过程称为盐析。起盐析作用的主要是电解质中的阴离子。不同阴离子盐析能力不同,其次序称为感离子序。一般是:

枸橼酸根>酒石酸根>SO_4^{2-}>Ac^->Cl^->NO_3^->Br^->I^-。

另外,高分子溶液在放置过程中也会自发地聚集而沉淀,称为陈化现象。

4)渗透压,高分子溶液与低分子溶液、疏水胶体溶液一样,具有渗透压。

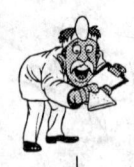

高分子溶液的制备:高分子溶液制备时,首先要经过溶胀过程。溶胀是指水分子钻到高分子化合物分子间的空隙中,与极性基团发生水化作用使体积胀大,这个过程称为有限溶胀。由于高分子化合物的分子间隙有水分子进入,使溶胀过程继续进行,最后使其完全分散在水中形成高分子溶液,此过程称为无限溶胀。

(七)溶胶剂

溶胶剂又称疏水性胶体溶液。系指药物多分子聚集体(1~100 nm)为分散相分散在液体中所形成的非均相液体制剂,属于热力学不稳定体系。

(1)溶胶的结构和性质

1)溶胶的双电层结构:当溶胶中分散相固体质点(胶核)处于水中时,可发生解离而带电,也可吸附溶液中某种离子而带电,带电的微粒表面吸引反离子,带电的离子与这部分反离子构成吸附层。胶核与吸附层形成胶粒。另一部分反离子扩散到溶液中,形成扩散层。扩散层与吸附层带相反电荷。这种由吸附层和扩散层构成的带相反电荷的带电层称为双电层,又称为扩散双电层。双电层间的电位差称为ζ-电位,又称为电动电位。ζ-电位高,一方面由于同性电荷的相斥作用,胶粒间不宜聚集,溶胶稳定。另一方面,进入吸附层的反离子少,扩散层中的反离子多,扩散层厚,水化膜厚,水化膜的存在可阻止胶粒合并,进一步增加胶粒的稳定性。当ζ-电位降低至25 mV以下时,溶胶产生聚结不稳定。

2)溶胶的性质:①动力学性质:溶胶胶粒在水中呈现布朗运动,溶胶剂属动力学稳定体系。②光学性质:溶胶剂有丁铎尔现象,这种特性有助于鉴别分散体系是否属溶胶。③电学性质:溶胶有双电层结构,可带正电或负电,在电场作用下产生移动,即电泳现象。④稳定性:溶胶剂由于胶粒质点的布朗运动,使之具有动力学稳定性,但属于热力学不稳定。胶粒的荷电及水化膜使之稳定。荷电是其稳定的主要因素,水化膜对其稳定处于次要地位。溶胶剂的稳定性可由于加入一定量的电解质而遭到破坏。此外,带相反电荷的溶胶互相混合,也会发生沉淀。

(2)溶胶剂的制备

1)分散法:①机械分散法:常用胶体磨。②超声分散法:是用超声波所产生的能量将粗分散相粒子分散为溶胶粒子。③胶溶法:是在刚刚形成的细小(胶体范围)沉淀中加入电解质,使沉淀粒子吸附电荷后重新分散的方法。

2)凝聚法:通过改变物理条件或发生化学反应,使以分子或离子状态分散的物质结合成溶胶粒子的方法。①物理凝聚法:常用的有改变溶剂法。②化学凝聚法:借助于氧化、还原、水解、复分解等化学反应来制备溶胶的方法。

凝聚法制备溶胶时,关键是控制胶粒的大小。

(八)混悬剂

1. 概述

混悬剂(suspensions)系指难溶性的固体药物以微粒状态分散在液体分散介质中所形成的非均相液体制剂,可供口服或外用。其中也包括口服干混悬剂,即由难溶性的固体药物与适宜的辅料制成的,临用时加水振摇后分散形成口服混悬液。混悬剂中分散相的粒径一般为 0.5~10 μm,也可小至 0.1 μm 或大至 50 μm,甚至更大。

制备混悬剂的条件:①难溶性药物需制成液体制剂应用;②药物剂量超过溶解度而不能制成溶液剂;③两种溶液混合时药物的溶解度降低析出难溶性物质;④使药物产生缓释作用。但是为了安全起见,毒剧药或剂量小的药物,不应制成混悬剂。

混悬剂的质量要求:除应符合一般液体制剂的要求外,混悬剂的药物粒子应均匀,大小应符合用药目的及要求;混悬剂的微粒应不易沉降;即使沉降,也不应结成饼块,且轻摇后应迅速分散均匀;混悬剂应有一定的黏度要求。

2. 混悬剂的稳定性

混悬剂既属于热力学不稳定体系又属于动力学不稳定体系。

(1)混悬微粒的沉降 混悬剂在放置过程中,由于微粒与分散介质间存在密度差,以及微粒受到重力的作用,会发生沉降。若微粒为球体,相互间没有静电干扰,且不受其他因素(如器壁)影响时,微粒沉降速度符合Stoke's定律:

$$V = \frac{2r^2(\rho_1 - \rho_2)g}{9\eta} \tag{5-5}$$

式中V为微粒沉降速度;r为微粒半径;ρ_1、ρ_2分别为微粒和分散介质的密度;η为分散介质的黏度;g为重力加速度。

从Stoke's定律可见,为了减小V,可采取以下措施:①减少微粒半径;②增加介质黏度;③调节介质密度以降低$(\rho_1 - \rho_2)$值。

(2)絮凝作用和反絮凝作用 在混悬剂中加入适量电解质,使ζ-电位降低到一定程度,微粒间产生聚集形成疏松絮状聚集体,使混悬剂稳定。这种混悬的微粒形成絮状聚集体的过程称为絮凝(flocculation),加入的电解质称为絮凝剂。一般将ζ-电位控制在20～25 mV为宜。在发生絮凝状态的混悬剂中加入电解质,使絮凝状态转变为非絮凝状态的过程称为反絮凝,加入的电解质称为反絮凝剂。絮凝剂与反絮凝剂可以是同一种电解质。

(3)微粒的荷电与水化 混悬剂中的微粒可由于本身离解或吸附溶液中的离子而带电,形成双电层,产生ζ-电位。同时,带电微粒使水分子在其周围定向排列形成水化膜。微粒的荷电与水化膜均能阻碍微粒合并,增加混悬剂的稳定性。若在混悬剂中加入表面活性剂、电解质、防腐剂、矫味剂等,会影响微粒荷电及水化膜,从而影响混悬剂的稳定性。

(4)结晶的生长与晶型转变 混悬剂中药物的微粒大小存在着差异,使其沉降速度不同,影响混悬剂的稳定性。

混悬剂中若有多晶型药物,会发生转型,破坏混悬剂的稳定性。

(5)分散相的浓度与温度 分散介质相同时,分散相的浓度增加混悬剂的稳定性将降低。此外,温度变化会改变药物的溶解度、微粒的沉降速度、絮凝速度及沉降容积,由此改变混悬剂的稳定性。冷冻将破坏助悬剂的网状结构,使稳定性降低。

3. 混悬剂的稳定剂

(1)润湿剂 润湿剂可使疏水性药物微粒容易被润湿与分散。常用的润湿剂多数是表面活性剂。

(2)助悬剂 助悬剂主要通过增加混悬剂中分散介质的黏度,降低微粒的沉降速度而发挥稳定作用。此外,它还能通过增加微粒的亲水性,或使混悬剂具有触变性,增加混悬剂的稳定性。

常用的助悬剂有:①低分子助悬剂,如甘油、糖浆等。②高分子助悬剂,天然的高分子助悬剂有阿拉伯胶、西黄蓍胶、琼脂、海藻酸钠、淀粉浆等;合成的高分子助悬剂常用的有纤维素衍生物、聚维酮(PVP)、卡波姆等。③硅藻土,分散于水中带负电荷,可吸收大量的水形成高黏度液体,防止粒子合并;有润湿性、可塑性和触变性。④触变胶,触变胶可使混悬剂中的微粒稳定地分散于介质中而不易聚集沉降。

(3)絮凝剂与反絮凝剂 絮凝剂可使ζ-电位降到一定程度,使微粒形成疏松的絮状聚集体,经振摇可恢复为均匀分散的混悬剂。反絮凝剂则使ζ-电位升高,阻碍了微粒间的聚集。同一电解质因用量不同,可起絮凝作用或反絮凝作用,如枸橼酸盐、枸橼酸氢盐、酒石酸盐、酒石酸氢盐、磷酸盐及氯化物等,既可作絮凝剂也可作反絮凝剂。

4. 混悬剂的制备

(1)分散法 对于亲水性药物,可先干研磨到一定程度,再加处方中的液体进行加液研磨至适宜的分散度,然后加入其余液体至全量。对于一些质重的药物可采用"水飞法",即加水研磨后,加入大

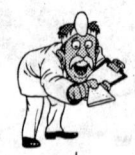

量水搅拌,静置,倾出上层液,残留在容器底部的粗粒再加水研磨,如此反复直到达到所需粒度。对于疏水性药物,应先将药物加润湿剂研磨,再加其他液体研磨,最后加入分散介质稀释、混匀。

(2)凝聚法

1)物理凝聚法:将药物制成热饱和溶液,在急速搅拌下加到另一种不同性质的冷溶剂中,使之快速结晶,可得微粒沉淀物,再将微粒混悬于分散介质中即得到混悬剂。

2)化学凝聚法:使两种化合物发生化学反应生成不溶性的药物微粒,再悬浮于液体中制成混悬剂。

5. 混悬剂的质量评价

(1)微粒大小的测定　混悬剂中微粒大小的测定可用显微镜法、库尔特计数法、沉降法等。

(2)沉降体积比的测定　测定沉降体积比可以评价混悬剂的沉降稳定性及所使用的稳定剂的效果。沉降体积比是指沉降后沉降物的体积与沉降前混悬剂的体积之比。

$$F = \frac{V}{V_0} \times 100\% = \frac{H}{H_0} \times 100\% \tag{5-6}$$

F 在 $0 \sim 1$,F 值越大,则混悬剂越稳定。

(3)絮凝度的测定　絮凝度是比较混悬剂絮凝程度的重要参数,絮凝度 β 为

$$\beta = \frac{F}{F_\infty} \tag{5-7}$$

式中 F 及 F_∞ 分别为絮凝混悬剂与无絮凝混悬剂的沉降体积比。β 越大,絮凝效果越好,混悬剂越稳定。

(4)重新分散试验　对于优良的混悬剂,在贮存后经过振摇,沉降物应该能很快地均匀分散,以确保用药剂量的准确。重新分散试验是将混悬剂置于 100 ml 量筒内,放置沉降,然后在 20 转/分转速下,经一定时间旋转,量筒底部的沉降物应重新分散。

(5)ζ-电位测定　混悬剂的微粒有双电层,会产生 ζ-电位。测定 ζ-电位可知道混悬剂所处的状态,ζ-电位小于 25 mV 时混悬剂处于絮凝状态,ζ-电位为 $50 \sim 60$ mV 时,混悬剂处于反絮凝状态。

(6)流变学测定　主要是测定黏度,评价流变学性质。若为触变流动、塑性触变流动、假塑性流动,可使微粒的沉降速度变慢。

(九)乳剂

1. 概述

乳剂(emulsion)系指两种互不相溶的液体混合,经乳化后其中一相液体以液滴的形式分散在另一相液体中形成的非均相液体制剂。乳剂可供内服,也可外用及注射。乳剂属于热力学和动力学不稳定体系。乳剂中一相液体往往是水或水性溶液,称为水相(W);另一相是与水不相溶的有机液体,称为油相(O)。一般分散相液滴直径在 $0.1 \sim 100$ μm。粒径在 $0.1 \sim 0.5$ μm 的称为亚微乳,粒径在 $0.01 \sim 0.1$ μm 的称为微乳(microemulsion)、纳米乳(nanoemulsion)或胶束乳(micellar emulsion)。

乳剂中除了水相、油相外,还必须加入乳化剂。乳剂有不同类型,油为分散相,水为分散介质的称为水包油(O/W)型乳剂;若水为分散相,油为分散介质称为油包水(W/O)型乳剂。乳剂的类型主要取决于乳化剂的种类、性质及两相的相体积比(Φ)。此外,还有复乳,包括 W/O/W 型和 O/W/O 型。乳剂类型的鉴别见表 5-2。

表 5-2　区别乳剂类型的方法

	O/W 型乳剂	W/O 型乳剂
外观	乳白色	接近油的颜色
稀释	外相可被水稀释	外相可被油稀释
导电性	导电	几乎不导电

	O/W 型乳剂	W/O 型乳剂
染色效果　油性染料	内相被染色	外相被染色
水性染料	外相被染色	内相被染色

乳剂的特点：液滴分散度大，口服后药物比较容易吸收，生物利用度高。可以掩盖药物的不良臭味或味道。外用改善药物对皮肤、黏膜的渗透性及刺激性。易于分剂量。静脉乳具有靶向性。

2. 乳剂形成的原理

(1) 降低界面张力　两种互不相溶的液体混合，由于油－水两相间存在界面张力，当一相以液滴形式分散于另一相中时界面增大，表面自由能也增大，已分散的液滴会重新聚集合并。当加入能降低界面张力的物质(乳化剂)时，可以阻碍界面的缩小，有利于乳剂稳定。乳化剂能够降低油－水界面张力，使乳剂易于形成并且稳定。

(2) 形成牢固的乳化膜　乳化剂被吸附于液滴周围，有规律地排列在液滴的表面形成乳化膜。乳化膜可阻碍液滴合并，乳化膜越牢固，乳剂越稳定。

乳化剂种类不同，可以在 O/W 型乳剂中形成以下 4 种类型的乳化膜。

1) 单分子乳化膜：乳化剂吸附于两相界面定向排列形成单分子乳化膜。

2) 多分子乳化膜：亲水性高分子化合物作乳化剂时，可被吸附在油滴周围形成多分子膜。

3) 固体粒子乳化膜：当固体粉末足够细，不会因重力而沉降，且对油、水两相都有一定润湿性时，该粉末能起到乳化剂的作用。

4) 复合凝聚膜：由两种或两种以上的不同物质组成界面乳化膜。其中一种物质为不溶性物质，形成单分子膜，另一种物质为水溶性物质。可形成不溶性单分子膜的物质有胆固醇、鲸蜡醇等；水溶性物质有十六烷基硫酸钠、硬脂酸钠等。

3. 乳化剂

(1) 乳化剂的基本要求　乳化剂应具有较强的乳化能力，能形成牢固的乳化膜；有一定的生理适应能力，对机体不产生毒副作用；化学性质稳定；不易受其他因素的影响。

(2) 乳化剂的种类

1) 天然乳化剂：亲水性较强，能形成 O/W 型乳剂。有较大的黏度，有利于增加乳剂的稳定性。但容易霉败，使用时还应注意防腐。

①阿拉伯胶：含阿拉伯胶的乳剂在 pH4～10 均较稳定。阿拉伯胶使用前应于 80℃加热。常与西黄芪胶、果胶、琼脂等合用。②西黄芪胶：水溶液的黏度较高，乳化能力较差，常与阿拉伯胶合用增加乳剂黏度。③磷脂：有卵磷脂和豆磷脂。乳化能力较强，可形成 O/W 型乳剂。一般用量为 1%～3%，可供内服、外用或注射用。④明胶：可形成 O/W 型乳剂，用量为油的 1%～2%。易腐败，需加防腐剂。使用时应注意体系 pH 值变化及其他乳化剂电荷的影响。⑤其他：白及胶、杏胶等均可作乳化剂，但很少单独使用。

2) 表面活性剂类乳化剂：该类乳化剂分为离子型和非离子型两类，乳化能力强，稳定性好，易形成单分子膜，常混合使用。

3) 固体粉末：一些不溶性的固体粉末可被油水两相润湿，聚集在两相界面形成膜，阻止分散相液滴合并，可作为乳化剂。通常接触角小、容易被水润湿的固体粉末可作 O/W 型乳剂的乳化剂，如氢氧化镁、氢氧化铝、二氧化硅、硅藻土、白陶土等；而接触角大、容易被油润湿的固体粉末可作 W/O 型乳剂的乳化剂，如氢氧化钙、氢氧化锌、硬脂酸镁等。

4) 助乳化剂：与乳化剂合用能增加乳剂稳定性的乳化剂，称为助乳化剂。助乳化剂乳化能力弱或没有乳化能力，它具有提高乳剂黏度和增强乳化膜强度的作用。

(3) 乳化剂的选择　乳化剂的选择应依据药物性质、乳剂类型、乳剂处方组成、制备方法、应用途

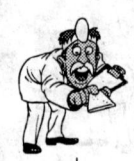

径等方面考虑。

1)根据乳剂类型选择:制备 O/W 型乳剂应选用 O/W 型乳化剂,制备 W/O 型乳剂应选用 W/O 型乳化剂。可依据 HLB 值进行选择。乳化剂 HLB 值在 3~8,可以形成 W/O 型乳剂,在 8~16 形成 O/W 型乳剂。

2)根据乳剂给药途径选择:口服的乳剂应选择无毒的天然乳化剂或毒性小的非离子表面活性剂。外用的乳剂应选用对局部无刺激、长期应用无毒性的乳化剂,不宜选用高分子溶液作为乳化剂。注射用乳剂应选用磷脂、泊洛沙姆等。

3)根据乳化剂性能选择:应选择乳化能力强、性质稳定、不易受外界因素影响、无毒性和刺激性的乳化剂。

4)混合乳化剂的选择:常选择两种乳化剂混合使用。必须注意阴、阳离子型乳化剂不能混合使用。

4．乳剂的不稳定性

(1)分层　乳剂在放置过程中出现分散相上浮或下沉的现象称为分层或乳析。乳剂的分层一般是可逆的。分层的主要原因是分散相与连续相密度不同。

减小分散相与分散介质的密度差、减小粒径、增加分散介质黏度都可以降低乳剂分层速度。此外,乳剂分层速度还与分散相的相体积有关。

(2)絮凝　当 ζ-电位发生变化时,乳剂中出现乳滴聚集,但各乳滴仍为完整个体而不出现合并现象时,称为絮凝。絮凝时乳滴的聚集和分散是可逆的,但只要发生絮凝,乳剂的稳定性已降低,是乳剂破裂的前奏。

(3)转相　乳剂的类型发生转变的现象称为转相。只有当类型相反的乳化剂用量适当时转相才能发生,转相过程中存在一个转相临界点。此外,乳剂转相速度还与相体积有关。

(4)合并与破裂　乳剂中分散相液滴的乳化膜破坏导致液滴变大的过程称为合并。合并进一步发展使乳剂成为油、水两相的现象称为破裂。乳剂破裂后,经过振摇不能恢复到原来的状态。乳剂的液滴越小越稳定。乳滴的大小不均一易使乳滴聚集而合并,因此制备乳剂时应尽可能使乳滴大小均匀。另外,增加连续相的黏度也可降低乳滴合并的速度。在各种影响乳剂稳定性的因素中,乳化剂的理化性质是最重要的因素。

(5)酸败　乳剂受外界因素(光、热、空气等)及微生物的影响,使其中的油或乳化剂发生变质的现象称为酸败。可以通过加入抗氧剂、防腐剂及采用适宜的包装和贮存条件等方法加以解决。

5．乳剂的制备

(1)常用制备方法

1)油中乳化法:又称干胶法,即将水相加到含乳化剂的油相中。制备时先将乳化剂与油置于干燥研钵中研匀,一次性加入比例量的水,迅速沿一个方向用力研磨制成稠厚初乳,再逐渐加水稀释至全量,即得。制备初乳时油、水、胶植物油比例为 4:2:1,挥发油比例为 2:2:1,液状石蜡比例为 3:2:1。所用乳化剂为阿拉伯胶或西黄芪胶与阿拉伯胶的混合物。

2)水中乳化法:又称湿胶法,即将油相加到含乳化剂的水相中。制备时先将乳化剂溶于水相中,再将油相加入水相中,用力研磨制成初乳,再加水稀释至全量混匀即得。该法制备乳剂时油、水、胶比例与油中乳化法相同。

3)两相交替加入法:在搅拌下,将油相、水相每次少量交替加到乳化剂中即可制成乳剂。

(2)乳化器械　小量制备多采用研钵。大量制备采用机械,可得乳滴细小而均匀的乳剂。

1)搅拌乳化装置:分为高速搅拌乳化装置和低速搅拌乳化装置。组织捣碎机属于高速搅拌装置。

2)乳匀机:将两相液体在高压下,高速通过匀化阀的细孔形成乳剂。一般制备时先用其他方法进行初步乳化,再用乳匀机乳化。

3)胶体磨:利用高速旋转的转子和定子之间产生的高速剪切力使液体乳化。质量要求不高的乳剂可用此机械。

4)超声波乳化装置:利用高频振动制备乳剂。制成的乳剂细且均匀。本法不适于制备黏度大的乳剂。

(3)乳剂中药物的加入方法　药物溶于内相时,可先将其溶于内相再制成乳剂;药物溶于外相时,可先将其溶于外相再制成乳剂;药物在内、外相中均不溶解时,可先将药物与亲和力大的液体研磨,再制成乳剂。

(4)乳剂制备的影响因素
1)乳化剂;
2)相体积分数:相体积分数低于20%时,乳剂不稳定;相体积分数接近50%时,乳剂较稳定。通常乳剂的相体积分数为20%～50%。
3)温度:一般最适宜的乳化温度为70℃左右。
4)时间:在开始时,乳化促使乳滴形成,但继续乳化则使乳滴碰撞机会增加,应避免乳化时间过长。
乳剂中的其他成分、乳剂制备方法、乳剂制备器械等都会影响乳剂的制备及稳定性。

6. 复合型乳剂

复合型乳剂(简称复乳)系指以O/W或W/O的简单乳剂(称为一级乳)为分散相,进一步分散在油或水的连续相中形成的乳剂(称为二级乳),用O/W/O或W/O/W型表示。

复乳在体内具有淋巴系统定向性,可选择性分布于肝、肾、脾等脏器组织中,可作为癌症化学治疗药物的载体;还可以避免药物在胃肠道中失活,增加药物稳定性、提高药效等。

(1)复乳的制备　复乳通常采用二步乳化法制备:第一步先将水相、油相、乳化剂制成一级乳,然后再将一级乳作为分散相,加入乳化剂、水相(或油相)经乳化制得二级乳。

(2)复乳稳定性的影响因素
1)内水相液滴的大小:通常内水相液滴小,形成的一级乳乳滴较小,复乳较稳定。
2)内、外水相之间的渗透性:W/O/W型复乳中油相成为分隔内、外水相的油膜。内、外水相间存在渗透压,水分子可以透过油膜,因此,油相渗透性将影响复乳的稳定性。
3)油膜的性质与厚度:油膜的性质是决定复乳稳定性的主要因素之一。
4)内、外水相中加入高分子稳定剂:在内、外水相中加入高分子稳定剂可提高复乳的稳定性。

7. 乳剂的质量评定

(1)乳滴粒径大小的测定　可用显微镜、库尔特计数器、激光散射光谱法等测定乳剂中乳滴粒径大小。

(2)测定乳滴合并的速度　乳滴的合并速度符合一级动力学规律:

$$\lg N = \lg N_0 - kt/2.303$$

式中 N_0 是 $t=0$ 时乳滴数, N 为 t 时的乳滴数, k 是乳滴合并速度常数。通过计算乳滴合并速度常数 k 可评价乳剂的稳定性。

(3)分层的观察　采用离心法,以4 000 r/min速度离心15 min,如果不分层则认为乳剂质量较好。半径为10 mm的离心管以3750 r/min速度离心5 h,相当于一年自然分层的效果。

(4)稳定常数的测定　乳剂离心前后光密度变化的百分率称为稳定常数(K_e)。

$$K_e = (A_0 - A)/A \times 100\%$$

式中 A_0 为离心前乳剂稀释液的吸光度; A 为离心后乳剂稀释液的吸光度。稳定常数 K_e 越小乳剂越稳定。该法可用于定量研究乳剂稳定性。

(十)不同给药途径用液体制剂

(1)合剂(mixtures)　系指以水为分散介质,含一种或一种以上药物的内服液体制剂。合剂可以是溶液型、胶体型、混悬型和乳剂型的液体制剂。由于分散介质常用水,需加入防腐剂。

(2)洗剂(lotions)　系指一种或多种药物制成的供涂敷于皮肤的外用液体制剂。其分散介质多为水和乙醇。洗剂具有清洁、消毒、消炎、止痒、收敛及保护等局部作用。洗剂分为溶液型、乳剂型、混悬型,以混悬型的洗剂为多。

(3)搽剂(liniments)　指将药物制成专供揉搽皮肤表面用的液体制剂。通常起镇痛、抗刺激作用的搽剂用乙醇作为分散介质,起保护作用的搽剂用油、液体石蜡作分散介质。搽剂包括溶液型、乳剂型、混悬型。搽剂不可用于有破损的皮肤。

(4)滴鼻剂(nasal drops)　系指将药物制成的专供滴入鼻腔内使用的液体制剂。滴鼻剂主要供局部起作用,也可通过鼻黏膜吸收起全身作用。通常以水、丙二醇、液体石蜡、植物油为溶剂。滴鼻剂一般为溶液型,也可用乳剂型或混悬型。为了促进药物吸收、防止黏膜水肿,需要调节渗透压、pH值和黏度。

(5)滴耳剂(ear drops)　系指将药物制成的专供滴入耳腔内的液体制剂。通常用水、乙醇和甘油为溶剂,也可使用丙二醇、聚乙二醇等。滴耳剂主要作为消毒、止痒、收敛、消炎及润滑应用。对于外耳道使用的制剂最好呈弱酸性。

(6)含漱剂(gargles)　系指清洗咽喉、口腔用的液体制剂。通常以水为溶剂,也可含有少量乙醇或甘油。含漱剂主要用于口腔的清洗、去嗅、杀菌、消毒及收敛。含漱剂的pH值要求微碱性,利于除去酸性物质和黏液蛋白。

(7)滴牙剂(drop dentifrices)　系指用于局部牙孔的液体制剂。滴牙剂中药物浓度大,通常不使用溶剂或使用少量溶剂稀释。由于毒性、刺激性大,应用时不能与黏膜接触。

(8)灌肠剂(clysters)　系指借助灌肠器将药液从肛门灌注于直肠的一种液体制剂。按使用目的不同,灌肠剂可分为:①泻下灌肠剂,又称清除灌肠剂,主要用于促进排便或灌洗,使肠压减轻,恢复正常功能。常用的有生理盐水、5%软肥皂溶液、1%碳酸氢钠等,用时应使药液温热后再缓缓灌入。②保留灌肠剂,需要药物较长时间地保留在肠中,缓缓发挥作用;为了避免药物在胃中破坏或对胃产生刺激以及肝首过作用;不能口服用药的患者,可通过直肠给药。

(9)灌洗剂(irrigations)　系指用于灌洗阴道、尿道以及胃部的液体制剂。通常灌洗剂为具有防腐、收敛、清洁等作用的低浓度的药物水溶液。须临用前配制,温热后使用。阴道用的灌洗剂要求pH为3.3~3.4。阴道灌洗剂可用于降低pH值、除臭、收敛、清洁及消毒杀菌。

(十一)液体制剂的包装与贮存

液体制剂的包装与成品的质量、运输和贮存有密切关系。选择适当的包装材料非常重要。液体制剂的包装材料包括:容器(玻璃瓶、塑料瓶等)、瓶塞(橡胶塞、塑料塞等)、瓶盖(塑料盖、金属盖)、标签、说明书、纸盒、纸箱等。液体制剂包装瓶上都应贴标签,内服与外用液体制剂的标签颜色不同。

由于液体制剂的主要溶剂是水,贮存期间容易出现不稳定现象,生产中应注意有关防菌措施,同时可加入适当的防腐剂。液体制剂通常应在阴凉干燥处贮存,且贮存时间不宜过长。

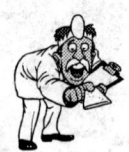

习题

(一)名词解释

1.助溶　2.溶液剂　3.糖浆剂　4.溶胶剂　5.高分子溶液剂　6.混悬剂　7.乳剂　8.芳香水剂　9.醑剂　10.涂剂　11.酊剂　12.甘油剂　13.絮凝　14.反絮凝　15.助悬剂　16.合剂　17.洗剂　18.搽剂　19.滴鼻剂　20.含漱剂　21.灌肠剂　22.灌洗剂　23.滴牙剂　24.滴耳剂　25.触变性

(二)选择题

单项选择题

1.下列方法中不能增加药物溶解度的是

A.加助溶剂　　B.加助悬剂　　C.成盐　　D.改变溶剂　　E.加增溶剂
2.下列有关糖浆剂的含糖量(g/ml),正确的是
A.65%以上　　B.70%以上　　C.75%以上　　D.80%以上　　E.85%以上
3.以下属于均相的液体制剂是
A.鱼肝油乳剂　　B.石灰搽剂　　C.复方硼酸溶液　　D.复方硫黄洗剂　　E.炉甘石洗剂
4.下列关于乳剂的表述中,错误的是
A.乳剂属于胶体制剂　　B.乳剂属于非均相液体制剂　　C.乳剂属于热力学不稳定体系　　D.制备乳剂时需加入适宜的乳化剂　　E.乳剂的分散度大,药物吸收迅速,生物利用度高
5.制备甲酚皂利用的原理是
A.增溶作用　　B.助溶作用　　C.改变溶剂　　D.制成盐类　　E.加助悬剂
6.以下有关干胶法制备初乳的叙述中,错误的是
A.油、水、胶三者的比例要适当　　B.分次加入比例量的水　　C.研钵应干燥
D.初乳未形成不可以加水稀释　　E.加水后沿同一方向迅速研磨
7.有"万能溶剂"之称的是
A.乙醇　　B.甘油　　C.液体石蜡　　D.二甲基亚砜　　E.油酸乙酯
8.以下各项中,不是评价混悬剂质量的方法为
A.絮凝度的测定　　B.再分散试验　　C.沉降体积比的测定　　D.澄清度的测定　　E.微粒大小的测定
9.下列液体制剂中,分散相质点最小的是
A.高分子溶液　　B.溶液剂　　C.混悬剂　　D.乳剂　　E.溶胶剂
10.制备5%碘的水溶液,通常可采用
A.制成盐类　　B.制成酯类　　C.加增溶剂　　D.加助溶剂　　E.采用复合溶剂
11.根据Stoke's定律,与混悬微粒沉降速度成正比的因素是
A.混悬微粒的直径　　B.混悬微粒的粉碎度　　C.混悬微粒的半径平方
D.混悬微粒的粒度　　E.混悬微粒的半径
12.下列物质中,不能作混悬剂助悬剂的是
A.西黄蓍胶　　B.硅皂土　　C.羧甲基纤维素钠　　D.硬脂酸钠　　E.海藻酸钠
13.用碘50 g,碘化钾100 g,蒸馏水适量,制成1 000 ml复方碘溶液,其中碘化钾起
A.助溶作用　　B.抗氧作用　　C.增溶作用　　D.脱色作用　　E.增加离子强度
14.以下阴离子中,对高分子溶液的聚结能力最强的是
A. SO_4^{2-}　　B. $CHCOO^-$　　C.枸橼酸根离子　　D. Cl^-　　E. Br^-
15.下列有关含漱剂的叙述中,错误的是
A.含漱剂应呈微酸性　　B.含漱剂主要用于清洗口腔　　C.含漱剂多为药物的水溶液　　D.可制成浓溶液,用时稀释　　E.溶液中常加适量着色剂,以示外用
16.下列乳化剂中,不属于固体粉末型乳化剂的是
A.硬脂酸镁　　B.氢氧化镁　　C.硅藻土　　D.明胶　　E.二氧化硅
17.不能增加混悬剂物理稳定性的措施是
A.增大粒径分布　　B.减小粒径　　C.降低微粒与液体介质间的密度差　　D.增加介质黏度　　E.加入絮凝剂
18.下列有关液体制剂的表述中,正确的是
A.液体制剂是指药物分散在液体介质中形成的均相液态制剂　　B.液体制剂是指药物分散在液体介质中形成的非均相液态制剂　　C.液体制剂是指药物分散在液体介质中形成的可供内服的液态制剂　　D.液体制剂是指药物分散在液体介质中形成的可供外用的液态制剂　　E.液体制剂是指药物

分散在液体介质中形成的可供内服或外用的液态制剂

19. 以下有关滴鼻剂的叙述中,错误的是
   A.滴鼻剂一般制成溶液剂　B.滴鼻剂pH值一般为5.5~7.5　C.滴鼻剂只能产生局部作用　D.滴鼻剂应无刺激　E.滴鼻剂应等渗

20. 下列可作为液体制剂溶剂的是
   A. PEG 2000　B. PEG 300~400　C. PEG 4000　D. PEG 6000　E.四者均不可

21. 液体制剂按分散相大小可分为
   A.低分子溶液剂、高分子溶液剂、混悬剂　B.胶体溶液剂、高分子溶液剂、乳剂　C.胶体溶液剂、混悬剂、乳剂　D.分子分散系、胶体分散系和粗分散系　E.低分子溶液剂、混悬剂、乳剂

22. 下列关于甘油的性质与应用中,错误的表述为
   A.可供内服或外用　B.有保湿作用　C.能与水、乙醇混合使用　D.甘油毒性较大　E.30%以上的甘油溶液有防腐作用

23. 制备液体制剂首选的溶剂应该是
   A.蒸馏水　B. PEG　C.乙醇　D. 丙二醇　E.植物油

24. 制备炉甘石洗剂时加入羧甲基纤维素钠的主要作用是
   A.乳化　B.絮凝　C.润湿　D.助悬　E.分散

25. 以下关于聚乙二醇的表述中,错误的是
   A.作为溶剂使用的聚乙二醇分子量应在400以上　B.聚乙二醇在片剂中可作为包衣增塑剂、致孔剂　C.聚乙二醇具有极易吸水潮解的性质　D.聚乙二醇可用作软膏基质　E.聚乙二醇可用作混悬剂的助悬剂

26. 下列溶剂中,属于非极性溶剂的是
   A.丙二醇　B.水　C.甘油　D.液体石蜡　E.二甲基亚砜

27. 以下有关羟苯酯类抑菌剂的表述中,正确的为
   A.羟苯甲酯的抑菌作用最强　B. 羟苯乙酯的抑菌作用最强　C.羟苯丙酯的抑菌作用最强　D.羟苯丁酯的抑菌作用最强　E.各种羟苯酯的抑菌能力无区别

28. 下列关于药物溶解度的正确表述为
   A.药物在一定量的溶剂中溶解的最大量　B.在一定的压力下,一定量的溶剂中所溶解药物的最大量　C.在一定的温度下,一定量的溶剂中所溶解药物的最大量　D. 药物在生理盐水中所溶解的最大量　E.在一定的温度下,一定量的溶剂中溶解药物的量

29. 在苯甲酸钠的存在下,咖啡因溶解度由1:50增大至1:1.2,苯甲酸钠的作用是
   A.增溶　B.助溶　C.防腐　D.增大离子强度　E.止痛

30. 有关羟苯酯类防腐剂的错误表述为
   A.羟苯酯类防腐剂在酸性条件下抑菌作用强　B.羟苯酯类防腐剂的化学名为对羟基苯甲酸酯类　C.羟苯酯类防腐剂无毒、无味、无臭,性质稳定　D.羟苯酯类防腐剂混合使用具有协同作用　E.表面活性剂不仅能增加羟苯酯类防腐剂的溶解度,同时可增加其抑菌活性

31. 专供揉搽无破损皮肤用的剂型是
   A.洗剂　B.甘油剂　C.搽剂　D.涂剂　E.醑剂

32. 下列关于糖浆剂的表述错误的是
   A.糖浆剂自身具有抑菌作用,故不需要加入防腐剂　B.糖浆剂系指含药物或芳香物质的浓的蔗糖水溶液　C.糖浆可用作矫味剂、助悬剂　D.制备糖浆剂应在避菌环境中进行　E.冷溶法适用于对热不稳定或挥发性药物制备糖浆剂

33. 下列关于苯甲酸与苯甲酸钠防腐剂的表述中,错误的是
   A.在酸性条件下抑菌效果较好,最佳pH值为4　B.分子态的苯甲酸抑菌作用强　C.相同浓度

的苯甲酸与苯甲酸钠盐其抑菌作用相同   D.pH增高,苯甲酸解离度增大,抑菌活性下降   E.苯甲酸与羟苯酯类防腐剂合用具有防霉与防发酵作用

34.以下各项中,对药物的溶解度不产生影响的因素是
   A.药物的极性   B.药物的晶型   C.溶剂的量   D.溶剂的极性   E.温度

35.下列关于溶胶剂的叙述中,错误的是
   A.溶胶剂具有双电层结构   B.可采用分散法制备溶胶剂   C.溶胶剂属于热力学稳定体系   D.加入电解质可使溶胶发生聚沉   E.ζ-电位越大,溶胶越稳定

36.茶碱在乙二胺存在下溶解度由1:120增大至1:5,乙二胺的作用是
   A.助溶   B.增大溶液的pH   C.矫味   D.增溶   E.防腐

37.配制溶液时,进行搅拌的目的是
   A.增加药物的溶解度   B.增加药物的润湿性   C.使溶液浓度均匀   D.增加药物的溶解速率   E.增加药物的稳定性

38.乳剂从一种类型转变为另一种类型的现象称为
   A.分层   B.转相   C.破裂   D.盐析   E.酸败

39.吐温80能增加难溶性药物的溶解度,其作用是
   A.助溶   B.分散   C.乳化   D.增溶   E.润湿

40.低分子溶液剂质点的直径是
   A.>1 nm   B.>1 μm   C.<1 μm   D.<1 nm   E.<10 μm

41.以下有关胃蛋白酶合剂配制注意事项的叙述中,错误的是
   A.本品一般不宜过滤   B.胃蛋白酶不可与稀盐酸直接混合   C.可采用热水配制,以加速溶解   D.应将胃蛋白酶撒在液面,使其充分吸水膨胀   E.本品不宜大量配制或久贮

42.以下各项中,不影响混悬剂物理稳定性的是
   A.微粒半径   B.微粒大小的均匀性   C.微粒双电层的ζ-电位   D.加入防腐剂   E.介质的黏度

43.下列关于助悬剂的表述中,错误的是
   A.助悬剂是混悬剂的一种稳定剂   B.亲水性高分子溶液可作助悬剂   C.助悬剂可以增加介质的黏度   D.助悬剂可降低微粒的ζ-电位   E.可增加药物微粒的亲水性

44.制备混悬剂时加入适量电解质的目的是
   A.增加混悬剂的离子强度   B.使微粒的ζ-电位增加,有利于稳定   C.调节制剂的渗透压   D.使微粒的ζ-电位降低,有利于稳定   E.增加介质的极性,降低药物的溶解度

45.下列有关微生物生长的较适宜pH范围表述中,错误的是
   A.真菌:pH为4~6   B.细菌在中性条件下生长最适宜   C.产酸霉菌在很低pH可以生存   D.真菌:pH为6~9   E.细菌:pH为6~8

46.下列有关高分子溶液的表述中,错误的是
   A.高分子溶液的黏度与其分子量无关   B.制备高分子溶液首先要经过溶胀过程   C.高分子溶液为热力学稳定体系   D.高分子溶液为均相液体制剂   E.高分子溶液中加入大量电解质,产生沉淀的现象称为盐析

47.以下关于混悬剂沉降容积比的表述,错误的是
   A.《中国药典》规定口服混悬剂在3 h的F值不得低于0.9   B.混悬剂的沉降容积比(F)是混悬剂沉降后沉降物的容积与沉降前混悬剂容积的比值   C.F值越小混悬剂越稳定   D.F值在0~1之间   E.F值越大混悬剂越稳定

48.以下可作为絮凝剂的是
   A.西黄蓍胶   B.甘油   C.羧甲基纤维素钠   D.聚山梨酯80   E.枸橼酸钠

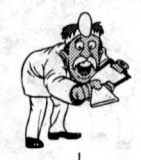

49.以下关于絮凝度的表述,错误的是
A.β值越大,絮凝效果越好　B.絮凝度是比较混悬剂絮凝程度的重要参数,用β表示　C.絮凝度可用于评价絮凝剂的絮凝效果　D.β值越小,絮凝效果越好　E.絮凝度可用于预测混悬剂的稳定性

50.下列有关理想防腐剂的要求中,错误的是
A.对人体无毒、无刺激性　B.性质稳定　C.溶解度能达到有效的防腐浓度　D.对大部分微生物有较强的防腐作用　E.能改善制剂稳定性

配伍选择题(备选答案在前,试题在后;每组均对应同一组备选答案,每题只有一个正确答案;每个备选答案可重复选用,也可不选用。)

A.低分子溶液剂　B.疏水胶体　C.亲水胶体　D.混悬剂　E.乳剂
1.氯化钠溶液属于　2.明胶溶液属于
3.难溶性固体药物分散于液体分散介质中属于　4.油滴分散于水中属于
5.薄荷水属于

A.重新分散试验　B.微粒大小测定　C.沉降容积比测定　D.絮凝度测定　E.流变学测定
6.混悬剂放置一定时间后,以一定的速度转动,观察混合情况
7.用旋转黏度计测定混悬剂的流动曲线
8.测定混悬剂静置后沉降物的容积与沉降前混悬剂的容积
9.用库尔特计数器测定混悬剂　10.测定加絮凝剂和不加絮凝剂的混悬剂的沉降物容积

A.分层　B.转相　C.絮凝　D.破裂　E.酸败
11.微生物作用可使乳剂　12.乳化剂失效可致乳剂
13.ζ-电位降低可使乳剂产生　14.重力作用可造成乳剂
15.乳化剂类型改变,最终可导致

A.乳剂　B.混悬剂　C.溶胶剂　D.低分子溶液　E.高分子溶液
16.复方碘溶液属于　17.胃蛋白酶合剂属于
18.炉甘石洗剂属于　19.复方硫黄洗剂属于

A.羟苯酯类　B.丙三醇　C.酒石酸盐　D.阿拉伯胶　E.吐温 80
20.可作保湿剂的是　21.可作絮凝剂的是
22.可作防腐剂的是　23.可作增溶剂的是

A.助悬剂　B.润湿剂　C.絮凝剂　D.反絮凝剂　E.抗氧剂
24.使微粒的ζ-电位减小　25.降低固液界面张力,接触角减小
26.使微粒的ζ-电位增大　27.增加分散介质的黏度

A.十二烷基硫酸钠　B.甘油　C.泊洛沙姆 188　D.苯甲酸钠　E.甜菊苷
28.咖啡因的助溶剂　29.静脉注射用乳化剂
30.皮肤用软膏乳化剂　31.防腐剂

A.枸橼酸盐　B.吐温 80　C.羧甲基纤维素钠　D.单硬脂酸铝　E.苯甲酸钠
32.延缓混悬剂的微粒沉降　33.使疏水性药物容易被润湿
34.降低微粒的ζ-电位,产生絮凝　35.增加制剂的生物学稳定性

A.芳香水剂　B.合剂　C.醑剂　D.搽剂　E.洗剂
36.专供揉擦皮肤表面用的液体制剂　37.含有一种或一种以上药物成分的,以水为溶剂的内服液体制剂
38.供涂敷皮肤或冲洗用的制剂　39.芳香挥发性药物的饱和或近饱和澄明水溶液
40.挥发性药物的浓乙醇溶液

多项选择题

1. 按分散系统分类,可将液体制剂分为
   A.真溶液　B.胶体　C.混悬液　D.乳浊液　E.高分子溶液

2. 以下各项中,可用于评价混悬剂质量的是
   A.分散相质点大小　B.分散相分层与合并速度　C.F值　D.β值　E.重新分散性

3. 以下制剂中,不易霉败的制剂有
   A.酊剂　B.甘油剂　C.单糖剂　D.明胶浆　E.高分子溶液剂

4. 制备糖浆剂的方法有
   A.溶解法　B.稀释法　C.化学反应法　D.混合法　E.分散法

5. 下列有关混悬剂的说法中,错误的是
   A.混悬剂为动力学不稳定体系,热力学稳定体系　B.可通过将药物制成混悬剂而延长药效
   C.难溶性药物可考虑制成混悬剂　D.毒剧性药物常制成混悬剂　E.混悬剂可内服也可外用

6. 以下各物质中,可作为液体制剂矫味剂的是
   A.蜂蜜　B.香精　C.薄荷油　D.碳酸氢钠　E.阿拉伯胶

7. 为增加混悬剂的稳定性,在药剂学上常用的措施有
   A.减少粒径　B.增加粒径　C.增加微粒与介质间密度差　D.减少微粒与介质间密度差　E.增加介质黏度

8. 下列液体制剂中,需进行粒径评价的是
   A.糖浆剂　B.聚维酮碘溶液　C.芳香水剂　D.混悬剂　E.乳剂

9. 以下具有乳化作用的物质是
   A.西黄芪胶　B.枸橼酸盐　C.聚山梨酯　D.泊洛沙姆　E.羟苯酯类

10. 下列属于天然乳化剂的是
    A.卵磷脂　B.海藻酸钠　C.西黄蓍胶　D.月桂醇硫酸钠　E.阿拉伯胶

11. 下列属于均相液体制剂的是
    A.乳剂　B.混悬剂　C.溶液剂　D.溶胶剂　E.胶浆剂

12. 下列关于乳化剂选择的表述中,正确的是
    A.根据药物性质、油的类型、是否有电解质存在综合考虑　B.外用乳剂一般不宜采用高分子化合物作乳化剂　C.口服O/W型乳剂应优先选择表面活性剂作乳化剂　D.口服O/W型乳剂应优先选择高分子溶液作乳化剂　E.乳化剂混合使用可提高界面膜强度,增加乳剂稳定性

13. 在混悬剂中加入适量的电解质降低ζ-电位,可产生絮凝,絮凝的特点是
    A.沉降速度快　B.沉降速度慢　C.沉降体积大
    D.沉降体积小　E.振摇后可迅速恢复均匀状态

14. 下列各项中,影响药物溶解度的因素有
    A.溶剂性质　B.药物极性　C.压力大小　D.微粒大小　E.药物晶型

15. 制备乳剂时,乳剂形成的条件是
    A.形成牢固的乳化膜　B.适宜的乳化剂　C.适当的相体积比
    D.提高乳剂黏度　E.做乳化功

16. 以下属于乳剂不稳定现象的是
    A.转相　B.酸败　C.分层　D.破裂　E.絮凝

17. 下列制剂中,属于非均相液体制剂的是
    A.芳香水剂　B.复方硫黄洗剂　C.磷酸可待因糖浆剂　D.炉甘石洗剂　E.明胶溶液剂

18. 以下可作防腐剂使用的物质是
    A.山梨酸　B.苯扎溴铵　C.羟苯酯类　D.聚山梨酯　E.聚乙二醇

19.下列属于高分子溶液的是
A.甲基纤维素水溶液   B.蔗糖的近饱和水溶液   C.明胶水溶液   D.醋酸纤维素酞酸酯的丙酮溶液   E.羟丙基甲基纤维素水溶液

20.以下关于溶胶剂的表述中,正确的是
A.溶胶剂属于热力学不稳定体系   B.溶胶粒子具有双电层结构   C.溶胶剂中加入电解质会产生盐析作用   D.ζ电位越大,溶胶剂的稳定性越差   E.溶胶粒子越小,布朗运动越激烈,沉降速度越小

21.以下药物可考虑制成混悬剂的是
A.剧毒药   B.难溶性药物   C.剂量小的药物   D.为了制得比药物溶解度更高浓度的液体制剂   E.为了使药效缓慢、持久

22.下列关于糖浆剂的表述中,正确的是
A.单糖浆的浓度为85%(g/g)   B.热溶法制备糖浆剂适合于对热稳定的药物   C.单糖浆可作为矫味剂、助悬剂   D.糖浆剂本身具有抑菌作用,不需加防腐剂   E.制备糖浆剂宜用蒸气夹层锅加热,并应严格控制温度与时间

23.以下各项中,可用来评价混悬剂物理稳定性的参数有
A.β B.V C.K D.F E.F_0

24.下列会使高分子溶液稳定性降低的做法是
A.加入脱水剂   B.加入少量电解质   C.加入带相反电荷的胶体   D.加入大量电解质   E.加入防腐剂

25.下列可在混悬剂中作助悬剂的有
A.甘油   B.羧甲基纤维素钠   C.阿拉伯胶   D.乙醇   E.硅皂土

26.在药剂学中,甘油可作为
A.保湿剂   B.促渗剂   C.助悬剂   D.增塑剂   E.极性溶剂

27.混悬剂的稳定剂包括
A.润滑剂   B.润湿剂   C.助溶剂   D.助悬剂   E.絮凝剂

28.下列有关混悬剂质量评价的叙述中,正确的是
A.絮凝度越大越不稳定   B.沉降容积比越大越不稳定   C.使混悬剂重新分散的次数越多越不稳定   D.沉降速度快不稳定   E.絮凝度越大,絮凝效果越好

29.以下关于高分子溶液的表述中,正确的是
A.阿拉伯胶在溶液中带负电荷   B.在高分子溶液中加入电解质会产生聚沉现象   C.高分子溶液在一定条件下产生胶凝   D.高分子溶液是热力学稳定体系   E.高分子化合物的溶解首先要经过一个溶胀过程

30.下列有关防腐剂的叙述中,正确的是
A.羟苯酯类在酸性溶液中防腐效果好   B.苯甲酸在酸性溶液中防腐效果较好   C.苯甲酸与羟苯酯类合用对真菌、酵母菌最理想   D.药液中含有20%以上乙醇时可不加防腐剂   E.山梨酸、山梨酸钾在碱性溶液中效果较好

31.下列关于触变胶的表述中,正确的为
A.假塑性流体具有触变性   B.触变胶可作助悬剂   C.触变胶属于非牛顿流体   D.触变胶属于牛顿流体   E.塑性流体具有触变性

32.下列关于絮凝剂与反絮凝剂的表述中,正确的是
A.在混悬剂中加入适量电解质可使ζ电位适当降低,该电解质为反絮凝剂   B.枸橼酸盐、酒石酸盐可作絮凝剂使用   C.因用量不同,同一电解质在混悬剂中可以起絮凝作用或反絮凝作用   D.ζ电位在20~25 mV时混悬剂恰好产生絮凝   E.絮凝剂离子的化合价与浓度对混悬剂的絮凝无影响

(三)是非题

1. 搽剂是指专供揉搽皮肤表面的液体制剂。（   ）
2. 溶胶是一种热力学和动力学均不稳定的体系（   ）
3. 混悬剂既属于热力学不稳定体系,又属于动力学不稳定体系。（   ）
4. 保留灌肠剂中的药物大部分不经过肝脏,直接进入血循环,从而可避免肝脏的首过作用。（   ）
5. 用于制备芳香水剂的药物一般都可制成醑剂。（   ）
6. 一般分散相浓度为 50% 左右时乳剂最稳定,25% 以下或 74% 以上时均易发生不稳定现象。（   ）
7. 具有多晶型的药物,其稳定晶型溶解度大,亚稳定晶型溶解度小。（   ）
8. 有时溶质在混合溶剂中的溶解度大于其在各单一溶剂中的溶解度,这种现象称为助溶,使溶质具有这种性质的混合溶剂称为助溶剂。（   ）
9. 灌洗剂系指灌洗阴道、尿道等部位,以清洗和洗除某些病理异物的液体制剂。（   ）
10. 电解质影响溶胶稳定性是因为带相反电荷的电解质加入溶胶中,使电荷被中和,ζ-电位升高,同时使水化膜变薄,故胶粒易合并聚集。（   ）
11. 配制复方碘溶液时,应先将碘化钾配成 10% 的溶液,再加入碘使溶解。（   ）
12. 洗剂系指专供涂抹、敷于皮肤的外用液体制剂。（   ）

(四)填空题

1. 液体制剂按分散系统可分为_____、_____和_____三类。
2. 分散相质点以多分子聚集体(胶体微粒)分散于溶剂中的称_____。
3. 乳剂在放置过程中,体系中分散相会逐渐集中在顶部或底部,这个现象称为_____。
4. O/W 型乳剂可用_____稀释,而 W/O 型乳剂可用_____稀释。当用油溶性染料染色时,_____型乳剂外相染色;用水溶性染料染色时,则_____型乳剂外相染色。
5. 乳剂的类型主要由乳化剂的_____和 HLB 值决定,_____性强的乳化剂易形成_____型乳剂,_____性强的乳化剂易形成_____乳剂。
6. 有些胶体溶液,在一定温度下静置时,逐渐变为半固体状溶液,当振摇时,又重新变成可流动的胶体溶液。胶体溶液的这种性质称为_____。
7. 混悬剂的稳定剂包括_____、_____、_____和_____。
8. 加入适当的电解质,使微粒间的ζ电位降低到一定程度,微粒形成絮状聚集体的过程称为_____。
9. 常用乳化剂根据其性质不同分为表面活性剂、高分子溶液和_____。
10. 同一药物的多晶型中,亚稳定型比稳定型的溶出速率与溶解度均_____。
11. 复方碘溶液处方中的碘化钾起_____作用。
12. 溶液剂的制备方法分为溶解法、稀释法和_____。
13. 常用的矫味剂有_____、_____、_____和_____等四类。
14. 乳剂由_____、_____、_____三部分组成。分为_____型、_____型及复合型乳剂。
15. 芳香水剂系指挥发油或其他挥发性芳香药物的_____的澄明水溶液。
16. 醑剂的含乙醇量一般为_____。
17. O/W 型乳剂转成 W/O 型乳剂,或者相反的变化称为变型或_____。
18. 有些高分子溶液,在温热条件下为黏稠性流动液体,但在温度降低时,呈链状分散的高分子形成网状结构,分散介质水可被全部包含在网状结构中,形成不流动的半固体状物,称为_____。
19. 对溶胶剂的稳定性起主要作用的是胶粒表面所带的_____,胶粒表面的_____仅起次要

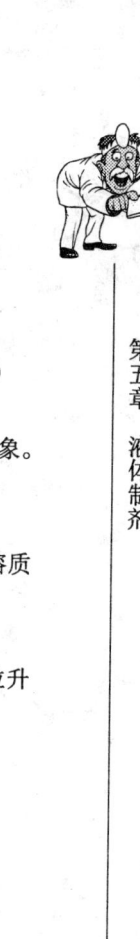

作用。

20.乳剂受外界因素(光、热、空气等)及微生物作用,使体系中油或乳化剂发生变质的现象称为_____。

21.灌肠剂按用药目的可分为泻下灌肠剂和_____。

22.高分子溶液放置过程中会自发地聚集而沉淀,这种现象称为_____。

(五)问答题

1.液体制剂有何特点,可分为哪几类?
2.醑剂和芳香水剂有何异同?
3.影响药物溶解度的因素是什么,增加药物溶解度的方法有哪些?
4.乳剂由哪几部分组成,可分为哪几类,决定类型的主要因素是什么,乳剂存在哪些不稳定现象?
5.常用的矫味剂有哪几类?
6.影响混悬剂稳定性的因素有哪些,混悬剂稳定剂的种类有哪些,它们的作用是什么?
7.哪些情况下考虑将药物制成混悬液型液体制剂?
8.简述乳剂中药物的加入方法。
9.乳剂常用的制备方法有哪些?
10.简述混悬剂中的絮凝和反絮凝现象。
11.常用的防腐剂有哪些?各有何特点?
12.影响乳剂稳定性的因素有哪些?
13.混悬剂的制备方法有哪些?
14.制备糖浆剂时应注意哪些问题?
15.根据Stoke's定律,可用哪些措施延缓混悬微粒沉降速率?
16.混悬剂的质量要求有哪些?

(六)处方分析

写出下列处方所属液体制剂的类型,分析处方中各成分的作用并写出制法。

1.处方 鱼肝油 500 ml;阿拉伯胶(细粉) 1.25 g;西黄芪胶(细粉) 17 g;杏仁油 1 ml;糖精钠 0.1 g;氯仿 2 ml;纯化水 加至 1 000 ml

2.处方 胃蛋白酶 20 g;稀盐酸 20 ml;橙皮酊 20 ml;单糖浆 100 ml;5%羟苯乙酯醇液 10 ml;蒸馏水 至 1 000 ml

3.处方 炉甘石 150 g;氧化锌 50 g;甘油 50 ml;羧甲基纤维素钠 2.5 g;蒸馏水 加至 1 000 ml

4.处方 甲酚 500 ml;植物油 173 g;氢氧化钠 27 g;蒸馏水 加至 1 000 ml

习题答案及要点

(一)名词解释

1.助溶:当加入第二种物质时,一些难溶于水的药物在水中的溶解度增加,但活性不降低,这种现象称为助溶。

2.溶液剂:系指药物完全溶解于溶剂中形成的澄清液体制剂。

3.糖浆剂:系指含药物、药材提取物或芳香物质的口服浓蔗糖水溶液。含糖量一般为65%以上。

4.溶胶剂:又称疏水性胶体溶液。系指药物多分子聚集体(1～100 nm)为分散相分散在液体所形成的非均相液体制剂,属于热力学不稳定体系。

5.高分子溶液剂:系指高分子化合物以分子形式分散在溶剂中所制成的均相液体制剂。高分子溶液剂属于热力学稳定体系。

6.混悬剂:系指难溶性的固体药物以微粒状态分散在液体分散介质中所形成的非均相液体制剂。可供口服或外用。

7.乳剂:系指两种互不相溶的液体混合,经乳化后其中一相液体以液滴的形式分散在另一相液体中形成的非均相液体制剂。乳剂可供内服,也可外用及注射。

8.芳香水剂:系指芳香挥发性药物的饱和或近饱和的澄明水溶液。

9.醑剂:系指挥发性药物的浓乙醇溶液。可供外用或内服。

10.涂剂:系指蘸取后涂搽皮肤或口腔、喉部黏膜的液体制剂。

11.酊剂:系指药物用规定浓度的乙醇溶解或浸出而制成的澄清液体制剂,也可用流浸膏稀释制成。可供内服或外用。

12.甘油剂:系指药物溶解于甘油中制成的专供外用的液体制剂。

13.絮凝:系指在混悬剂中加入适量电解质,使ζ-电位降低到一定程度,微粒间产生聚集形成疏松絮状聚集体的过程。

14.反絮凝:系指在发生絮凝状态的混悬剂中加入电解质,使絮凝状态转变为非絮凝状态的过程。

15.助悬剂:系指通过增加混悬剂中分散介质的黏度,降低微粒的沉降速度而发挥稳定作用的物质。

16.合剂:系指以水为分散介质,含一种或一种以上药物的内服液体制剂。

17.洗剂:系指一种或多种药物制成的供涂敷于皮肤的外用液体制剂。

18.搽剂:系指将药物制成专供揉搽皮肤表面用的液体制剂。

19.滴鼻剂:系指将药物制成专供滴入鼻腔内使用的液体制剂。

20.含漱剂:系指清洗咽喉、口腔用的液体制剂。

21.灌肠剂:系指借助灌肠器将药液从肛门灌注于直肠的一种液体制剂。

22.灌洗剂:系指用于灌洗阴道、尿道以及胃部的液体制剂。

23.滴牙剂:系指用于局部牙孔的液体制剂。

24.滴耳剂:系指将药物制成专供滴入耳腔内的液体制剂。

25.触变性:一些流体随着剪切应力下降黏度增大,即在等温条件下除去剪切应力后缓慢地恢复到原来状态的现象称为触变性。

(二)选择题

单项选择题 1.B 2.A 3.C 4.A 5.A 6.B 7.D 8.D 9.B 10.D 11.C 12.D 13.A 14.C 15.A 16.D 17.A 18.E 19.C 20.B 21.D 22.D 23.A 24.D 25.A 26.D 27.D 28.C 29.B 30.E 31.C 32.A 33.C 34.C 35.C 36.A 37.D 38.B 39.D 40.D 41.C 42.D 43.D 44.D 45.D 46.A 47.C 48.E 49.D 50.E

配伍选择题 1.A 2.C 3.D 4.E 5.A 6.A 7.E 8.B 9.B 10.E 11.E 12.B 13.C 14.A 15.B 16.D 17.E 18.D 19.B 20.D 21.C 22.A 23.E 24.C 25.B 26.D 27.A 28.D 29.C 30.A 31.D 32.C 33.B 34.A 35.E 36.D 37.B 38.E 39.A 40.C

多项选择题 1.ABCD 2.ACDE 3.AB 4.AD 5.AD 6.ABCDE 7.ADE 8.DE 9.ACD 10.ABCE 11.CE 12.ABDE 13.ACE 14.ABDE 15.ABCE 16.ABCDE 17.BD 18.ABC 19.ACDE 20.ABE 21.BDE 22.BCE 23.ABD 24.ACD 25.ABCE 26.ACDE 27.BDE 28.BCDE 29.ACDE 30.ABCD 31.ABCE 32.BCD

(三)是非题

1.√ 2.×(溶胶是一种高度分散的热力学不稳定体系,但由于存在强烈的布朗运动,能克服重

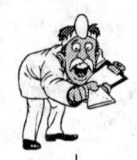

力作用而不下沉,因而具有动力学稳定性。) 3.√ 4.√ 5.√ 6.√ 7.×(在多晶型药物中,稳定型药物溶解度小,亚稳定型药物溶解度大。) 8.×(有时溶质在混合溶剂中的溶解度要比其在各单一溶剂中的溶解度大,这种现象称为潜溶,使具有这种性质的混合溶剂称为潜溶剂。) 9.√ 10.×(将带相反电荷的电解质加入溶胶中,使电荷被中和,ζ-电位降低,同时使水化膜变薄,故胶粒易合并聚集。) 11.√ 12.√

(四)填空题

1.分子分散系;胶体分散系;粗分散系 2.溶胶 3.分层 4.水;油;W/O;O/W 5.性质;亲水;O/W;亲油;W/O 6.触变性 7.助悬剂;润湿剂;絮凝剂;反絮凝剂 8.絮凝 9.固体粉末 10.大 11.助溶剂 12.化学反应法 13.甜味剂;芳香剂;胶浆剂;泡腾剂 14.油相;水相;乳化剂;O/W;W/O 15.饱和或近饱和 16.60%~90% 17.转相 18.凝胶 19.电荷;水化膜 20.酸败 21.保留灌肠剂 22.陈化

(五)问答题

1.液体制剂的特点:①药物分散度大,吸收快,显效快;②液体制剂既可口服也可外用;③液体制剂便于分取剂量;④便于服用,尤其是儿童和老年人;⑤液体制剂可减少某些药物的刺激性;⑥由于药物分散度大,易引起药物化学不稳定;⑦以水为溶剂时易霉变,常需加入防腐剂;⑧对于非均相液体制剂,由于分散度大,易出现物理不稳定;⑨由于液体制剂体积大,所以携带、运输和贮存都不方便。

按分散相大小不同可将分散系统分为分子分散系、胶体分散系和粗分散系3类。

2.酊剂和芳香水剂相同之处为:两者均含有乙醇,药物均为挥发性,均不宜久贮,制备方法中都有溶解法和蒸馏法。

酊剂和芳香水剂不同之处为:两者乙醇含量不同,酊剂中乙醇含量高;芳香水剂中药物为饱和或近饱和,酊剂则不一定饱和;芳香水剂还用稀释法制备。

3.影响药物溶解度的因素有:①药物的极性;②溶剂;③晶型;④粒子大小;⑤温度;⑥第二种物质的加入。

常用的增加药物溶解度的方法有:①制成盐类;②使用潜溶剂;③加入助溶剂;④加入增溶剂。

4.乳剂由水相、油相和乳化剂组成。乳剂可分为O/W型、W/O型及复合乳剂。乳剂的类型主要由乳化剂的性质和 HLB 值决定。乳剂存在的不稳定现象有:分层、合并与破裂、絮凝、转相、酸败。

5.常用的矫味剂有:甜味剂、芳香剂、胶浆剂、泡腾剂。

6.影响混悬液稳定性的因素有:①混悬微粒的沉降;②絮凝作用和反絮凝作用;③微粒的荷电与水化;④结晶的生长与晶型转变;⑤分散相的浓度与温度。

混悬液稳定剂的种类与作用如下:

1)润湿剂:对于疏水性药物,必须加入润湿剂,使药物能被水润湿。润湿剂作用原理是降低固-液二相界面张力。

2)助悬剂:助悬剂能增加混悬剂中分散介质的黏度,降低药物微粒的沉降速度;被药物微粒表面吸附后形成机械性或电性的保护膜,防止微粒间互相聚集或结晶的转型;或使混悬剂具有触变性,增加混悬剂的稳定性。

3)絮凝剂与反絮凝剂:絮凝剂使ζ-电位降低到一定程度,微粒形成疏松的絮状聚集体,经振摇可恢复成均匀的混悬剂。反絮凝剂使ζ-电位升高,阻碍微粒之间的聚集。

7.以下情况下考虑将药物制成混悬型液体制剂:①难溶性药物需制成液体制剂应用;②药物剂量超过溶解度而不能制成溶液剂;③两种溶液混合时药物的溶解度降低析出难溶性物质;④使药物产生缓释作用。但毒剧药或剂量小的药物,不应制成混悬剂。

8.乳剂中药物的加入方法为:药物溶于内相时,可先将其内相再制成乳剂;药物溶于外相时,可先将其溶于外相再制成乳剂;药物在内、外相中均不溶解时,可先将药物与亲和力大的液体研磨,再制成乳剂。

9.乳剂常用的制备方法有:油中乳化法(干胶法)、水中乳化法(湿胶法)、两相交替加入法。

10.在混悬剂中加入适量电解质,使ζ-电位降低到一定程度,微粒间产生聚集形成疏松絮状聚集体的过程称为絮凝,加入的电解质称为絮凝剂。在发生絮凝状态的混悬剂中加入电解质,使絮凝状态转变为非絮凝状态的过程称为反絮凝,加入的电解质称为反絮凝剂。

11.常用的防腐剂及其特点如下。

1)苯甲酸与苯甲酸钠:未解离的分子防腐作用强。在pH 4以下作用较好。

2)对羟基苯甲酸酯类(尼泊金类):一类很有效的防腐剂,在酸性、中性溶液中均有效。在酸性溶液中作用较强,但在微碱性溶液中作用减弱。常用的有甲、乙、丙、丁四种酯,抗菌作用随烃基碳数增加而增强,溶解度则随烃基碳数增加而减小。几种酯合并使用有协同作用。聚山梨酯20、聚山梨酯60等能增加对羟基苯甲酸酯类在水中的溶解度,但不能增大其抑菌作用。

3)季铵盐类:如苯扎溴铵(新洁尔灭)对金属、橡胶、塑料无腐蚀作用,在酸性和碱性水溶性中均稳定,耐热压;此外,还有度米芬、苯扎氯铵(洁尔灭)、氯化苄乙铵、溴化十六烷基三甲铵(CTAB)、氯化十六烷基吡啶(CPC)以及消毒净等。

4)山梨酸及其盐:山梨酸对真菌、酵母菌的抑制力较好。常与其他抗菌剂或乙醇联合使用产生协同作用。聚山梨酯类能降低其防腐力。在酸性水溶液中效果较好,以pH 4.5最适宜。

5)乙醇:含乙醇20%(ml/ml)以上具有防腐作用。

6)其他:30%以上的甘油溶液具有防腐作用;0.05%的薄荷油有一定的防腐作用;0.01%的桂皮油可防腐;醋酸氯己啶(醋酸洗必泰)是一种广谱杀菌剂;邻苯基苯酚具有杀真菌的作用;桉叶油浓度为0.01%~0.05%等均可作为液体制剂的防腐剂。

12.影响乳剂稳定性的因素有如下。

1)乳化剂:乳化剂一方面降低界面张力,另一方面在液滴周围形成乳化膜,使乳剂稳定。乳化膜的强度与乳化剂的种类和用量有关。乳化剂中亲油基和亲水基大有利于乳剂稳定。乳化剂的用量过少,形成的乳化膜不能将乳滴包裹,则乳剂不稳定。

2)相体积分数:相体积分数低于20%时,乳剂不稳定;相体积分数接近50%时,乳剂较稳定。

3)温度:制备乳剂时,升高温度能降低黏度,有利于乳剂形成;但升高温度使表界张力降低,乳滴运动加剧,促使乳剂相互聚集合并,甚至破裂,因此温度不可过高,一般最适宜的乳化温度为70℃左右。

4)时间:在开始时,乳化促使乳滴形成,但继续乳化则使乳滴碰撞机会增加,因此,应避免乳化时间过长。

5)乳剂中的其他成分、乳剂制备方法、乳剂制备器械等都会影响乳剂的制备及稳定性。

13.混悬剂的制备方法有:①分散法:将粗颗粒的药物粉碎成符合混悬剂微粒要求的分散程度,再分散于分散介质中。②凝聚法:又分为物理凝聚法和化学凝聚法。

14.制备糖浆剂应注意:①药物的加入方法,水溶性固体药物可先用少量水溶解后再与单糖浆混匀;水中溶解度小时,可加少量其他溶剂使之溶解后再与单糖浆混匀;药物为含乙醇的液体制剂时,为避免与单糖浆混合时出现混浊,可加入甘油助溶;药物为水浸出制剂时,需先纯化后再与单糖浆混匀。②原料应选用药用蔗糖,操作应在避菌环境下进行,加热温度应严格控制。③糖浆剂应在30℃以下密闭贮存。

15.Stoke's定律:

$$V = \frac{2r^2(\rho_1 - \rho_2)g}{9\eta}$$

延缓微粒的沉降速率的措施有:①减小混悬微粒的半径;②减小微粒与分散介质之间的密度差;③加入助悬剂,以增加分散介质的黏度。

16.混悬剂的质量要求为:混悬剂除应符合一般液体制剂的要求外,混悬剂的药物粒子应均匀,大小应符合用药目的的要求;混悬剂的微粒应不易沉降;即使沉降,也不应结成饼块,且轻摇后应迅速分散均匀;混悬剂应有一定的黏度要求。

(六)处方分析

1.处方　　鱼肝油　　　　　　500 ml　　　　　主药
　　　　　阿拉伯胶(细粉)　　1.25 g　　　　　乳化剂
　　　　　西黄芪胶(细粉)　　17 g　　　　　　稳定剂
　　　　　杏仁油　　　　　　1 ml　　　　　　矫味剂
　　　　　糖精钠　　　　　　0.1 g　　　　　　矫味剂
　　　　　氯仿　　　　　　　2 ml　　　　　　防腐剂
　　　　　纯化水　　加至　　1 000 ml　　　　水相

剂型:O/W型乳剂

制法:将阿拉伯胶与鱼肝油研匀,一次性加入25 ml蒸馏水,迅速沿一个方向用力研磨制成初乳,加入糖精钠水溶液、杏仁油、氯仿,缓缓加入西黄芪胶浆,加蒸馏水至100 ml,搅匀,即得。

2.处方　　胃蛋白酶　　　　　20 g　　　　　　主药
　　　　　稀盐酸　　　　　　20 ml　　　　　 调节 pH
　　　　　橙皮酊　　　　　　20 ml　　　　　 矫味剂
　　　　　单糖浆　　　　　　100 ml　　　　　矫味剂
　　　　　5%羟苯乙酯醇液　　10 ml　　　　　 防腐剂
　　　　　蒸馏水　　　　　　至 1 000 ml　　　溶剂

剂型:合剂(高分子溶液剂)

制法:将稀盐酸、单糖浆加入约 800 ml 蒸馏水中,搅匀,再将胃蛋白酶撒在液面上,待自然溶胀、溶解。将橙皮酊缓缓加入溶液中,另取约 100 ml 蒸馏水溶解羟苯乙酯醇液后,将其缓缓加入上述溶液中,再加蒸馏水至全量,搅匀,即得。

3.处方　　炉甘石　　　　　　150 g　　　　　 主药
　　　　　氧化锌　　　　　　50 g　　　　　　主药
　　　　　甘油　　　　　　　50 ml　　　　　 助悬剂
　　　　　羧甲基纤维素钠　　2.5 g　　　　　　助悬剂
　　　　　蒸馏水　　　　　　加至 1 000 ml　　溶剂

剂型:混悬剂

制法:取炉甘石、氧化锌研细,过 100 目筛,加甘油及少量蒸馏水研成糊状。另取羧甲基纤维素钠加蒸馏水溶胀后,分次加入上述糊状液中,边加边搅拌,再加蒸馏水至全量,搅匀,即得。

4.处方　　甲酚　　　　　　　500 ml　　　　　主药
　　　　　植物油　　　　　　173 g　　⎱形成皂,作为增溶剂
　　　　　氢氧化钠　　　　　27 g　　　⎰
　　　　　蒸馏水　　加至　　1 000 ml　　　　溶剂

剂型:溶液剂

制法:取氢氧化钠,加蒸馏水 100 ml 溶解,加植物油,置水浴上加热,不时搅拌,至取 1 滴,加蒸馏水 9 滴无油析出,即已完全皂化。加甲酚搅匀,放冷,加适量蒸馏水至 1 000 ml,混匀,即得。

(胡巧红)

第六章

注射剂与眼用液体制剂

教学大纲要求

①掌握注射剂的定义、分类、特点、质量要求。②掌握热原的定义、性质、污染途径和除去方法。③掌握注射用水的质量要求和制备注射用水的原理与方法。④掌握注射剂附加剂的类型及常用附加剂。⑤掌握渗透压的调节。⑥掌握灭菌的概念、物理灭菌法。⑦掌握注射剂的制备工艺及质量检查方法。⑧掌握输液剂的定义、生产工艺、质量要求。⑨掌握注射用无菌粉末的特点及生产工艺。⑩掌握滴眼剂的定义、质量要求。⑪掌握注射剂处方设计原理与方法。⑫熟悉冷冻干燥的原理。⑬熟悉注射剂的给药途径。⑭熟悉过滤的原理、方法、影响因素、常用过滤器。⑮熟悉空气净化的标准、洁净室的设计。⑯熟悉空气滤过的原理、影响因素。⑰熟悉 D、Z、F、F_0 值的含义。⑱熟悉滴眼剂的附加剂、制备工艺。⑲了解其他注射用溶剂的性质与应用范围。⑳了解空气滤过常用设备。㉑了解化学灭菌法、无菌操作法。㉒了解物理灭菌法的常用设备。㉓了解滴眼剂的药物吸收途径和影响因素。

教学内容精要

(一) 概述

注射剂(injections)系指将药物制成供注入体内的灭菌或无菌制剂。包括灭菌或无菌溶液、乳浊液、混悬液,以及供临用前配成溶液或混悬液的无菌粉末或浓溶液。

注射剂的特点:①注射剂可适于不宜口服的药物;②注射剂起效迅速;③注射剂适宜于不能口服给药的患者;④注射剂剂量准确、作用可靠;⑤注射剂可起局部作用、靶向及长效作用;⑥注射剂使用不方便;⑦注射剂注射时产生疼痛,影响病人顺应性;⑧注射剂的生产技术、过程、设备复杂,且要求严格。

按分散体系分类,可将注射剂分为:溶液型注射剂、混悬型注射剂、乳剂型注射剂、注射用无菌粉末。

注射剂的给药途径有:

1) 肌内(intramuscular, im)注射 一次注射量应小于 5 ml。

2) 静脉(intravenous, iv)注射 分为静脉推注与静脉滴注 2 种方法,前者用量为 5~50 ml,后者可达数千毫升。大多数为水溶液,也有乳剂,油溶液或混悬剂不可静脉给药。不得添加抑菌剂。

3) 皮下(subcutaneous, sc)注射 注射量通常为 1~2 ml。必须是无刺激性的水溶液。

4) 皮内(intracutaneous, ic)注射 用量不超过 0.2 ml。

5) 动脉内(intra-arterial)注射。

6) 脊柱腔(vertebra caval)注射 亦称为椎管给药,每次注入量不超过 10 ml,只能使用水溶液,不能添加任何附加剂,必须等渗且等张,pH 值应为 5~8。

注射剂应符合下列质量要求:①无菌;②无热原,特别是注射用水、大体积注射液以及供静脉注射及脊椎腔注射的制剂,均需进行热原检查。③澄明度,不得有肉眼可见的混浊或异物;④pH 值,应与血液 pH 值相等或相近,通常要求在 4~9;⑤安全性;⑥渗透压,应与血浆渗透压相等或接近;⑦稳定性。一些特殊品种必须进行异常毒性、过敏实验、降压物质检查。

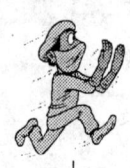

(二) 热原

热原是微生物代谢的产物,是一种内毒素。它能引起一些动物与人的体温异常升高。热原是一种磷脂、脂多糖、蛋白质组成的复合物,其中脂多糖为内毒素的主要成分。

热原的性质有:①耐热性,100℃加热不能破坏热原。在180℃加热3~4小时或在250℃加热30~45分钟可彻底破坏热原。②滤过性,热原的体积很小,在1~50 nm,能通过微孔薄膜等滤器,但反渗透膜能滤除热原。③水溶性。④不挥发性,热原自身无挥发性,但由于能溶于水,会随水蒸气的雾滴被带入蒸馏水。⑤被吸附性,热原易被吸附剂吸附,其中以活性炭的吸附作用最强。⑥热原易被强酸、强碱、强氧化剂破坏,超声波也能破坏热原。

热原污染的途径有:①由溶剂带入,水是注射剂污染热原的最主要原因。注射液配制时必须使用新鲜的注射用水。②由原、辅料带入。③由容器、用具、管道及设备等带入。④由生产过程带入。⑤由使用过程带入。

去除热原的方法:①高温法,热压灭菌可破坏部分热原。干热法处理注射剂的容器可以彻底破坏热原。②酸碱法,强酸、强碱、强氧化剂,如重铬酸钾清洁液、2% 的氢氧化钠溶液可除去玻璃容器或搪瓷用具器壁上的热原。③吸附法,常用活性炭吸附热原,同时有脱色与助滤作用。④离子交换法,强碱性阴离子交换树脂可除去部分热原。⑤反渗透法,通过三醋酸纤维反渗透膜可滤除热原。⑥凝胶滤过法,二乙氨基乙基葡聚糖凝胶(分子筛)可除去水中热原。⑦超滤法,通常采用3.0~15 nm 超滤膜除去热原。

热原的检查:①家兔法(热原检查法);②鲎试剂法(细菌内毒素检查法)。

(三) 注射用水

1. 制药用水的类别及质量要求

制药用水的类别:①原水,为自来水或深井水,其质量应符合国家饮用水的标准。②纯化水,是原水经过蒸馏法、离子交换法、反渗透法或其他适宜的方法制得的供药用的水。纯水可用于配制普通制剂,也可用于非无菌原料药的精制、注射剂容器、塞子等物的初洗。③注射用水,由纯化水经蒸馏所得。可用于注射剂配液、注射剂容器的最后一道洗瓶、无菌原料药的精制。④灭菌注射用水,由注射用水封装后再经灭菌制成。主要用于溶解注射用灭菌粉针剂或稀释注射溶液剂。

制药用水的质量要求:①纯化水规定检查酸碱度、氯化物、硫酸盐、钙盐、硝酸盐、亚硝酸盐、氨、二氧化碳、易氧化物、不挥发物与重金属。②注射用水规定 pH 为 5.0~7.0,氨浓度不大于 0.2 ppm,细菌内毒素小于 0.25 EU/ml,其余检查项目与纯化水相同。③灭菌注射用水除应符合注射用水项下各项规定外,还应符合注射剂项下有关规定。

2. 注射用水的制备

(1) 原水的预处理　可采用的方法有:1) 电渗析法。2) 离子交换法,可得到高化学纯度水,同时还可去除水中的部分细菌、有机物及热原。但制得的去离子水不能取代注射用水,在注射剂生产中主要用于普通制剂的配制、注射用水的制备及容器的初洗。生产中常采用将原水依次经过阳离子树脂床、阴离子树脂床、混合床(阴、阳树脂以一定比例混匀装于同一柱内)。在阳离子树脂床后常加脱气塔。3) 反渗透法,可制得化学纯度、生物学纯度很高的水,不含热原,可作为注射用水。

(2) 注射用水的制备　采用蒸馏法制备,目前使用的设备有多效蒸馏水机。

注射用水的贮存:配料用的注射用水贮存时间不得超过12小时,洗涤用水不得超过24小时,生物制品生产用的注射用水不得超过6小时。注射用水必须在80℃以上保温、65℃以上保温循环或4℃以下存放。

(四) 其他注射用溶剂

除了最常用的注射用水外,还可能用到其他溶剂。

(1)注射用油:常用的油溶剂为注射用大豆油,此外,还有麻油、茶油。以油为溶剂的注射剂只能供肌肉注射。药典规定注射用油应符合:①无异臭、无酸败味,色泽不得深于黄色6号标准液,在10℃时保持澄明。②碘值为79~128,皂化值185~200,酸值不大于0.56。

(2)乙醇:可溶解苷类、生物碱、挥发油等,浓度超过10%时,肌注或皮下注射刺激性大,有疼痛感。

(3)丙二醇:溶解性能好,可延缓药物水解,常用浓度为1%~50%。可供静注与肌注。

(4)聚乙二醇:可供静注使用,也可用注射用水稀释后使用,常用的是PEG-300,PEG-400等,常用浓度为1%~50%。

(5)甘油:不能单独作为注射剂的溶剂,常用浓度为1%~50%。

此外,油酸乙酯、二甲基乙酰胺、苯甲酸苄酯等常与注射用油配合作为混合溶剂使用。

(五)注射剂的附加剂

注射剂中除主药与溶剂外,还加入适宜的附加剂。常用的注射剂附加剂见表6-1。

表6-1 注射剂常用附加剂

附加剂	浓度范围(%)	附加剂	浓度范围(%)
(1)pH调节剂及缓冲液		(5)金属离子螯合剂	
盐酸	适量	乙二胺四乙酸二钠(EDTA-Na$_2$)	0.01~0.05
乳酸	0.1	(6)抑菌剂	
氢氧化钠	适量	苯酚	0.5
枸橼酸,枸橼酸钠	0.5,4.0	三氯叔丁醇	0.5
酒石酸,酒石酸钠	0.65,1.2	苯甲醇	1~2
磷酸氢二钠,磷酸二氢钠	1.7,0.71	甲酚	0.5
碳酸氢钠,碳酸钠	0.005,0.06	氯甲酚	0.5
醋酸,醋酸钠	0.22,0.8	硫柳汞	0.01
(2)增溶剂、润湿剂、乳化剂		(7)等渗调节剂	
聚氧乙烯蓖麻油	1~65	氯化钠	0.5~0.9
聚山梨酯80	0.5~4.0	葡萄糖	4~5
泊洛沙姆188	0.2	甘油	2.25
卵磷脂	0.5~2.3	(8)止痛剂	
脱氧胆酸钠	0.2	三氯叔丁醇	0.5
(3)助悬剂		苯甲醇	1~2
聚维酮	0.2~1.0	盐酸普鲁卡因	1.0
明胶	2.0	利多卡因	0.5~1.0
甲基纤维素	0.03~1.0	(9)粉针填充剂	
羧甲基纤维素钠	0.05~0.75	乳糖	1~8
果胶	0.2	葡萄糖	1~10
(4)抗氧剂		蔗糖	2~5
亚硫酸钠	0.2	甘露醇	1~10
焦亚硫酸钠	0.2	(10)蛋白质药物保护剂	
亚硫酸氢钠	0.2	乳糖	2~5
硫代硫酸钠	0.2	蔗糖	2~5
硫脲	0.2	麦芽糖	2~5
二丁基羟基甲苯(BHT)	0.005~0.02	甘氨酸	1~2
丁基羟基茴香醚(BHA)	0.005~0.02	人血清白蛋白	1~2

1. pH 调节剂

pH 的调节应从机体的适应性、注射液的稳定性两方面考虑。小体积注射剂要求 pH 值为 4～9；大体积静脉注射剂要求尽可能接近血液 pH 值(7.35～7.45)；椎管注射要求 pH 值严格接近 7.4。

常用的 pH 调节剂有：①强酸强碱类，如盐酸、稀硫酸、氢氧化钠、氨水等；②有机酸碱类，如酒石酸、乳酸、枸橼酸、谷氨酸、乙二胺等。应根据药物选择 pH 调节剂。③缓冲液，常用的有磷酸、枸橼酸、醋酸及其盐类组成的缓冲液。

2. 渗透压调节剂

注射液的渗透压与血浆渗透压相等时称为等渗溶液，等渗属于物理化学的概念。等张溶液是指与红细胞膜张力相等的溶液，等张属于生物学的概念。一些药物的等渗溶液即为等张溶液，但有些药物的等渗溶液并非等张溶液。

常用的渗透压调节剂有：氯化钠、葡萄糖、甘油、山梨醇、氯化钙、氯化钾、碳酸钠等。其中氯化钠、葡萄糖最常用。

调节等渗方法如下。

1) 冰点降低数据法：血浆的冰点为 −0.52 ℃，任何溶液只要其冰点降低为 −0.52 ℃，即与血浆等渗。可用下式计算等渗调节剂的用量。

$$W = \frac{0.52 - a}{b} \tag{6-1}$$

式中：W 为所需加入等渗调节剂的百分含量；a 为药物溶液的冰点下降度数；b 为等渗调节剂的 1%(g/ml)溶液的冰点下降度数。

2) 氯化钠等渗当量法：氯化钠等渗当量系指与 1 g 药物呈等渗效应的氯化钠的克数。

3) 临床上输液渗透压摩尔浓度的计算：渗透压摩尔浓度的单位通常以每升溶液中溶质的毫渗透压摩尔(mOsmol)表示，按下式计算

$$\text{毫渗透压摩尔浓度(mOsmol/L)} = \frac{\text{溶质的量(g/L)}}{\text{摩尔质量(g/mol)}} \times n \times 1\,000 \tag{6-2}$$

式中：n 为溶质分子溶解时生成的离子数。如葡萄糖 $n=1$，氯化钠 $n=2$，氯化钙 $n=3$。

正常人体血液中阳离子共产生 149 mOsmol 的渗透压摩尔浓度，阴离子产生等量的渗透压，所以血液的总毫渗透压摩尔浓度约为 298 mOsmol，正常范围为 280～310 mOsmol。

(六) 空气净化技术

空气净化技术是指为了达到净化要求而采用的净化方法。

生产区域分为一般生产区、控制区、洁净区。各洁净度的标准见表 6-2。洁净度级别不同的房间应保持大于 5 帕(Pa)的静压差，洁净室与室外大气应保持大于 10 Pa 的静压差。无特殊要求时，洁净室的温度为 18～26 ℃，相对湿度为 45%～65%。

表 6-2 洁净度标准

洁净级别	尘粒最大允许数(m^3)		微生物最大允许数(m^3)	
	≥0.5 μm	≥5 μm	浮游菌	沉降菌
100 级	3 500	0	5	1
10 000 级	350 000	2 000	100	3
100 000 级	3 500 000	20 000	500	10
300 000 级	10 500 000	60 000	1 000	15

药品品种不同、生产工艺不同，对环境的洁净度要求不同，见表 6-3。

表6-3 各种注射剂及工序对洁净度的要求

100级	①最终灭菌的药品:大体积注射剂的灌封。②非最终灭菌的药品:灌封前不需除菌滤过的药液配制;注射剂的灌封、分装和压塞;直接接触药品的包装材料的最终处理后的暴露环境。③无菌制剂、注射原料药的精制、烘干、分装
10 000级	①最终灭菌药品:注射剂的稀配、滤过、小体积注射剂的灌封;直接接触药品的包装材料的最终处理。②非最终灭菌的药品:灌装前需除菌滤过的药液的配制
100 000级	①最终灭菌的药品:注射剂的浓配或采用密闭系统的稀配。②非最终灭菌的药品:轧盖工序、直接接触药品的包装材料最后一次精洗的最低要求

洁净室净化方法:

1)空气过滤的机理及影响因素

空气过滤的机理有:①惯性作用;②扩散作用;③拦截作用;④静电作用;⑤分子间范德华力。影响空气过滤的因素有:①尘粒粒径;②过滤风速;③纤维直径与密实性;④附尘作用。

2)空气过滤器:分为初效、中效、高效3种。初效过滤器主要滤除大于5 μm的浮尘,并可延长中、高效过滤器的寿命。中效过滤器主要用于滤除大于1 μm的浮尘,具有阻力小、过滤效率高、大风量、容尘量大、质量轻等特点,通常置于高效过滤器之前。高效过滤器可滤除微小粒子,对0.3 μm以上的微粒过滤效率可达99.97%,通常装于通风系统的末端。具有效率高、阻力大、不能再生的特点。100 000级必须配有初效与中效过滤器,10 000级与100级必须配初、中、高效三级过滤器。

3)洁净室的气流:①层流,指空气沿相互平行的单一方向流动,各流线间的尘粒不易相互扩散,随气流方向流出室外,可达到100级的洁净度。②乱流,也称为紊流,指气流按不规则的运动轨迹流动。常规净化室空气的流动属于紊流。只能除去部分粒子,只能净化空气至10 000级。

(七)灭菌法与无菌操作法

灭菌法系指杀死或去除所有微生物的繁殖体和芽孢的方法。灭菌系指用物理或化学方法杀死或去除所有的致病和非致病微生物的繁殖体和芽孢。防腐系指用物理或化学方法抑制微生物生长繁殖。消毒系指用物理或化学方法杀死或去除病原微生物。

1. 物理灭菌法

(1)干热灭菌法

1)火焰灭菌:适于耐火焰材料的灭菌,如金属、玻璃及瓷器等。

2)干热空气灭菌

干热灭菌的条件为:135~145 ℃灭菌3~5小时;160~170 ℃灭菌2~4小时;170~180 ℃灭菌1小时以上;250 ℃灭菌45分钟以上。该法适于耐高温的玻璃器具、金属容器、耐高温的药物粉末及不允许湿气穿透的油性物质(如油脂性软膏基质、注射用油等)的灭菌,不适于橡胶、塑料及大部分药品。

(2)湿热灭菌法

1)热压灭菌:系指使用高压饱和水蒸气进行灭菌的方法,是湿热灭菌中最可靠的方法。该法适用于耐热压灭菌的药物、玻璃器皿、金属容器、瓷器、橡胶塞、滤膜过滤器、医院手术用品等的灭菌。对大体积注射剂灭菌时应首选热压灭菌方法。

热压灭菌的灭菌条件为:115.5 ℃(67 kPa),30分钟;121.5 ℃(97 kPa),20分钟;126.5 ℃(139 kPa),15分钟。

影响湿热灭菌的因素有:①微生物的种类、发育阶段和数量;②注射液的性质,在中性药液中的耐热性最大,其次为碱性药液,酸性不利于微生物生长;③药物的稳定性;④蒸汽性质,饱和蒸汽热含量高、穿透力强,灭菌效力高。

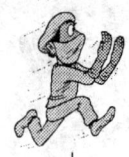

常用的灭菌器为热压灭菌柜。使用时因注意:①应按规程正确操作;②使用前必须将柜内的空气排尽;③灭菌时间必须从所有被灭菌物品的温度真正达到要求的温度算起;④灭菌完毕,注意避免由于内外压力差引起产品破损及事故。

2)流通蒸汽灭菌法与煮沸灭菌法:时间一般为30~60分钟。不能保证杀死所有的耐热芽孢,适用于必须加热灭菌,但不耐高温的药物。

3)低温间歇灭菌:该法适于不耐高温的药物,灭菌效果不可靠。

(3)射线灭菌法

1)紫外线灭菌法:仅用于空气及表面的灭菌。

2)辐射灭菌法:系指用γ射线杀死细菌的方法。通常由 ^{60}Co 产生γ射线。该法穿透力强、灭菌效力高。适于不耐热固体药物与药用材料的灭菌。

3)微波灭菌法:利用微波(电磁波)产生的热能杀死微生物的方法。

此外,还有超声波灭菌法。

(4)过滤除菌法　孔径小于 0.2 μm 的滤器均可滤除细菌。该法适于不能加热灭菌的药液、气体、水等的灭菌。

2. 化学灭菌法

化学灭菌法系指用化学药品杀死微生物的方法。化学杀菌剂只对繁殖体有效,不能杀死芽孢。

(1)气体灭菌法　可作为气体灭菌用的有环氧乙烷、臭氧、过氧乙酸、甲醛、丙二醇、乳酸等。以环氧乙烷最为常用。气体灭菌法用于塑料容器、玻璃制品、金属制品、橡胶制品等表面,设备表面,室内空气的灭菌,也可用于包装纸箱,注射针、筒,衣着敷料,纸或塑料包装的药物的灭菌。

(2)化学杀菌剂灭菌法　常用的有 0.1%~0.2% 的新洁尔灭溶液,2% 左右的酚或甲酚皂液,75% 的乙醇液等。主要作为物体表面,无菌室墙面、地面、台面等的消毒。

3. 无菌操作法

无菌操作法是整个过程控制在无菌条件下进行的一种操作方法。当采用加热灭菌法灭菌后,药物发生变质、变色或含量降低等情况时可采用无菌操作法制备。

4. 灭菌的验证

为了保证产品的无菌,必须对灭菌方法的可靠性进行验证。可应用 F 与 F_0 值。

(1)D 值　一定温度下,将微生物杀灭 90% 或使之降低一个对数单位所需时间即为 D 值。它可用来描述微生物的耐热性。

(2)Z 值　降低一个 1g D 值需升高的温度数,即灭菌时间减少为原来的 1/10 所需要升高的温度数。Z 值可定量描述微生物对灭菌温度变化的敏感性,Z 值越大,敏感性越弱。

(3)F 值　在一定温度(T)下给定 Z 值所产生的灭菌效果与 T_0 下给定 Z 值所产生的灭菌效果相同时所相当的时间,单位为分钟。F 值常用于干热灭菌。

(4)F_0 值

1)物理 F_0 值:一定灭菌温度(T)下、Z 值为 10 ℃ 所产生的灭菌效果与 121 ℃、Z 值为 10 ℃ 所产生的灭菌效果相同时所相当的灭菌时间。

2)生物 F_0 值:以相当于 121 ℃ 热压灭菌时,杀死容器中所有微生物所需要的时间。

计算 F_0 值时,应考虑增加安全因素,通常增加 50%。

(5)影响 F 值与 F_0 值的因素　①温度;②容器大小、形状及热穿透性等;③灭菌产品溶液性质、填充量;④灭菌器中灭菌物品的数量与分布;⑤灭菌产品微生物的污染数量。

(八)小体积注射剂的制备

1. 注射剂制备的工艺流程

注射剂制备工艺流程如图 6-1 所示。

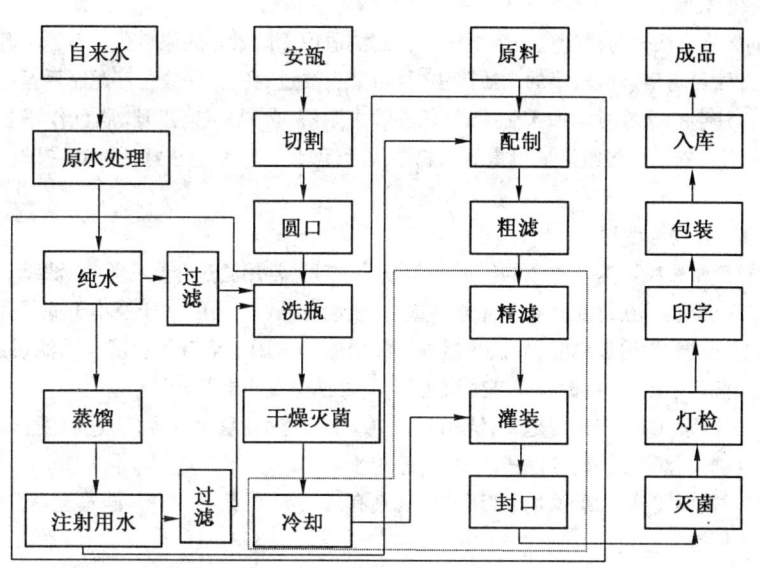

图6-1 注射剂制备工艺流程

2. 原辅料的准备

供注射用的原辅料,必须符合现行版《中国药典》规定的各项检查和含量限度。

3. 注射剂的容器与处理

注射剂的容器系指安瓿、玻璃小瓶、大体积注射液瓶或塑料容器。安瓿有曲颈安瓿与粉末安瓿,容积有1、2、5、10、20 ml等。

(1)玻璃容器的质量要求

1)应无色透明,便于进行澄明度、杂质、变质情况检查。

2)应具有低膨胀系数、优良的耐热性,不易爆裂。

3)应具有高度的化学稳定性,不影响药液性质,也不被药液侵蚀。

4)应具有低熔点,易于熔封。

5)不得有气泡、麻点与砂粒。

(2)玻璃的组成与适用范围 中性硬质玻璃(低硼硅酸盐玻璃)适用于弱酸性与中性药液;含钡玻璃适用于碱性较强的药液;含锆玻璃适用于具有腐蚀性的药液。

(3)安瓿的质量检查 物理性能检查包括安瓿外观、尺寸、应力、清洁度、热稳定性等。化学性质检查包括耐酸性、耐碱性、中性检查。装药试验:当安瓿材料变更或进行新药研制时,还需进行装药试验。

(4)安瓿的割颈与圆口。

(5)安瓿的洗涤 安瓿通常用去离子水灌瓶蒸煮30分钟。质量较差的安瓿可灌入0.5%的醋酸水溶液,蒸煮30分钟。安瓿的洗涤方法有:①甩水洗涤法,适用于小于5 ml的安瓿。②加压喷射气水洗涤法,适用于大安瓿的洗涤。冲洗顺序为气→水→气→水→气,一般4~8次。该法的关键是空气和洗涤用水的过滤,特别是空气过滤。洗净的瓶子应在4小时内灭菌并立即使用。

(6)安瓿的干燥与灭菌 安瓿洗净后,可在120~140 ℃干燥2小时。用于无菌操作或低温灭菌制品时,应在180 ℃干热灭菌1小时以上。或采用隧道式烘箱干燥。目前多用隧道式红外线烘箱,温度可高达250~350 ℃,通常350 ℃、5分钟即可达灭菌目的。灭菌过的空安瓿应在有净化空气保护下存放,存放时间不能超过24小时。

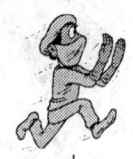

4. 注射液的配制

注射剂的配制方法分为稀配法与浓配法。稀配法适用于质量好的原料药。若原料药质量较差时可用浓配法,此法可将溶解度较小的杂质除去,且可节省滤过时间。一般药液配制后至灌装完毕不得超过12小时。注射剂配液时常加入活性炭,能够除去杂质、热原,且有助滤、脱色作用。一般用量小于0.3%(g/g)。易被活性炭吸附或贵重的药物不加活性炭。此外,须注意活性炭在碱性药液中会出现"胶溶"。

5. 注射液的滤过与灌封

(1)过滤机理及影响因素　过滤的机理有:①过筛作用,常用滤过介质有筛布、滤纸、微孔滤膜、反渗透膜等。②深层截留:在过滤介质内部通过重力、惯性、扩散等作用,大于及小于滤器孔径的微粒均可被滤除。如砂滤棒、垂熔玻璃滤器、钛滤器等。深层滤器常用于溶液的初滤。③滤饼过滤,大量微粒堆积在滤器外部,形成滤饼,微粒间产生架桥作用,可滤除更小微粒。

影响滤过的因素:①操作压力越大,滤速越快;②孔径越小,滤速越慢;③过滤面积越大,滤速越快;④药液黏度越大,滤速越慢;⑤滤渣越厚,滤速越慢。

为提高过滤效率,需要加助滤剂,常用的助滤剂有活性炭、纸浆、滑石粉、硅藻土等。

(2)滤器的种类与特点

1)砂滤棒:依据滤速快慢分为粗号、中号、细号。包括硅藻土滤棒和多孔素瓷滤棒。前者质地较松散,适用于黏度高、浓度大药液的滤过。后者质地致密,适用于黏度低的药液过滤。砂滤棒易脱砂,吸附药液,清洗困难,可能改变药液pH。通常用于粗滤。

2)钛滤器:用于预滤,通常作为脱炭过滤使用。重量轻、不易破碎,过滤阻力小。

3)垂熔玻璃滤器:由硬质中性玻璃烧结而成。依据孔径不同有不同型号,通常3号用于常压过滤,4号用于加压或减压过滤,6号用于无菌过滤。该类滤器性质稳定,不掉渣,吸附性低,不影响药液pH,可热压灭菌。除强碱、氢氟酸外,适用于药液的精滤。但价格贵,易破损。

4)板框式压滤器:由支撑框架与滤材板组装而成。过滤面积大,截留固体量多。常用于中草药的提取、分离或预滤。

5)微孔滤膜滤器:微孔滤膜的孔径小且均匀,截留能力强;孔隙率高,阻力很小,滤速快;无纤维与碎屑脱落,不污染滤液;滤膜薄且轻,不吸附药液,不影响药液的pH值;用后弃去,不会产生交叉污染。但容易堵塞,有些膜的稳定性不佳。孔径为0.6~0.8 μm的微孔滤膜适用于注射液澄清过滤;孔径为0.3 μm或0.22 μm者适用于不耐热药物的除菌过滤。滤膜材料有多种,醋酸纤维素膜可用于水溶液、低级醇、油类的过滤。硝酸纤维素膜可用于水溶液、烃类、高级醇、油类的过滤。两者混合制成的纤维素酯膜可用于水溶液、稀酸、稀碱、烃、醇等的过滤。聚酰胺膜可用于碱类、弱酸、稀酸、普通有机溶剂的过滤;聚四氟乙烯膜可用于酸类、碱类、有机溶剂的过滤,可耐受260 ℃的高温。

(3)过滤装置

1)高位静压过滤装置:压力稳定,但滤速较慢。

2)减压过滤装置:适于各种滤器,压力不够稳定,操作不当,易使滤层松动,影响滤过质量。

3)加压过滤装置:常用于大生产,压力稳定,滤速快,质量好。

(4)注射剂的灌封　需注意以下问题:①剂量不准确;②封口不严;③鼓泡;④焦头;⑤瘪头;⑥通惰性气体时,使用前惰性气体应经严格处理。

6. 注射液的灭菌与检漏

注射剂灌封后必须尽快灭菌。对于耐热的药物,可采用115 ℃、30分钟灭菌。对于不耐热以及避菌条件较好的情况,1~5 ml安瓿可采用100 ℃、30分钟流通蒸汽灭菌,10~20 ml安瓿可采用100 ℃、45分钟流通蒸汽灭菌。灭菌完毕应立即进行检漏。

7. 注射剂的质量检查

(1)装量检查。

(2)无菌检查。

(3)澄明度检查　注射剂中常见的肉眼可见的微粒有小白点、纤维、雾状物、微量沉积物、色点、玻屑、金属屑等。澄明度检查用人工目检,检查应在避光室或暗处进行,此外还有半自动检查机械、自动检查机。

(4)热原检查。

(5)其他检查　每个注射剂产品均要求测定主药含量,进行鉴别、pH值检查等,对于生物制品应进行降压物质检查,一些特殊检查项目根据药物性质或生产工艺还有具体要求。

8. 注射剂的印字与包装

注射剂的印字包括名称、规格、批号等。包装有纸盒包装、塑料包装。

9. 注射剂新产品试制

(1)注射剂的研究程序　首先根据药物性质及临床需要,确定注射剂的类型(溶液型、混悬型或乳剂型),其次研究稳定性及其影响因素。根据研究结果进行处方设计,设计合理的工艺路线,并预测有效期。最后制定质量标准,进行药理实验及临床观察。

(2)溶液型注射剂试制　首先通过查阅文献,得到与药物有关的物理化学性质。第二步测定药物的溶解度。第三步考察药物的稳定性及其影响因素,对于易水解的药物重点考虑pH值、溶剂、稳定剂等因素,对于易氧化的药物主要考虑氧气、光线、金属离子、pH值的影响,同时筛选氧化剂。第四步进行处方设计和稳定性预测。最后进行质量标准、毒性实验、药理实验与临床观察。

(3)混悬型注射剂的试制　要求粒径一般小于15 μm,15～20 μm的不应超过10%;粒子大小要均匀,通针性好,再分散性好;粒子不沉降,贮存中不结块。因此在混悬型注射剂的试制中主要考虑原料微粉化及粒子的物理稳定性问题。混悬型注射剂的制备可采用先制备符合要求的无菌原料,再将其分散到含有附加剂的灭菌溶液中。或采用灭菌溶液微粒结晶法。此外,还应考虑晶型的影响,注意防止发生晶型转变,可考虑加入助悬剂和表面活性剂。

(九)大体积注射剂

1. 概述

大体积注射剂,通常称为输液,系指由静脉滴注输入体内的大剂量注射剂,体积大于50 ml。

大体积注射剂的种类:电解质输液、营养输液、胶体输液、含药输液。

大体积注射液的质量要求:大体积注射液的质量要求与小体积注射剂基本上一致,但由于大体积注射剂静脉注射一次注入量大,故对无菌、无热原、澄明度要求更高。大体积注射液应为等渗或偏高渗,不得添加任何抑菌剂,不能产生过敏反应,不得含有降压物质。对于混悬型或乳剂型输液,粒径应小于1 μm。对于胶体输液,代血浆不能妨碍血型试验、红细胞携氧功能,不产生蓄积。

2. 大体积注射剂的制备

大体积注射液的生产工艺流程见图6-2。

(1)大体积注射剂的容器及处理

1)大体积注射液玻璃瓶:制瓶车间洁净度较高,且制成后立即密封的玻璃瓶可用过滤的注射用水冲洗即可。已存放一定时间的玻璃瓶可采用酸洗法。新瓶及洁净度较好的玻璃瓶可采用碱洗法。

2)橡胶塞

质量要求:①富有弹性与柔软性,针刺后立即闭合,可耐受多次穿刺而无碎屑脱落;②可耐受溶剂,不污染药液;③可耐受高温灭菌;④化学稳定性高,不与药液发生化学反应;⑤对药液中的成分吸附小;⑥无毒性与溶血性。

胶塞清洗时先用碱处理除去硬脂酸、硫化物,冲净碱液后再酸处理除去钙、镁离子等,再用水冲至中性后纯水煮沸,最后用注射用水清洗。清洗后的胶塞应在规定时间内用125 ℃干热灭菌或热压蒸汽灭菌。灭菌后的胶塞应在24小时内使用。

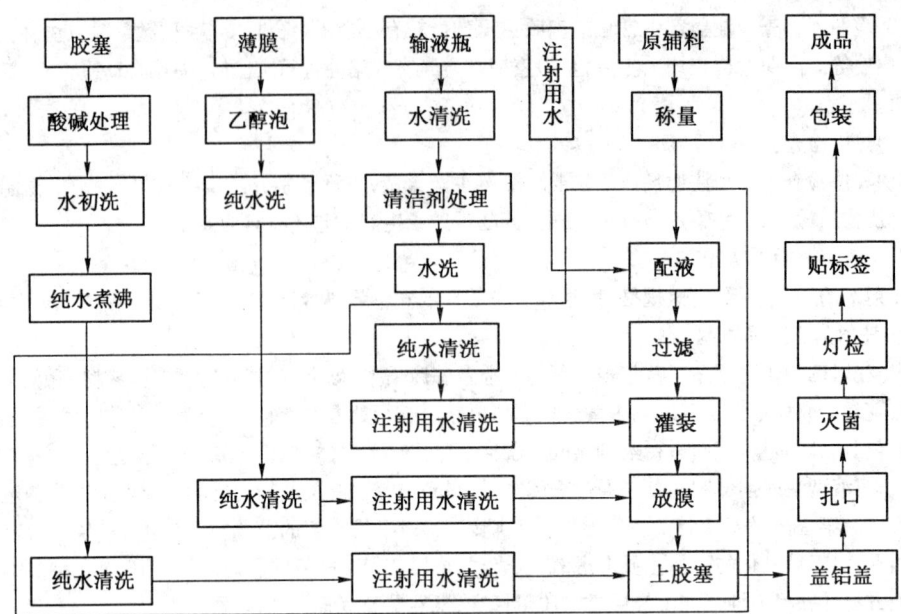

图 6-2 大体积注射液生产工艺流程

3)隔离膜:涤纶膜适于中性与偏酸性药液,不耐碱。聚丙烯薄膜适于碱性药液。涤纶薄膜清洗时先将薄膜散开,用95%乙醇浸泡8小时以上,再用蒸馏水洗涤并浸没,112～115℃加热处理30分钟,再用注射用水漂洗至漂洗水澄明度符合要求。

4)塑料容器:采用聚氯乙烯、聚丙烯、聚乙烯等制成。具有无毒、化学稳定性好、重量轻、运输方便、不易破损、可热压灭菌的优点。但塑料薄膜有一定的透气性、透湿性。

(2)大体积注射剂的配制、滤过、灌封、灭菌　大体积注射液的配制、滤过、灌封、灭菌基本上与小体积注射剂相同。配液多用浓配法,配液时通常需用0.01%～0.5%的活性炭处理。

大体积注射剂过滤时,先用滤棒等预滤或初滤,再用垂熔玻璃滤器与微孔薄膜滤器精滤。常采用加压过滤装置。为了提高过滤效率,常采用高温滤过。

大体积注射剂的灌封如下:灌注、加膜、塞胶塞、轧盖。灌封区域必须达到100级洁净度。

大体积注射剂灌封后应立即进行灭菌,从配液到灭菌不宜超过4小时。通常采用热压灭菌,121℃,30分钟,塑料袋大体积注射剂常采用109℃,45分钟。

(3)大体积注射剂的质量检查　大体积注射剂的一般检查项目与小体积注射剂相同。澄明度、热原、无菌检查要求更严格。对于乳剂型或混悬型的输液要求粒径80%小于1μm,不得有大于5μm的微粒,且粒子大小均匀。

3. 大体积注射剂存在的问题及解决方法

(1)澄明度问题　输液出现的微粒有:小白点、纤维、雾状物、有颜色的点状或其他形状的异物、玻屑、瓶壁挂水。微粒主要来源于:①原料与附加剂;②输液容器与附件;③生产过程中;④使用过程中。

(2)热原反应。

(3)染菌　大体积注射剂染菌后会出现雾团、浑浊、产气等现象,有时外观无变化,但输入体内会立即产生脓毒症、败血症、热原反应等严重后果。染菌的原因有:生产过程中被污染;灭菌不彻底;瓶塞松动漏气。

(十)注射用无菌粉末

1. 概述

注射用无菌粉末,又称为粉针,按生产工艺条件不同可分为两类:注射用无菌分装产品系将原料药精制成无菌原料药后直接进行无菌分装密封得到的产品。冷冻干燥制品系将药物配制成无菌溶液,再进行冷冻干燥,除去水分后密封得到的产品。在水溶液中不稳定或加热灭菌时不稳定的药物大多采用制成无菌分装产品。一些在水中稳定但加热即分解失效的药物常制成冷冻干燥制品。

2. 注射用无菌粉末的制备

(1)注射用无菌分装产品

1)工艺流程

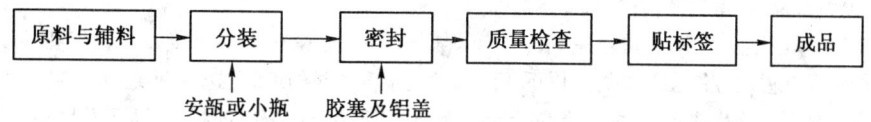

2)工艺

①原辅料及容器的处理:原料必须精制为无菌粉末。安瓿或广口小瓶及胶塞按注射剂的要求进行处理,且必须进行灭菌处理。

②分装:分装须在100级洁净环境中按无菌操作法进行,分装后的小瓶应立即加塞并用铝盖密封,安瓿应立即熔封。

③灭菌及异物检查:干燥状态下耐热的品种,可进行补充灭菌,不耐热的品种应严格进行无菌操作。成品的异物检查在传递带上进行人工目检,澄明度检查为抽检。

3)质量检查:无菌粉末的质量控制与注射剂基本相同。

(2)注射用冷冻干燥制品的制备

1)冷冻干燥的原理

冷冻干燥产品的特点:①可避免药物受热分解;②制得的产品疏松,加水后迅速溶解恢复药液特性;③含水量低,通常为1%~3%;④产品中微粒比直接分装产品少;⑤剂量准确,产品外观好。缺点为不能任意选择溶剂;需特殊设备,成本高;有时产品重新溶解后出现混浊。

冷冻干燥的原理:由水的三相图可知,在610.38 Pa(4.58)mmHg下,0.0098 ℃时冰、水、汽三相可共存。当压力低于610.38 Pa时,只有固态冰和气态存在,可通过升高温度或降低压力使冰从固态直接变成气态。冷冻干燥即是基于此原理。

2)冷冻干燥工艺过程

工艺流程:

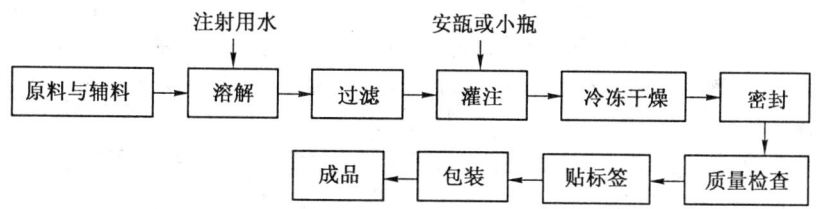

工艺:

①配液与过滤:冷冻干燥制品的配液、过滤与注射剂基本相同。当剂量较小时,需要加填充剂。有时需加蛋白质药物保护剂。应利用无菌过滤技术。

②分装,通常分装的液面深度为1~2 cm,最深不得超过容器深度的1/2。分装应在100级空气洁净条件下,采用无菌操作法。

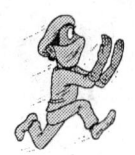

③冷冻干燥,冷冻干燥之前,应先确定药液的低共熔点。冷冻干燥包括预冻、升华干燥、再干燥3个过程。预冻温度应比产品的低共熔点低 10~20 ℃,否则抽真空时,存在于其中的少量的液体"沸腾",使产品表面凹凸不平。预冻方法有速冻法和慢冻法。速冻法易形成细微冰晶,制得产品疏松易溶;慢冻法形成的结晶较粗。通常预冻的时间为 2~3 小时。升华干燥可采用一次升华法或反复预冻升华法。一次升华法适用于低共熔点为 -10~-20 ℃ 的产品,且溶液浓度、黏度不大,装量厚度为 10~15 mm 的情况;反复预冻升华法适用于低共熔点较低,或结构较复杂、黏稠的产品。升华干燥完成后,为除去残余的水分,需将温度适当升高进行再干燥。

④密封,冷冻干燥结束后,应立即密封。

3)冷冻干燥中存在的问题及解决办法

①含水量偏高:容器中装入的药液过厚,升华干燥过程中热量供给不足,真空度不够,冷凝器温度偏高均会使产品含水量偏高,可针对具体情况加以解决。

②喷瓶:预冻温度过高,预冻不完全,升华干燥时供热过快,受热不均,使部分产品熔化导致喷瓶。因此必须将预冻温度控制在低共熔点以下 10~20 ℃,且升华时的加热温度不超过低共熔点。

③产品外形不饱满或萎缩:由于产品结构致密,水汽不能完全逸出,制品因潮解而导致外形不饱满或萎缩。可通过加入填充剂或采用反复预冻的方法加以解决。

(十一)眼用液体制剂

1. 概述

眼用液体制剂系指供洗眼、滴眼用的液体制剂。滴眼剂(eye-drops)系指供滴眼用的液体制剂,以水溶液为主,包括少数水混悬液。滴眼剂主要起眼部的杀菌、消炎、散瞳、缩瞳、麻醉等作用。洗眼剂系指供眼部冲洗、清洁用的灭菌水溶液。

滴眼剂的质量要求:①pH 值,正常眼可耐受的 pH 范围为 5~9。②渗透压,眼球可适应的渗透压相当于 0.6%~1.5% 的氯化钠溶液。③无菌,用于眼外伤时要求绝对无菌,且不允许加入抑菌剂。用于无眼外伤的滴眼剂要求无致病菌,不得有绿脓杆菌和金黄色葡萄球菌,可加抑菌剂。④澄明度,溶液应澄明,特别是不得有玻璃屑。混悬液型滴眼剂要求含 15 μm 以下的颗粒不得少于 90%,50 μm 的颗粒不得超过 10%,不应有玻璃,颗粒应该容易摇匀,不得结块。⑤黏度,黏度应在 4.0~5.0 Pa·s 之间。⑥稳定性,滴眼剂要有一定的稳定性。

眼部的药物吸收如下。

1)眼部药物吸收的途径:眼部吸收有经角膜渗透和不经角膜渗透两种方式,角膜吸收是眼局部用药的有效吸收途径,不经角膜的途径是药物经过眼部进入体循环的主要途径。角膜组织为脂质-水-脂质结构,药物必须具有适宜的亲水性和亲油性才能透过角膜。脂溶性药物一般经过角膜渗透吸收,亲水性药物及多肽蛋白质类药物主要通过结膜、巩膜途径吸收。

2)影响眼部吸收的因素:①药物从眼睑缝隙的损失。②pH 与 pKa,既有脂溶性又有水溶性的药物较易透过角膜。完全解离或完全不解离的药物不能透过完整的角膜。③刺激性,刺激性较大时,加快药物流失。④表面张力,滴眼剂的表面张力越小,药物吸收增加。⑤黏度,增加水溶液的黏度有利于药物渗透。

眼黏膜给药的特点:①眼部给药方便、经济。②药物经过眼部吸收可避免肝脏首过效应。③眼部对免疫反应不敏感,可用于多肽、蛋白质类药物的给药。④刺激性。⑤药物损失。⑥药液停留时间短。⑦病人顺应性差。

2. 滴眼剂的处方设计与常用附加剂

滴眼剂处方设计时应考虑药物的溶解度、稳定性、刺激性(如等渗调节等)、无菌度等。

(1)pH 值调节剂　常用的有:磷酸盐缓冲液、硼酸盐缓冲液、醋酸钠-醋酸缓冲液、硼酸等。

(2)等渗调节剂　相当于 0.8%~1.2% 氯化钠浓度的溶液对眼无刺激。可用氯化钠、硼酸、硼砂、葡萄糖、氯化钾等调节渗透压。

(3)防腐剂 要求抑菌剂不但有效,而且作用迅速。可用于眼用溶液的抑菌剂有:

1)有机汞类,为常用的抑菌剂,如硝酸苯汞、硫柳汞。

2)季铵盐类,常用的有苯扎氯铵、苯扎溴铵。

3)醇类,常用的三氯叔丁醇、苯乙醇。

4)酯类,常用的为对羟基苯甲酸酯类,即尼泊金类,常用的有甲酯、乙酯、丙酯与丁酯。

5)酸类,常用的为山梨酸。

(4)助悬剂与增稠剂 滴眼剂合适的黏度是 4.0~5.0 Pa·s。常用的增黏剂有甲基纤维素(MC)、聚乙烯醇(PVA)、聚维酮(PVP)、羟丙甲纤维素(HPMC)等。

(5)稳定剂 为防止易氧化药物的氧化可在滴眼剂中加入抗氧剂等稳定剂。

3.滴眼剂的制备

(1)容器及包装材料的处理 有玻璃瓶与塑料瓶两种,玻璃瓶的洗涤方法与注射剂相同。

(2)制备工艺

1)药物性质稳定者

原辅料配液→过滤→灭菌 ⎤
　　　　　　　　　　　　⎬ 无菌灌装→质量检查→印字包装→成品
滴眼瓶、帽、塞洗涤→灭菌 ⎦

2)主药不耐热的品种,全部按照无菌操作法制备。

3)用于眼部手术或眼外伤的制剂,必须制成单剂量包装,按注射剂工艺进行制备,保证完全无菌。洗眼剂按输液工艺进行制备。

习题

(一)名词解释

1.注射剂　2.等渗溶液　3.等张溶液　4.灭菌法　5.防腐　6.消毒　7.D值　8.Z值　9.F值　10.F_0值　11.滴眼剂

(二)选择题

单项选择题

1.下列关于输液剂制备的叙述,正确的是

A.输液从配制到灭菌的时间一般不超过 12 小时　B.稀配法适用于质量较差的原料药的配液　C.输液配制时用的水必须是新鲜的灭菌注射用水　D.输液剂灭菌条件为 121 ℃、45 分钟　E.药用活性炭可吸附药液中的热原且可起助滤作用

2.以下有关热原性质的描述,错误的是

A.能通过一般滤器　B.具有水溶性　C.可被活性炭吸附　D.115 ℃、35 分钟热压灭菌能破坏热原　E.不具有挥发性

3.灭菌制剂灭菌的目的是杀死

A.热原　B.微生物　C.芽孢　D.细菌　E.真菌

4.氯霉素眼药水中加入硼酸的主要作用是

A.调节 pH 值　B.增溶　C.防腐　D.增加疗效　E.以上都不是

5.安瓿剂通常采用的灭菌方法是

A.115 ℃、30 分钟　B.121 ℃、20 分钟　C.115 ℃、15 分钟　D.100 ℃、30 分钟　E.100 ℃、20 分钟

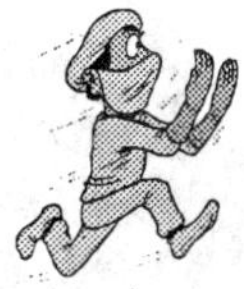

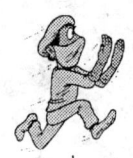

6. 验证热压灭菌法可靠性的标准是
   A.F值　B.Z值　C.N值　D.F_0值　E.D值

7. 可除去输液瓶上的热原的方法是
   A.250℃干热灭菌30分钟　B.用活性炭处理　C.用灭菌注射用水冲洗
   D.2%氢氧化钠溶液处理　D.用75%乙醇处理

8. 可用于脊椎腔注射的是
   A.乳浊液　B.油溶液　C.混悬液　D.水溶液　E.胶体溶液

9. 以下关于抑菌剂的叙述,错误的是
   A.抑菌剂应对人体无毒、无害　B.供静脉注射用的注射剂不得添加抑菌剂　C.脊柱腔注射用的注射剂必须添加抑菌剂　D.添加抑菌剂的注射剂仍须进行灭菌　E.苯酚可作为注射剂的抑菌剂

10. 下列有关微孔滤膜的叙述,错误的是
    A.孔径小,容易堵塞　B.截留能力强　C.孔径小,滤速慢　D.不影响药液的pH值　E.吸附性小,不滞留药液

11. 下列有关注射剂的制备,正确的是
    A.精滤、灌封、灭菌在洁净区进行　B.配制、精滤、灌封在洁净区进行　C.灌封、灭菌在洁净区进行　D.配制、灌封、灭菌在洁净区进行　E.精滤、灌封、安瓿干燥灭菌后冷却在洁净区进行

12. 在注射剂中加入焦亚硫酸钠作为
    A.金属离子络合剂　B.抑菌剂　C.抗氧剂　D.止痛剂　E.助悬剂

13. 葡萄糖注射液的灭菌条件是
    A. 115℃,68.6 kPa,30分钟　B. 121.5℃,98.0 kPa,15分钟　C. 126.5℃,98.0 kPa,15分钟　D. 126℃,98.0 kPa,15分钟　E. 115.5℃,78.6 kPa,25分钟

14. 下列关于无菌操作法的叙述,错误的是
    A.无菌操作法适用于药物遇热不稳定的注射剂的配制　B.无菌操作法为一种杀灭或除去微生物的操作方法　C.无菌操作是一种避菌操作　D.无菌操作法是在无菌条件下进行的一种操作方法　E.无菌操作法所制备的注射剂大多需加入抑菌剂

15. 下列关于注射液的配制,正确的是
    A.原料质量不好时宜采用稀配法　B.活性炭吸附杂质常用浓度为0.1%～0.3%　C.溶解度小的杂质在稀配时容易滤过除去　D.原料质量好时宜采用浓配法　E.活性炭在碱性溶液中对杂质的吸附作用比在酸性溶液中强

16. 以下可作为滴眼剂抑菌剂的是
    A.碘仿　B.煤酚皂　C.吐温80　D.三氯叔丁醇　E.环氧乙烷

17. 在注射剂中,氯化钠等渗当量是指
    A.氯化钠与药物的重量各占50%　B.与100 g药物成等渗的氯化钠的重量　C.与10 g药物成等渗的氯化钠的重量　D.与1 g氯化钠成等渗的药物的重量　E.与1 g药物成等渗的氯化钠的重量

18. 热原的致热成分是
    A.蛋白质　B.磷脂　C.胆固醇　D.多糖　E.脂多糖

19. 以下各项中,不是滴眼剂附加剂的为
    A.pH调节剂　B.润滑剂　C.等渗调节剂　D.抑菌剂　E.增稠剂

20. 注射剂安瓿的灭菌方法是
    A.干热灭菌　B.滤过除菌　C.气体灭菌　D.辐射灭菌　D.紫外线灭菌

21. 不能添加抑菌剂的注射剂是
    A.肌内注射剂　B.腹腔注射剂　C.皮下注射剂　D.皮内注射剂　E.静脉注射剂

22. 以下可在注射剂中作为增溶剂的是

A.聚山梨酯80　　B.枸橼酸　　C.甲酚　　D.羟苯乙酯　　E.甘油

23.下列关于滴眼剂的叙述,错误的是

A.滴入眼中的药物首先进入角膜内,通过角膜至前房再进入虹膜　　B.滴眼剂是直接用于眼部的外用液体制剂　　C.混悬型滴眼剂要求粒子大小不得超过50μm　　D.正常眼可耐受的pH值为5.0~9.0　　E.增加滴眼剂的黏度,使药物扩散速度减小,不利于药物的吸收

24.下列关于滴眼剂中影响药物吸收因素的叙述,错误的是

A.表面张力大有利于药物与角膜的接触,增加吸收　　B.大量药液从眼睑缝溢出而损失　　C.具有一定的脂溶性和水溶性的药物可以透过角膜　　D.药物从外周血管消除　　E.刺激性大的药物会使泪腺分泌增加,降低药效

25.头孢噻吩钠的氯化钠等渗量为0.24,配制100 ml 2%滴眼剂需加入的氯化钠量为

A. 1.36 g　　B. 0.42 g　　C. 0.36 g　　D.1.42 g　　E.0.61 g

26.以下关于层流净化特点的叙述,错误的是

A.室内空气不出现停滞　　B.可控制洁净室的温度与湿度　　C.进入洁净室的空气经滤过处理　　D.洁净室新产生的微粒可沿层流方向带走　　E.空调净化就是层流净化

27.不允许加入抑菌剂的注射剂是

A.肌肉注射用注射剂　　B.静脉用注射剂　　C.脊椎腔注射用注射剂　　D.A和B　　E.B和C

28.下列关于滴眼剂的叙述,错误的是　　A.适当增加滴眼剂的黏度可延长疗效　　B.一般滴眼剂不得检出铜绿假单胞菌和大肠杆菌　　C.手术用滴眼剂不得添加抑菌剂　　D.手术用滴眼剂应保证无菌　　E.滴眼剂的pH值应控制在5~9

29.下列关于冷冻干燥的叙述中,错误的是

A.预冻温度应在低共熔点以下10~20℃　　B.慢冻法制得的结晶粗,但有利于提高冻干效率　　C.速冻法制得的结晶细微,产品疏松易溶　　D.黏稠、熔点低的药物宜采用一次升华法　　E.速冻引起蛋白质变性的几率小,对于酶类和活菌保存有利

30.配制注射剂的溶剂应选用

A.灭菌注射用水　　B.去离子水　　C.纯化水　　D.注射用水　　E.蒸馏水

31.注射用抗生素粉末分装室要求洁净度为

A.100级　　B.300 000级　　C.10 000级　　D.100 000级　　E.B、C均可

32.盐酸普鲁卡因注射液调节pH宜选用

A.枸橼酸　　B.缓冲溶液　　C.盐酸　　D.硫酸　　E.醋酸

33.防止100级净化环境微粒沉积的方法是

A.空气滤过　　B.空调净化　　C.紊流技术　　D.静电除尘　　E.层流净化

34.以下有关输液灭菌的表述,错误的是

A.从配制到灭菌应不超过4小时　　B.塑料输液袋可以采用109℃,45分钟灭菌　　C.为缩短灭菌时间,输液灭菌开始应迅速升温　　D.对于大容器要求F_0值大于8分钟,常用12分钟　　D.灭菌柜压力下降到零后才能缓慢打开灭菌柜门

35.下列关于右旋糖酐注射液的叙述中,错误的是

A.贮存温度较低或相对分子量偏高可能析出结晶　　B.制备过程中要加入活性炭吸附热原　　C.对热不稳定,应在较低温度下过滤　　D. 112℃,30分钟灭菌　　E.用于治疗低血容量性休克

36.下列关于污染热原的途径,错误的是

A.灭菌不彻底　　B.从溶剂中带入　　C.从原料中带入　　D.从配液器具中带入　　E.在操作过程中污染

37.注射剂灭菌的方法,最可靠的是

A.流通蒸汽灭菌法　　B.化学杀菌剂灭菌法　　C.干热灭菌法　　D.热压灭菌法　　C.紫外线灭菌法

38．冷冻干燥的工艺流程正确的为
A．预冻→升华→干燥→测共熔点　B．测共熔点→预冻→升华→升华　C．预冻→测共熔点→升华→干燥　D．预冻→测共熔点→干燥→升华　E．测共熔点→预冻→干燥

39．1%氯化钠溶液的冰点降低度数为
A．0.58 ℃　B．0.52 ℃　C．0.56 ℃　D．0.50 ℃　E．0.85 ℃

40．下列关于注射剂的灭菌叙述，错误的是
A．色泽相同、不同品种的注射剂不可在同一灭菌区内同时灭菌　B．选择灭菌法时应兼顾灭菌效果和制剂的稳定性　C．相同品种、不同批号的注射剂可在同一灭菌区内同时灭菌　D．对热稳定的产品应采用热压灭菌　E．对热不稳定的产品可采用流通蒸汽灭菌，但生产过程应注意避菌

41．注射剂的附加剂中，兼有抑菌和止痛作用的是
A．乙醇　B．三氯叔丁醇　C．碘仿　D．醋酸苯汞　E．羟苯酯类

42．下列关于维生素 C 注射液的表述，错误的是
A．可采用亚硫酸氢钠作抗氧剂　B．采用 100 ℃流通蒸汽 15 分钟灭菌　C．处方中加入碳酸氢钠调节 pH 值使变成偏碱性，避免肌注时疼痛　D．配制时使用的注射用水需用二氧化碳饱和　E．可采用依地酸二钠络合金属离子，增加维生素 C 稳定性

43．下列关于过滤装置的叙述，错误的是
A．无菌过滤宜采用加压滤过　B．减压过滤压力稳定，药液不易污染　C．加压过滤压力稳定，滤层不易松动，滤速快，药液不易污染　D．过滤一般采用砂滤棒—垂熔玻璃滤球—微孔滤膜的串联模式　E．高位静压过滤压力稳定，质量好，滤速慢

44．大体积注射剂(>50 ml)过滤时，要求的洁净度是
A．10 000 级　B．1 000 级　C．100 级　D．300 000 级　E．100 000 级

45．以下关于等渗溶液与等张溶液的叙述，正确的是
A．0.9%的氯化钠既等渗又等张　B．等渗是生物学概念　C．等张是物理化学概念　D．等渗溶液是指与红细胞张力相等的溶液　E．等张溶液是指渗透压与血浆相等的溶液

46．注射用水与纯化水的质量检查项目的主要区别是
A．硫酸盐　B．氨　C．氯化物　D．硝酸盐　E．细菌内毒素

47．以下有关灭菌法的叙述，错误的是
A．灭菌法是指杀死或除去所有微生物的方法　B．灭菌方法的可靠性可用 F_0 值验证　C．灭菌效果以杀死微生物的繁殖体为准　D．微生物的种类不同，使用的灭菌方法也不同　E．灭菌方法可采用物理方法或化学方法

48．静脉注入大量低渗溶液可导致
A．红细胞死亡　B．溶血　C．血浆蛋白质沉淀　D．红细胞聚集　E．红细胞皱缩

49．注射用油应采用的灭菌方法为
A．干热灭菌法　B．气体灭菌法　C．紫外线灭菌法　D．辐射灭菌法　E．流通蒸汽灭菌法

50．以下关于注射剂容器的处理，错误的是
A．采用远红外干燥装置 350 ℃经 1 分钟能达到安瓿灭菌的目的　B．安瓿一般在烘箱内 120～140 ℃干燥　C．盛装低温灭菌的安瓿须用 180 ℃干热灭菌 1 小时　D．盛装无菌操作的安瓿须用 180 ℃干热灭菌 1 小时　E．大量生产多采用隧道式烘箱干燥，隧道内平均温度 200 ℃

51．下列关于湿热灭菌的影响因素，正确的叙述是
A．灭菌效果与最初菌落数无关　B．过热蒸汽穿透力强，灭菌效果好　C．蛋白、糖类能增加微生物的抗热性　D．被灭菌物的体积与灭菌效果无关　E．一般微生物在酸性溶液中的耐热性比在碱性溶液中大

52．下列关于除去热原的方法，错误的是

A.玻璃注射针筒可用高温法除去热原　B.超滤法能除去水中的热原　C.反渗透法可除去水中的热原　D.药液用活性炭处理可除去热原　E.药液用酸碱法处理可除去热原

53.下列各项中,对药液过滤没有影响是

A.滤过压力差　B.待滤过液的体积　C.毛细管半径　D.滤渣层厚度　E.滤液黏度

54.热压灭菌所用的蒸汽应该是

A.过饱和蒸汽　B.过热蒸汽　C.流通蒸汽　D.126℃蒸汽　E.饱和蒸汽

55.下列关于滤过器的叙述,错误的是

A.钛滤器抗热抗震性能好,不易破碎,可用于注射剂中的脱炭过滤和除微粒过滤　B.垂熔玻璃滤器化学性质稳定,易于清洗,可以热压灭菌　C.微孔滤膜截留能力强,不易堵塞,不易破碎　D.砂滤棒对药液吸附性强,价廉易得,滤速快　E.微孔滤膜孔径测定一般用气泡点法

56.注射用青霉素粉针临用前应加入

A.注射用水　B.灭菌注射用水　C.蒸馏水　D.去离子水　E.乙醇

57.流通蒸汽灭菌法的温度为

A.121℃　B.115℃　C.80℃　D.150℃　E.100℃

58.一般注射剂的pH值应调节为

A.4~9　B.4~7　C.7.4　D.5~6　E.7~8

59.以下不能作为注射剂溶剂的是

A.注射用水　B.二甲基亚砜　C.乙醇　D.甘油　E.注射用油

配伍选择题

(备选答案在前,试题在后;每组均对应同一组备选答案,每题只有一个正确答案;每个备选答案可重复选用,也可不选用。)

A.能溶于水中　B.180℃ 3~4小时被破坏　C.不具挥发性　D.易被吸附　E.能被强氧化剂破坏

以下措施是针对热原的哪项性质:

1.加入高锰酸钾　2.蒸馏法制注射用水　3.用大量注射用水冲洗容器　4.用活性炭过滤

A.混悬型注射剂　B.电解质输液　C.胶体输液　D.营养输液　E.粉针

5.生理盐水属于　6.醋酸可的松注射剂属于　7.静脉脂肪乳属于　8.辅酶A应制成

A.微波灭菌法　B.火焰灭菌法　C.流通蒸汽灭菌　D.辐射灭菌法　E.热压灭菌法

9.利用电磁波灭菌　10.利用射线使大分子化合物分解,适于不耐热药物的灭菌　11.适于不耐高热的品种在常压下的加热灭菌,不能保证杀灭所有的芽孢　12.应用大于常压的水蒸气灭菌,适于耐热药物的制品

A.100级洁净厂房中进行　B.1万级洁净厂房中进行　C.10万级洁净厂房中进行　D.一般生产区中进行　E.符合国家关于放射保护要求的厂房中进行

13.注射剂的灭菌在　14.注射液的浓配在　15.输液的灌封在　16.注射用药品原料药的精制、烘干在　17.粉针剂原料药的精制、烘干在

A.丹参注射液　B.0.5%盐酸普鲁卡因注射液　C.10%维生素C注射液　D.5%葡萄糖注射液　E.静脉注射用脂肪乳剂

18.制备过程需用碳酸氢钠调节溶液的pH及加入抗氧剂,并通入二氧化碳　19.制备过程中需加乳化剂并需检查成品的热原

A.硅藻土滤棒　B.G3垂熔玻璃滤器　C.多孔素瓷滤棒　D.G4垂熔玻璃滤器　E.微孔滤膜

20.白陶土烧结而成,用于低黏度液体的过滤　21.高分子材料制成的薄膜滤过介质　22.质地松散,用于黏度高、浓度较大的滤液的过滤

A.静脉注射　B.皮下注射　C.脊椎注射　D.肌肉注射　E.皮内注射

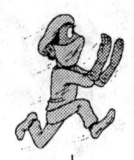

23．水溶液、油溶液、混悬液、乳浊液均可注射　24．用于过敏试验或疾病诊断　25．起效最快的注射给药途径

A.F值　B.F_0值　C.Z值　D.D值　E.T_0值

上述与灭菌有关的各参数：

26．在一定温度下杀灭微生物90%所需的灭菌时间　27．干热灭菌过程可靠性参数　28．灭菌效果相同时灭菌时间减少到原来的1/10所需提高灭菌温度的度数　29．热压灭菌过程可靠性参数

A．醋酸可的松微晶　25 g　B．氯化钠　3 g　C．聚山梨酯80　1.5 g　D．羧甲基纤维素钠 5 g　E．硫柳汞　0.01 g/制成 1 000 ml

上述处方中的：

30．防腐剂是　31．润湿剂是　32．助悬剂是　33．渗透压调节剂是

A.板框式压滤机　B.G4垂熔玻璃滤器　C.G6垂熔玻璃滤器

D.砂滤棒　E. 0.65～0.8 μm微孔滤膜

以上过滤器械用于：

34．注射剂药液的除菌滤过　35．注射剂药液的精滤　36．注射剂药液的粗滤　37．注射剂药液精滤前的预滤

A.钛滤器　B.砂滤棒　C.垂熔玻璃滤器　D.微孔滤膜　E.超滤器

38．吸留药液少，用后以1%～2%硝酸钠硫酸液浸泡处理的过滤器是　39．用完弃去，不会在产品之间产生交叉污染的过滤器是　40．易于脱砂，对药液吸附性强的过滤器是

A． $NaHCO_3$　B．维生素C　C．$NaHSO_3$　D．$EDTA-Na_2$　E．注射用水

以上各成分在维生素C注射剂中作为：

41．pH调节剂　42．金属络合剂　43．抗氧剂

A.气体灭菌法　B.干热灭菌法　C.热压灭菌法　D.辐射灭菌法　E.紫外线灭菌法

44．利用大于常压的饱和蒸汽进行灭菌　45．利用化学药品的蒸汽进行熏蒸灭菌　46．利用γ射线达到杀灭微生物的目的　47．利用空气传热杀灭细菌

A.合剂　B.栓剂　C.注射剂　D.片剂　E.软膏剂

48．要求进行澄明度检查　49．要求进行崩解时限检查　50．要求进行融变时限检查

A.静脉注射用脂肪乳剂　B.安瓿　C.无菌操作室　D.氯霉素滴眼剂　E.无菌操作室的地面及墙面

以上各种情况选用的灭菌方法是：

51．甲醛蒸汽灭菌　52．干热灭菌　53．热压灭菌　54．2%煤酚皂灭菌

A.抗氧剂　B.助悬剂　C.局部止痛剂　D.乳化剂　E.等渗调节剂

以下各物质可用于注射剂中作为：

55．亚硫酸氢钠　56．甲基纤维素　57．葡萄糖　58．泊洛沙姆188

A.干热灭菌(160 ℃,2小时)　B.紫外线灭菌　C.热压灭菌　D.流通蒸汽灭菌　E.过滤除菌

以下各种情况采用的灭菌方法是：

59．油脂类软膏基质　60.5%葡萄糖注射液　61．维生素C注射液　62．空气和操作台表面

A.产品外形不饱满　B.含水量偏高　C.喷瓶　D.异物　E.装量差异大

导致注射用无菌粉末出现上述问题的原因为：

63．升华时供热过快，局部过热　64．冻干开始形成的已干外壳结构致密，水蒸气难以排除　65．粉末流动性差　66．生产环境洁净度不够高

A.葡萄糖注射液　B.复方氯化钠注射液　C.脂肪乳注射液　D.甘露醇注射液　E.羟乙基淀粉注射液

67．属于多元醇输液的是　68．属于糖类输液的是　69．属于乳剂型输液的是　70．属于电解质

输液的是 71.属于代血浆输液的是

A.乳剂型注射剂 B.油溶液型注射剂 C.混悬型注射剂 D.水溶液型注射剂 E.注射用无菌粉末

72.盐酸普鲁卡因注射液属于 73.青霉素G钠盐注射液属于 74.黄体酮注射液属于 75.醋酸可的松注射液属于

A.EDTA-Na$_2$ B.亚硫酸钠 C.氯化钠 D.聚山梨酯80 E.甲酚

以上各物质在注射剂中：

76.可作金属离子络合剂的是 77.可作抑菌剂的是 78.可作等渗调节剂的是 79.可作抗氧剂的是 80.可作增溶剂的是

A.纯化水 B.灭菌注射用水 C.注射用水 D.制药用水 E.无菌无热原的水

81.包括纯化水、注射用水和灭菌注射用水 82.纯化水再经蒸馏所制得的水 83.配制普通药物制剂的溶剂或试验用水

下列制备制药用水的方法：

A.蒸馏法 B.电渗析法 C.反渗透法 D.离子交换法 E.过滤法

84.利用离子在电场作用下的迁移 85.利用盐溶液与纯水间的渗透压差

多项选择题

1.下列关于注射剂的特点的陈述,正确的是

A.生产工艺复杂,使用不便 B.药效迅速、剂量准确、作用可靠 C.可发挥局部作用 D.适于不能口服给药的病人 E.适于不能口服给药的药物

2.注射剂包括以下几种类型

A.溶液型注射剂 B.乳剂型注射剂 C.注射用无菌粉末 D.混悬型注射剂 E.合剂

3.滴眼剂中常用的增稠剂有

A.HPMC B.PVA C.CAP D.PVP E.MC

4.影响注射剂湿热灭菌的因素有

A.药物的性质 B.细菌的种类和数量 C.灭菌的时间 D.介质的性质 E.蒸汽的性质

5.下列关于输液的叙述,正确的是

A.脂肪乳输液是营养输液 B.右旋糖酐输液是胶体输液 C.氨基酸输液是电解质输液 D.氯化钠注射液是电解质输液 E.葡萄糖注射液是营养输液

6.与一般注射剂相比,输液更应注意

A.无热原 B.澄明度 C.无菌 D.渗透压 E.pH值

7.输液目前存在的主要问题有

A.澄明度问题 B.刺激性问题 C.剂量问题 D.染菌 E.热原反应

8.热原的组成包括

A.磷脂 B.脂多糖 C.胆固醇 D.核酸 E.蛋白质

9.下列关于注射剂不同给药途径中每次注射量正确的是

A.皮内注射0.2 ml以下 B.皮下注射3 ml以下 C.脊椎腔注射10 ml以下 D.静脉推注500 ml以下 E.肌内注射5 ml以下

10.以下关于无菌操作法的叙述,正确的是

A.制备大量无菌制剂普遍采用层流洁净工作台 B.整个过程控制在无菌条件下进行 C.无菌操作室的空间、用具、地面等多采用化学杀菌剂灭菌 D.无菌操作室的空气多采用气体灭菌 E.无菌操作使用的安瓿要经过120 ℃~140 ℃ 2~3小时干热灭菌

11.以下有关注射用水的表述,正确的是

A.注射用水是指原水经蒸馏制得的水 B.注射用水可作为溶解注射用无菌粉末的溶剂 C.注

射用水也称纯化水　D.注射用水为纯化水经蒸馏所得的水　E.注射用水可作为配制注射剂的溶剂

12．注射剂中常用的止痛剂有

A.硫柳汞　　B.三氯叔丁醇　　C.三乙醇胺　　D.苯甲醇　　E.油酸乙酯

13．以下可采用γ射线辐射灭菌的是

A.不耐热的药物　B.羊肠线　C.包装材料　D.辐射后产生毒性成分的药物　E.装于容器中的药物

14．下列关于滴眼剂质量要求的叙述,错误的是

A.应与泪液等渗　B.手术用滴眼剂要求无致病菌　C.溶液型滴眼剂应澄明　D.不得添加抗氧剂　E．pH值应控制在5～9

15．注射剂中常用的抑菌剂有

A.苯甲醇　　B.山梨酸　　C.苯酚　　D.三氯叔丁醇　　E.苯甲酸

16．可用于静脉注射的表面活性剂为

A.油酸钠　B.十二烷基硫酸钠　C.泊洛沙姆188　D.豆磷脂　E.脂肪酸山梨坦80

17．以下须在100级洁净区进行的是

A.注射用胰蛋白酶的分装、压塞　B.粉针剂原料药的精制、烘干、分装　C.复方氨基酸输液的配液　D.复方甘草合剂的制备　E．0.9%氯化钠注射剂的配液

18．处方:大豆油(注射用)　150 g;大豆磷脂(精制品)　15 g;甘油(注射用)　25 g;注射用水加至1 000 ml

对于静脉注射用脂肪乳剂,正确的是

A.为营养输液的一种　B.流通蒸汽灭菌　C.甘油为渗透压调节剂　D.大豆磷脂为乳化剂　E．80%油滴的直径应小于1 μm

19．紫外线灭菌法适用于

A.无菌室空气灭菌　B.药液的灭菌　C.蒸馏水的灭菌　D.装于容器中药物的灭菌　E.表面灭菌

20．下列关于灭菌法的叙述,正确的是

A.辐射灭菌法是化学灭菌法的一种　B.干热灭菌法是物理灭菌法的一种　C.湿热灭菌法是化学灭菌法的一种　D.气体灭菌法是物理灭菌法的一种　E.灭菌法包括物理灭菌法、化学灭菌法、无菌操作法

21．以下可以加入抑菌剂的是

A.滤过除菌法制备的多剂量的注射剂　B.静脉注射剂　C.脊椎腔注射剂　D.普通滴眼剂　E.手术用的滴眼剂

22．下列关于冷冻干燥的表述,正确的是

A.冷冻干燥是在升温降压条件下,水的气液平衡向生成气体的方向移动的结果　B.冷冻干燥应在水的三相点以上的温度与压力下进行　C.冷冻干燥是在升温降压条件下,水的固气平衡向生成气体的方向移动的结果　D.冷冻干燥是利用冰的升华性能　E.冷冻干燥过程是水分由固变液而后液变气的过程

23．下列关于输液剂的叙述,错误的是

A．pH值尽量与血液的pH值相近　B.输液剂必须无菌无热原　C.渗透压应为等渗或偏高渗　D.不得添加抗氧剂　E.必要时可添加抑菌剂

24．下列关于注射剂的叙述,正确的有

A.对热稳定的药物均应采用热压灭菌　B.注射剂灌封后必须在12小时内进行灭菌　C.输液自药液配制至灭菌一般在12小时内完成　D.输液中可加适量抑菌剂　E.注射剂生产中的滤过一般采用粗滤与精滤相结合

25．注射剂中延缓主药氧化的附加剂有
A．pH调整剂　B．等渗调节剂　C．抗氧剂　D．金属离子络合剂　E．惰性气体
26．下列关于过滤影响因素的叙述，正确的是
A．滤速与滤液的黏度成反比　B．滤速与操作压力成反比　C．滤速与毛细管长度成正比　C．滤速与毛细管半径成正比　E．滤速与毛细管半径的四次方成正比
27．注射用冷冻干燥制品的特点是
A．含水量低　B．产品剂量不易准确、外观不佳　C．可避免药品因高热而分解变质　D．可随意选择溶剂以制备某种特殊药品　E．所得产品质地疏松，加水后迅速溶解恢复药液原有特性
28．下列关于滤过机理的叙述，正确的是
A．砂滤棒、垂熔玻璃漏斗滤过属于筛析作用　B．筛析作用指固体粒子由于粒径大于滤材的孔径而被截留　C．深层截留作用是指粒径小于滤过介质孔径的固体粒子进入到介质的深层被截留　D．滤饼滤过的拦截作用主要由所沉积的滤饼起作用　E．微孔滤膜和超滤膜滤过属于深层截留作用
29．热原的耐热性较强，下列条件中可以彻底破坏热原的是
A．180℃,4小时　B．250℃,45分钟　C．650℃,1分钟　D．100℃,4小时　E．180℃,2小时
30．常用的化学杀菌剂有
A．乙醇　B．苯扎溴铵　C．盐酸　D．乙酸乙酯　E．煤酚皂
31．处方：己烯雌酚　0.5 g；苯甲醇　0.5 g；注射用油加至　1 000 ml
关于己烯雌酚注射液叙述正确的是：
A．为注射用油溶液　B．150℃灭菌1小时　C．180℃灭菌1小时　D．苯甲醇可起到局部止痛的作用　E．操作过程中应避免带入水分
32．以下可在注射剂中作为溶剂的有
A．乙醇　B．邻苯二甲酸酯　C．苯甲酸苄酯　D．聚乙二醇400　E．异丙醇
33．注射液机械灌封中可能出现的问题是
A．出现鼓泡　B．药液蒸发　C．安瓿长短不一　D．装量不正确　E．焦头
34．验证灭菌可靠性的参数为
A．D值　B．F值　C．Z值　D．F_0值　E．T_0值
35．以下有关药用活性炭的叙述正确的是
A．用量为浓配总量的10%　B．分次加入吸附效果更好　C．在碱性溶液中吸附性弱　D．吸附时间一般为2～3分钟
E．45～50℃脱炭效果较好
36．以下可以作静脉脂肪乳的组分是
A．大豆油　B．甘油　C．卵磷脂　D．氯化钠　E．注射用水
37．生产注射剂时常加入活性炭的作用是
A．吸附热原　B．提高澄明度　C．增加主药的稳定性　D．助滤　E．脱色
38．以下能彻底破坏热原的是
A．180℃加热100分钟　B．650℃加热1分钟　C．180℃加热30分钟
D．60℃加热60分钟　E．250℃加热30分钟
39．处方：注射用葡萄糖　5 g；1%盐酸　适量；注射用水　加至 1 000 ml
下列叙述正确的有：
A．盐酸调pH至6～7　B．采用浓配法　C．活性炭脱色　D．灭菌过程会使其pH下降　E．采用流通蒸汽灭菌
40．冷冻干燥中出现的问题有

A.含水量偏高　B.喷瓶　C.染菌　D.颗粒不饱满　E.颗粒萎缩成团粒

41.下列关于热原的叙述,正确的是
A.热原是微生物产生的内毒素　B.热原分子量大,体积很小　C.热原由磷脂、脂多糖和蛋白质组成　D.115 ℃加热灭菌30分钟能彻底破坏热原　E.热原可随水蒸气雾滴带入蒸馏水中

42.处方:维生素C　104 g;碳酸氢钠　49 g;亚硫酸氢钠　2 g;依地酸二钠　0.05 g;注射用水加至1 000 ml
下列叙述,错误的是:
A.本品可采用115 ℃、30分钟热压灭菌　B.碳酸氢钠用于调节等渗　C.在二氧化碳或氮气流下灌封　D.依地酸二钠为金属螯合剂　E.亚硫酸氢钠用于调节pH

43.处方:盐酸阿糖胞苷　500 g;5%氢氧化钠溶液　适量;注射用水　加至1 000 ml
以下叙述正确的是:
A.为冷冻干燥制品　B.分装完成后补充灭菌　C.滤过除菌　D.5%氢氧化钠溶液用于调节pH值　E.活性炭用于吸附热原

44.注射剂中常用的等渗调节剂有
A.碳酸氢钠　B.苯甲醇　C.氯化钠　D.葡萄糖　E.硫代硫酸钠

45.制备注射用水的方法有
A.离子交换法　B.重蒸馏法　C.凝胶过滤法　D.反渗透法　E.电渗析法

46.以下属于电解质输液的是
A.甘露醇注射液　B.碳酸氢钠注射液　C.甲硝唑注射液　D.右旋糖酐注射液　E.乳酸钠注射液

47.下列关于安瓿的叙述正确的是
A.应具有低的膨胀系数和耐热性　B.应具有高度的化学稳定性　C.对光敏性药物,可选用各种颜色的安瓿　D.要有足够的物理强度　E.应具有较高的熔点

48.以下可作为氯霉素滴眼剂pH调节剂的是
A.10%HCl　B.硼酸　C.硫柳汞　D.硼砂

49.下列方法中,不能去除器具中热原的方法是
A.吸附法　B.离子交换法　C.凝胶过滤　D.高温法　E.酸碱法

50.下列关于注射用水的说法正确的有
A.收集采用密闭系统,于制备后12小时内使用　B.注射用水指蒸馏水或去离子水再经蒸馏而制得的水　C.为经过灭菌的蒸馏水　D.pH值要求5.0~7.0　E.蒸馏的目的是除去细菌

51.热压灭菌器正确的操作方法是
A.应使用湿饱和蒸汽　B.灭菌完毕应等压力降到零才能打开灭菌器　C.灭菌完毕应立即打开灭菌器取出药品　D.灭菌时间从通入蒸汽时开始计算　E.应将灭菌器内的空气排尽

52.以下属于营养输液的是
A.糖类输液　B.右旋糖酐输液　C.氨基酸输液　D.脂肪乳剂输液　E.维生素输液

53.输液的灭菌应注意
A.从配液到灭菌在4小时完成　B.经100 ℃、30分钟流通蒸汽灭菌　C.从配液到灭菌在12小时内完成　D.从配液到灭菌在6小时内完成　E.经115.5 ℃、30分钟或121 ℃、20分钟热压灭菌

54.以下有关注射剂配制的叙述,正确的有
A.对于不易滤清的药液,可加活性炭起吸附和助滤作用　B.所用原料必须用注射用规格,辅料应符合药典规定的药用标准　C.配液方法有浓配法和稀配法,易产生澄明度问题的原料应用稀配法　D.注射用油应用前应先热压灭菌　E.配液缸可用不锈钢、搪瓷或其他惰性材料

55.大输液粗滤脱炭可用

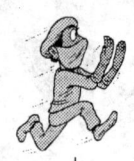

A.钛滤棒　B.垂熔玻璃滤球　C.微孔滤膜　D.砂滤棒　E.板框压滤器

56.下列有关注射剂抗氧剂的陈述,正确的是

A.亚硫酸钠常用于偏酸性药液　B.维生素C常用于偏酸性或微碱性药液　C.焦亚硫酸钠常用于偏酸性药液　D.硫代硫酸钠常用于偏酸性药液　E.亚硫酸氢钠常用于偏酸性药液

57.以下须加入抑菌剂的注射剂是

A.多剂量容器的注射剂　B.用滤过法除菌的注射剂　C.无菌操作法制备的注射剂　D.低温灭菌的注射剂　E.静脉或脊椎腔用的注射剂

58.处方:氯霉素　2.5 g;氯化钠　9.0 g;羟苯甲酯　0.23 g;羟苯丙酯　0.11 g;蒸馏水加至1 000 ml

关于氯霉素滴眼剂,正确的有

A.氯化钠为等渗调节剂　B.羟苯甲酯、羟苯丙酯为抑菌剂　C.分装完毕后热压灭菌　D.可加入助悬剂　E.氯霉素溶解可加热至60 ℃以加速其溶解

59.制药用水包括

A.注射用油　B.纯化水　C.注射用乙醇　D.注射用水　E.灭菌注射用水

60.下列关于滴眼剂的生产工艺叙述,错误的是

A.药物性质稳定者灌封完毕后进行灭菌、质检和包装　B.塑料滴眼瓶用气体灭菌　C.主药不耐热的品种全部采用无菌操作法制备　D.用于眼部手术的滴眼剂必须加入抑菌剂,以保证无菌　E.对氧敏感药物制备的滴眼剂多用玻璃滴眼瓶

61.以下过滤器,可用于滤过除菌的是

A.0.22 μm微孔滤膜　B.0.65 μm微孔滤膜　C.钛滤棒　D.3号垂熔玻璃滤球　E.6号垂熔玻璃滤球

(三)是非题

1.用于眼外伤或眼部手术的眼用溶液剂,应制成单剂量包装。(　)
2.注射剂是指将药物制成供注入体内的灭菌溶液。(　)
3.配制注射剂所用的注射用水的贮藏时间不得超过12小时。(　)
4.热原是指能引起动物体温升高的物质。(　)
5.对于玻璃瓶装和塑料袋装的输液均应采用115 ℃、30分钟灭菌。(　)
6.在注射剂通常的灭菌条件下,热原不能被破坏。(　)
7.药物的等渗浓度与其自身的等张浓度相等。(　)
8.亚硫酸钠作为注射剂的抗氧剂使用时,常用于偏碱性的药液。(　)
9.输液滤过时,可用砂滤棒预滤,用垂熔玻璃滤器精滤。(　)

(四)填空题

1.滴眼剂主要是澄明的水溶液,也有少数_____。
2.输液的灌封应在_____级洁净区,安瓿剂的配液应在_____级洁净区。
3.注射剂的给药途径有_____注射、_____注射、_____注射、_____注射、_____注射和_____注射。
4.当湿热灭菌的F_0值大于_____,微生物残存率小于10^{-6},可认为灭菌效果可靠。
5.常用的渗透压调节剂有_____和_____。
6.热压灭菌柜的顶部有两只压力表,分别指示_____与_____的压力。灭菌时应根据_____压力表的压力判断是否达到灭菌压力,当表压为68.6 kPa时,温度为115.5 ℃。
7.皮内注射剂注射于表皮与真皮之间,一次注射剂量应在_____以下。

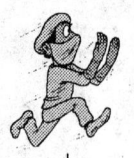

8. 脊椎腔给药的注射剂必须为_____溶液,且渗透压与脊椎液渗透压_____,一次给药量在_____ml以下,pH值应为_____,且不得加入_____剂。

9. 注射剂的pH值一般应控制在_____范围内。

10. 中性或弱酸性注射剂宜选用_____玻璃安瓿;强碱性注射剂宜选用_____玻璃安瓿;具腐蚀性的药液宜选用_____玻璃安瓿。

11. 注射用水的pH值应为_____。

12. 紫外线的穿透力弱,仅适用于物体_____的灭菌和_____的灭菌。

13. 热原具有_____性、_____性、_____性与_____性,能被_____、_____、强氧化剂及超声波破坏,可被_____等吸附。

14. 离子交换法处理原水是通过_____完成的。

15. 热原的污染途径有_____、_____、_____、_____和_____。

16. 渗透压的调节方法有冰点降低数据法和_____。

17. 热压灭菌法能杀死所有微生物的繁殖体和_____。常用的温度为115.5℃,时间为_____分钟。

18. 一般1~5 ml的安瓿注射剂可用100℃流通蒸汽灭菌_____分钟。

19. 磷酸盐缓冲液和硼酸盐缓冲液均可作为眼用溶液剂的附加剂,用于调整_____。

20. 由静脉滴注输入体内的大剂量注射液称为_____。

21. 输液剂的种类有_____、_____、_____和_____。

22. 若输液的原料质量较好,溶解后成品澄明度好,配制时可采用_____配法。

23. 输液中微粒主要来自于_____、_____、_____和_____。

24. 注射用水的贮存应采用_____℃以上保温、_____℃以上保温循环或_____℃以下存放。

25. 氯化钠等渗当量系指与1g_____呈等渗效应的_____的量。

26. D值是微生物的耐热参数,D值越_____,说明该微生物耐热性越_____。

27. 输液灌封后,一般灭菌过程应在_____小时内完成。

28. 注射剂的滤过装置一般有_____滤过装置、_____滤过装置和_____滤过装置等。

29. 除去热原的方法有_____、_____、_____、_____、_____和_____。

30. 湿热灭菌法包括_____法、_____法、_____法和_____法,其中效果最可靠的是_____法,该法灭菌的一般条件为115.5℃、30分钟。

31. 血浆代用品一般是指与血浆等渗且无毒的_____。

32. 热原检查方法有_____法和_____法。

33. 《中国药典》规定,除另有规定外,每毫升输液中含10 μm以上的微粒不得超过_____粒,含25 μm以上的不得超过_____粒。

34. 粉针剂的制备方法有无菌粉末直接分装法和_____。

35. 垂熔玻璃滤器3或4号常用于注射液的滤过,_____号可以作除菌滤过。

36. 眼用溶液剂包括滴眼剂和_____。

(五)问答题

1. 注射剂有何特点?
2. 什么是化学灭菌法,分为哪几类,有何应用特点?
3. 注射剂的质量要求有哪些?
4. 什么是热原,热原有哪些性质?

5. 热原污染的途径有哪些?
6. 可采用哪些方法去除热原?
7. 有哪些因素会影响湿热灭菌的效果?
8. 过滤的机理有哪些,哪些因素会影响过滤效果?
9. 滤器的种类有哪些,各有何特点?
10. 有哪些过滤装置可用于注射剂的过滤?
11. 输液有哪几种?
12. 冷冻干燥产品有何特点?
13. 冷冻干燥的原理是什么?
14. 冷冻干燥中存在的问题有哪些,如何解决?
15. 滴眼剂的质量要求是什么,常用的附加剂有哪些?
16. 什么是去离子水、注射用水、灭菌注射用水,各有何应用?
17. 什么是粉针,哪些药物宜制成粉针?
18. 物理灭菌法可分为哪几类,各有何应用特点?
19. 注射液配制方法有哪些,各适用于何种情况?
20. 输液存在哪些问题,如何解决?
21. 安瓿按玻璃化学组成分为哪几类,各自适用性如何?
22. 注射剂中常用的附加剂有哪些,各有何作用?
23. 使用热压灭菌柜时应注意什么?

(六)指出下列处方中各成分的作用,并写出制备方法

1. 维生素 C 注射液

处方:维生素 C　105 g;碳酸氢钠　49 g;焦亚硫酸钠　3 g;依地酸二钠　0.05 g;注射用水　加至 1 000 ml

2. 盐酸普鲁卡因注射液

处方:盐酸普鲁卡因　5.0 g;氯化钠　8.0 g;0.1 mol/L 盐酸　适量;注射用水　加至 1 000 ml

3. 盐酸异丙肾上腺素注射液

处方:盐酸异丙肾上腺素　10 g;氯化钠　88 g;焦亚硫酸钠　2 g;EDTA-Na$_2$　2 g;注射用水　加至 10 000 ml

4. 盐酸苯福林滴眼液

处方:盐酸苯福林　25 g;亚硫酸氢钠　2 g;依地酸二钠　0.3 g;对羟基苯甲酸乙酯　0.3 g;注射用水　加至 1 000 ml

5. 细胞色素 C 注射液

处方:细胞色素 C　15.3 g;双甘氨肽　15.3 g;亚硫酸氢钠　2 g;2%氢氧化钠　适量;注射用水　加至 1 000 ml

习题答案及要点

(一)名词解释

1. 注射剂:系指将药物制成供注入体内的灭菌或无菌制剂。包括灭菌或无菌溶液、乳浊液、混悬液,以及供临用前配成溶液或混悬液的无菌粉末或浓溶液。

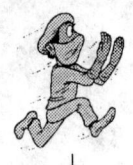

2. 等渗溶液:系指渗透压与血浆渗透压相等的溶液。

3. 等张溶液:系指与红细胞膜张力相等的溶液。

4. 灭菌法:系指杀死或去除所有微生物的繁殖体和芽孢的方法。

5. 防腐:系指用物理或化学方法抑制微生物生长繁殖。

6. 消毒:系指用物理或化学方法杀死或去除病原微生物。

7. D值:系指在一定温度下,将微生物杀灭90%或使之降低一个对数单位所需的时间。

8. Z值:系指降低一个lgD值需升高的温度数,即灭菌时间减少为原来的1/10所需要升高的温度数。

9. F值:系指在一定温度(T)下给定Z值所产生的灭菌效果与T_0下给定Z值所产生的灭菌效果相同时所相当的时间,单位为分钟。

10. F_0值:系指一定灭菌温度(T)下、Z值为10℃所产生的灭菌效果与121℃、Z值为10℃所产生的灭菌效果相同时所相当的灭菌时间。

11. 滴眼剂:系指供滴眼用的液体制剂,以水溶液为主,包括少数水混悬液。

(二)选择题

单项选择题 1.E 2.D 3.C 4.A 5.A 6.D 7.A 8.D 9.C 10.C 11.E 12.C 13.A 14.B 15.B 16.D 17.E 18.E 19.B 20.A 21.E 22.A 23.E 24.A 25.B 26.E 27.E 28.B 29.D 30.D 31.A 32.C 33.E 34.C 35.C 36.A 37.D 38.B 39.A 40.C 41.B 42.C 43.E 44.A 45.A 46.E 47.C 48.E 49.B 50.A 51.C 52.E 53.B 54.E 55.C 56.B 57.E 58.A 59.B

配伍选择题 1.E 2.C 3.A 4.D 5.B 6.A 7.D 8.E 9.A 10.D 11.C 12.E 13.D 14.C 15.A 16.A 17.A 18.C 19.C 20.C 21.E 22.A 23.C 24.E 25.A 26.D 27.A 28.C 29.D 30.E 31.C 32.C 33.C 34.C 35.E 36.D 37.B 38.C 39.D 40.B 41.A 42.D 43.C 44.C 45.A 46.D 47.B 48.C 49.D 50.C 51.C 52.B 53.A 54.E 55.A 56.E 57.E 58.D 59.A 60.C 61.D 62.B 63.C 64.E 65.C 66.B 67.D 68.A 69.C 70.B 71.E 72.D 73.E 74.B 75.C 76.A 77.E 78.C 79.B 80.D 81.D 82.C 83.A 84.B 85.C

多项选择题 1.ABCDE 2.ABCD 3.ABDE 4.ABCDE 5.ABDE 6.ABC 7.ADE 8.ABE 9.ACE 10.BCD 11.DE 12.BD 13.ABCE 14.BD 15.ACD 16.CD 17.AB 18.ACDE 19.AE 20.BE 21.AD 22.CD 23.DE 24.ABE 25.CDE 26.AE 27.ACE 28.BCD 29.ABC 30.ABE 31.ABDE 32.ACD 33.ADE 34.BD 35.BCE 36.ABCE 37.ABDE 38.BE 39.BCD 40.ABDE 41.ABCE 42.ABE 43.ACDE 44.CD 45.BD 46.BE 47.ABD 48.BD 49.ABC 50.ABD 51.BE 52.ACDE 53.AE 54.ABE 55.ADE 56.BCE 57.ABCD 58.ABDE 59.BDE 60.AD 61.AE

(三)是非题

1.√ 2.× (注射剂还包括无菌的乳剂、混悬液及无菌粉末) 3.√ 4.× (热原是指能引起恒温动物体温异常升高的致热物质) 5.× (塑料袋装输液的灭菌条件通常为109℃、45分钟) 6.√ 7.× (药物的等张浓度不一定等于药物的等渗浓度) 8.√ 9.× [预滤用砂滤棒和垂熔玻璃滤器,精滤多采用微孔薄膜滤器(或超滤)]

(四)填空题

1. 混悬液 2. 100;10 000 3. 静脉;脊柱腔;肌内;皮下;皮内;动脉内 4. 8 5. 氯化钠;葡萄糖

6.柜室内;蒸汽夹套内;柜室内 7.0.2 ml 8.水;相等;10;7.4;抑菌 9.4~9 10.低硼硅酸盐;含钡;含锆 11.5.0~7.0 12.表面;无菌室空气 13.耐热;滤过;水溶;不挥发;强酸;强碱;活性炭 14.离子交换树脂 15.从溶剂中带入;从原辅料中带入;从容器、用具、管道及设备等带入;由生产过程带入;从使用过程带入 16.氯化钠等渗当量法 17.芽孢;30 18.30 19.pH值 20.输液 21.电解质输液;营养输液;胶体输液;含药输液 22.稀 23.原料和附加剂;输液容器与附件;生产过程中;使用过程中 24.80;65;4 25.药物;氯化钠 26.大;强 27.4 28.加压;减压;高位静压 29.高温法;酸碱法;吸附法;离子交换法;反渗透法;凝胶滤过法;超滤法 30.热压灭菌;流通蒸汽灭菌;煮沸灭菌;低温间歇灭菌;热压灭菌 31.胶体溶液 32.家兔;鲎试剂 33.20;2 34.无菌水溶液冷冻干燥法 35.6 36.洗眼剂

(五)问答题

1.注射剂的特点是:①注射剂可适于不宜口服的药物;②注射剂起效迅速;③注射剂适宜于不能口服给药的患者;④注射剂剂量准确、作用可靠;⑤注射剂可起局部作用、靶向及长效作用;⑥注射剂使用不方便;⑦注射剂注射时产生疼痛,影响病人顺应性;⑧注射剂的生产技术、生产过程、生产设备复杂,且要求严格。

2.化学灭菌法系指用化学药品杀死微生物的方法。

化学灭菌法分为:①气体灭菌法:有环氧乙烷、臭氧、过氧乙酸、甲醛、丙二醇、乳酸等。以环氧乙烷最为常用。气体灭菌法用于塑料容器、玻璃制品、金属制品、橡胶制品等表面,设备表面,室内空气的灭菌,也可用于包装纸箱,注射针、筒,衣着敷料,纸或塑料包装的药物的灭菌。②化学杀菌剂灭菌法:常用的有0.1%~0.2%的新洁尔灭溶液,2%左右的酚或甲酚皂液,75%的乙醇液等。主要作为物体表面,无菌室墙面、地面、台面等的消毒。

3.注射剂的质量要求有:①无菌;②无热原;③澄明度:不得有肉眼可见的混浊或异物;④pH值应与血液pH值相等或相近,通常要求在4~9之间;⑤安全性;⑥渗透压应与血浆渗透压相等或接近;⑦稳定性:注射剂在使用与贮存期间应保持稳定;⑧一些特殊品种必须进行异常毒性、过敏实验、降压物质检查,以确保用药的安全性。

4.热原是指能引起恒温动物体温异常升高的致热物质。

热原的性质有:耐热性,滤过性,水溶性,不挥发性,被吸附性及易被强酸、强碱、强氧化剂、超声波破坏。

5.热原的污染的途径有:①由溶剂带入;②由原、辅料带入;③由容器、用具、管道及设备等带入;④由生产过程带入;⑤由使用过程带入。

6.去除热原的方法有:①高温法;②酸碱法;③吸附法:常用活性炭吸附热原;④离子交换法:强碱性阴离子交换树脂可除去部分热原;⑤反渗透法;⑥凝胶滤过法;⑦超滤法:可用3.0~15 nm超滤膜除去热原。

7.影响湿热灭菌的因素有:①微生物的种类、发育阶段和数量;②注射液的性质;③药物的稳定性;④蒸汽性质:应使用饱和蒸汽。

8.过滤的机理:①过筛作用;②深层截留;③滤饼过滤。

影响过滤的因素:①操作压力越大,滤速越快;②孔径越小,滤速越慢;③过滤面积越大,滤速越快;④药液黏度越大,滤速越慢;⑤滤渣越厚,滤速越慢。

9.滤器的种类与特点:①砂滤棒:易脱砂,吸附药液,清洗困难,可能改变药液pH。②钛滤器,重量轻、不易破碎,过滤阻力小。③垂熔玻璃滤器:性质稳定,不掉渣,吸附性低,不影响药液pH,可热压灭菌。除强碱、氢氟酸外,适用于药液的精滤。但价格贵,易破损。3号用于常压过滤,4号用于加压或减压过滤,6号用于无菌过滤。④板框式压滤器:过滤面积大,截留固体量多。⑤微孔滤膜滤器:孔径小且均匀,截留能力强,孔隙率高,阻力小,滤速快,无纤维或碎屑脱落,不污染滤液,滤膜薄且轻,

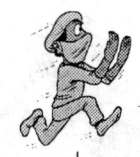

不吸附药液,不影响药液的pH值;用后弃去,不会产生交叉污染。但容易堵塞,有些膜的稳定性不佳。孔径为0.6~0.8 μm的微孔滤膜适用于注射液澄清过滤;孔径为0.3 μm或0.22 μm者适用于不耐热药物的除菌过滤。

10. 可用于注射剂过滤的过滤装置有:高位静压过滤装置、减压过滤装置、加压过滤装置。

11. 输液的种类有:电解质输液、营养输液、胶体输液、含药输液。

12. 冷冻干燥产品的特点是:①可避免药物受热分解;②制得的产品疏松,加水后迅速溶解恢复药液特性;③含水量低,通常为1%~3%;④产品中微粒比直接分装产品少;⑤剂量准确,产品外观好。缺点为不能任意选择溶剂;需特殊设备,成本高;有时产品重新溶解后出现混浊。

13. 冷冻干燥的原理:在610.38 Pa(4.58 mmHg)下,0.009 8℃时冰、水、汽三相可共存。当压力低于610.38 Pa时,只有固态冰和气态存在,可通过升高温度或降低压力使冰从固态直接变成气态。

14. 冷冻干燥中存在的问题及解决办法:①含水量偏高,容器中装入的药液过厚,升华干燥过程中热量供给不足,真空度不够,冷凝器温度偏高均会使产品含水量偏高,可针对具体情况加以解决。②喷瓶,预冻温度过高,预冻不完全,升华干燥时供热过快,受热不均,使部分产品熔化导致喷瓶。因此必须将预冻温度控制在低共熔点以下10~20℃,且升华时的加热温度不超过低共熔点。③产品外形不饱满或萎缩,由于产品结构致密,水汽不能完全逸出,制品因潮解而导致外形不饱满或萎缩。可通过加入填充剂或采用反复预冻的方法加以解决。

15. 滴眼剂的质量要求类似于注射剂,要求如下:①pH值,正常眼可耐受的pH范围为5~9。②渗透压,眼球可适应的渗透压相当于0.6%~1.5%的氯化钠溶液。③无菌,用于眼外伤时要求绝对无菌,且不允许加入抑菌剂。用于无眼外伤的滴眼剂要求无致病菌,不得有绿脓杆菌和金黄色葡萄球菌,可加抑菌剂。④澄明度,澄明度要求没有注射剂严格,溶液应澄明,特别是不得有玻璃屑。混悬液型滴眼剂要求含15 μm以下的颗粒不得少于90%,50 μm的颗粒不得超过10%,不应有玻璃,颗粒应该容易摇匀,不得结块。⑤黏度,黏度应在4.0~5.0 Pa·s。⑥稳定性,滴眼剂要有一定的稳定性。

滴眼剂常用的附加剂有:①pH值调节剂,常用的有磷酸盐缓冲液、硼酸盐缓冲液、醋酸钠-醋酸缓冲液等。②等渗调节剂,可用氯化钠、硼酸、硼砂、葡萄糖、氯化钾。③防腐剂,有有机汞类,如硝酸苯汞、硫柳汞;季铵盐类,如苯扎氯铵、苯扎溴铵;醇类,如三氯叔丁醇、苯乙醇;酯类,如对羟基苯甲酸酯类,常用的有甲酯、乙酯、丙酯与丁酯;酸类,如山梨酸。④助悬剂与增稠剂,常用的增黏剂有甲基纤维素(MC)、聚乙烯醇(PVA)、聚维酮(PVP)、羟丙甲纤维素(HPMC)等。⑤稳定剂,如抗氧剂等稳定剂。

16. 去离子水是原水经过离子交换法制得的水。去离子水不得用于注射剂的配液,可用于配制普通制剂,也可用于非无菌原料药的精制、注射剂容器、塞子等物的初洗。注射用水是由纯化水经蒸馏所得。可用于注射剂配液、注射剂容器的最后一道洗瓶、无菌原料药的精制。灭菌注射用水是由注射用水封装后经灭菌制成。主要用于溶解注射用灭菌粉针剂或稀释注射溶液剂。

17. 粉针,即注射用无菌粉末,按生产工艺条件不同可分为两类:注射用无菌分装产品系将原料药精制成无菌原料药后直接进行无菌分装密封得到的产品。冷冻干燥制品系将药物配制成无菌溶液,再进行冷冻干燥,除去水分后密封得到的产品。

在水溶液中不稳定或加热灭菌时不稳定的药物大多采用制成无菌分装产品。一些在水中稳定但加热即分解失效的药物常制成冷冻干燥制品。

18. 物理灭菌法可分为干热灭菌法、湿热灭菌法、过滤除菌法、射线灭菌法。

1)干热灭菌法是一种利用干热空气进行灭菌的方法。分为火焰灭菌法和干热空气灭菌法,火焰灭菌法适于耐火焰材料的灭菌,如金属、玻璃及瓷器等。干热空气灭菌法适于耐高温的玻璃器具、金属容器、耐高温的药物粉末及不允许湿气穿透的油性物质(如油脂性软膏基质、注射用油等)的灭菌,不适于橡胶、塑料及大部分药品。

2)湿热灭菌法分为热压灭菌法、流通蒸汽灭菌法、煮沸灭菌法和低温间歇灭菌法。热压灭菌法是湿热灭菌中最可靠的方法,适用于耐热压灭菌的药物、玻璃器皿、金属容器、瓷器、橡胶塞、滤膜过滤器、医院手术用品等的灭菌。流通蒸汽灭菌法与煮沸灭菌法均不能保证杀死所有的耐热芽孢,适用于必须加热灭菌,但不耐高温的药物。低温间歇灭菌只能杀死繁殖体,适于不耐高温的药物,灭菌效果不可靠,需另加抑菌剂。

3)射线灭菌法分为紫外线灭菌法、辐射灭菌法和微波灭菌法。紫外线灭菌法对细菌繁殖体与芽孢均有杀灭作用,仅用于空气及表面的灭菌。辐射灭菌法穿透力强、灭菌效力高,适于不耐热固体药物与药用材料的灭菌。微波灭菌法灭菌迅速、加热均匀、操作简单。

4)过滤除菌法是用过滤的方法除去活的或死的微生物得到无菌滤液的一种方法,适于不能加热灭菌的药液、气体、水等的灭菌。

19. 注射剂的配制方法有稀配法与浓配法。稀配法适用于质量好的原料药。原料药质量较差时可用浓配法,此法可将溶解度较小的杂质除去,且可节省滤过时间。

20. 输液存在的主要问题有:

1)澄明度问题,除了应注意肉眼可见的微粒外,还应重视粒径在 5 μm 以下的细小微粒。微粒可能由原料与附加剂、输液容器与附件、生产过程中、使用过程中带入而出现澄明度问题。通过控制生产环境、生产设备,原辅料、包装材料、贮存条件、使用方法可解决澄明度问题。

2)热原问题,热原可由溶剂、原辅料、生产设备、生产过程及使用过程中带入,通过加强生产过程的控制和使用环节的控制,通过药物的纯化处理可有效防止热原污染的问题。

3)染菌,生产过程中被污染、灭菌不彻底、瓶塞松动漏气均可能导致染菌。可通过加强生产过程控制而防止染菌。

21. 安瓿的玻璃组成有:低硼硅酸盐玻璃(中性硬质玻璃)、含钡玻璃与含锆玻璃。它们的适用范围是:中性硬质玻璃适用于弱酸性与中性药液;含钡玻璃适用于碱性较强的药液;含锆玻璃适用于具有腐蚀性的药液。

22. 注射剂中常用的附加剂有:①pH 值调节剂,如盐酸、碳酸氢钠等;用于调节 pH 值。②增溶剂、助悬剂、乳化剂,如聚山梨酯 80 等用于增加难溶性药物的溶解度或作为乳化剂;甲基纤维素作为助悬剂。③抑菌剂,如对羟基苯甲酸乙酯等,用于抑制微生物的生长。④抗氧剂,如亚硫酸钠、焦亚硫酸钠等,用于提高易氧化药物的稳定性。⑤金属离子络合剂,如依地酸二钠。⑥渗透压调节剂,如氯化钠、葡萄糖等,用于调节渗透压。⑦止痛剂,如苯甲醇、三氯叔丁醇等,用于缓和或减轻注射时引起的疼痛。⑧粉针填充剂,如甘露醇等。

23. 使用热压灭菌柜时因注意:①应按规程正确操作;②使用前必须将柜内的空气排尽;③灭菌时间必须从所有被灭菌物品的温度真正达到要求的温度算起;④灭菌完毕,注意避免由于内外压力差引起产品破损及事故。

(六)指出下列处方中各成分的作用,并写出制备方法

1. 维生素 C 注射液

处方:		处方分析
维生素 C	105 g	主药
碳酸氢钠	49 g	pH 调节剂
焦亚硫酸钠	3 g	抗氧剂
依地酸二钠	0.05 g	金属离子络合剂
注射用水	加至 1 000 ml	溶剂

制法:在配制容器中,加入配制总量 80%的注射用水,通二氧化碳饱和,加入维生素 C 溶解,分次缓缓加入碳酸氢钠,搅拌使溶解,然后加入预先配制好的依地酸二钠溶液和焦亚硫酸钠溶液,搅匀,调节 pH 为 6.0~6.2,再加二氧化碳饱和注射用水至全量,经过垂熔玻璃滤器、微孔滤膜滤器过滤,溶液中通入二氧化碳,在二氧化碳气流下灌封,最后用 100 ℃流通蒸汽灭菌 15 分钟。

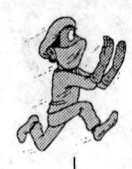

2. 盐酸普鲁卡因注射液　　　　　　　　　　　　处方分析

处方：盐酸普鲁卡因　　　　5.0 g　　　　　　　主药
　　　氯化钠　　　　　　　8.0 g　　　　　　　等渗调节剂
　　　0.1 mol/L 盐酸　　　　适量　　　　　　　pH 调节剂
　　　注射用水　　　　　　加至 1 000 ml　　　溶剂

制法：取总量80%的注射用水，加入氯化钠，搅拌使溶解，加入盐酸普鲁卡因溶解，加入0.1 mol/L盐酸调节pH为3.5~5.0，再加注射用水至全量，搅匀，过滤，灌封，最后用100 ℃流通蒸汽灭菌30分钟。

3. 盐酸异丙肾上腺素注射液　　　　　　　　　　处方分析

处方：盐酸异丙肾上腺素　　10 g　　　　　　　主药
　　　氯化钠　　　　　　　88 g　　　　　　　等渗调节剂
　　　焦亚硫酸钠　　　　　2 g　　　　　　　 抗氧剂
　　　EDTA-Na$_2$　　　　　2 g　　　　　　　 金属离子络合剂
　　　注射用水　　　　　　加至 10 000 ml　　 溶剂

制法：将氯化钠、焦亚硫酸钠及EDTA-Na$_2$溶于二氧化碳或氮气饱和的注射用水中。另取少量二氧化碳或氮气饱和的注射用水，加适量盐酸调节pH为3.0~3.2，加入异丙肾上腺素使完全溶解。将上述两溶液合并，用二氧化碳或氮气饱和的注射用水稀释至全量。在二氧化碳或氮气流下过滤，安瓿内通二氧化碳或氮气，灌装，安瓿空间再通二氧化碳或氮气，封口。最后用100 ℃流通蒸汽灭菌15分钟。

4. 盐酸苯福林滴眼液　　　　　　　　　　　　　处方分析

处方：盐酸苯福林　　　　　25 g　　　　　　　主药
　　　亚硫酸氢钠　　　　　2 g　　　　　　　 抗氧剂
　　　依地酸二钠　　　　　0.3 g　　　　　　　金属离子络合剂
　　　对羟基苯甲酸乙酯　　0.3 g　　　　　　　抑菌剂
　　　注射用水　　　　　　加至 1 000 ml　　　溶剂

制法：取对羟基苯甲酸乙酯溶于适量热的注射用水中，放冷，加亚硫酸氢钠、依地酸二钠、盐酸苯福林，搅拌使溶解，加注射用水至全量，搅匀，过滤，100 ℃流通蒸汽灭菌30分钟，无菌分装于已灭菌的容器中。

5. 细胞色素C注射液　　　　　　　　　　　　　处方分析

处方：细胞色素C　　　　　15.3 g　　　　　　　主药
　　　双甘氨肽　　　　　　15.3 g　　　　　　　稳定剂
　　　亚硫酸氢钠　　　　　2 g　　　　　　　　抗氧剂
　　　2%氢氧化钠　　　　　适量　　　　　　　 pH 调节剂
　　　注射用水　　　　　　加至 1 000 ml　　　溶剂

制法：取细胞色素C、双甘氨肽、亚硫酸氢钠溶于注射用水中，用2%氢氧化钠调pH为6.4~6.6，含量测定合格后，在氮气流下加热至70 ℃搅拌30分钟，除菌过滤，安瓿内通氮气，无菌条件下灌装。

（胡巧红）

第七章

粉体学基础

教学大纲要求

①掌握粉体学、密度、孔隙率、休止角、临界相对湿度的概念。②熟悉粒径大小和粒子分布的表示方法和测定方法。③熟悉增加粉体流动性的方法,及粉体的吸湿性和润湿性。④了解粉体的压缩性。

教学内容精要

粉体是无数个固体粒子集合体的总称。研究粉体各种理化性质及其应用的科学称为粉体学。

(一)粉体粒子的性质

1. 粒子大小

粒子大小(粒度)是粉体的最基本性质。粒子大小的不同对粉体的比表面积、溶解性、吸附性、空隙率、流动性、密度等性质均有显著的影响。粒子径的表示方法有:

(1)几何学粒子径

1)长径:粒子最长两点间的距离。

2)短径:粒子最短两点间的距离。

3)定向径:所有粒子在同一方向测量与粒子投影面两边相切的两平行线的距离。

4)等价径:对形态不规则的粒子,选择具有相同表面积或体积的粒子的等价球体,该球体的投影面积圆的直径。

5)外接圆等价径:粒子投影面外接圆的直径。

(2)比表面积径:与被测粒子有等比表面积的球的直径。

(3)有效径(Stokes径):在同一介质中与被测粒子有相同沉降速度的球形粒子的直径。

(4)筛分径:系指当粒子通过粗筛网且被截留在细筛网时,粗细筛孔直径的算术平均值或几何平均值,记作 D_A。算术平均径 $D_A = \frac{a+b}{2}$,几何平均径 $D_A = \sqrt{ab}$。

(5)平均粒径:是指对上述具有代表性的粒径进行平均值计算。中间粒径是最常用的平均径,也叫中值径,即累积分布中累积值正好为50%所对应的粒子径,以 D_{50} 表示。

2. 粒度分布

粒度分布表示不同粒径的粒子群在粉体中所分布的情况,反映粒子大小的均匀程度。它能影响药物的溶出,及混合、压片等制备工艺。粒度分布通常为正态分布,常用频率分布和累积分布表示。

3. 粒径的测定方法

(1)显微镜法 光学显微镜可以测定微米级的粒径,电子显微镜可以测定纳米级的粒径。测定时应避免粒子间的重叠,同时粒子数目应具有统计学意义。

(2)库尔特记数法 是将粒子群混悬于装有电解质溶液的测定管中,当粒子通过管中一细孔时,孔电极间的电阻发生改变,使电流变化并记录于记录器上,再将电信号换算成粒径即可。可用该方法求得粒度分布。

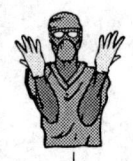

(3) 沉降法　是根据 Stokes 方程求得粒子的粒径,适用于 100 μm 以下的粒径的测定。

(4) 筛分法　它是将筛按孔径大小顺序自上而下排列,将一定量粉体样品置于最上层,在一定的振动频率下振动一段时间,称量各个筛号上的粉体重量,求得各筛号上不同粒径的百分数。常用测定范围是 45 μm 以上。

4. 粒子的比表面积

粒子的比表面积是指单位重量或体积的粉体所具有的表面积。比表面积大,粒径小,粉体的吸附性强。粒子比表面积的测定方法有吸附法、透过法等。

(二) 粉体的密度与空隙率

1. 粉体的密度

(1) 真密度　粉体质量(M)除以不包括颗粒内外空隙的体积(真体积 V_t)求得的密度,$\rho_t = M/V_t$。

(2) 粒子密度　粉体质量(M)除以包括颗粒内空隙的体积($V_t + V_内$)求得的密度,$\rho_g = M/(V_t + V_内)$。

(3) 松密度(堆密度)　粉体质量(M)除以该粉体所占容器的体积($V_t + V_内 + V_间$)求得的密度,$\rho_b = M/V(V = V_t + V_内 + V_间)$。

2. 粉体的空隙率

粉体的空隙率是粉体中空隙所占的比率。由于粒子内部和粒子间都有空隙,所以空隙率分为:粒子内空隙率、粒子间空隙率、总空隙率。

粒子内空隙率:$\varepsilon_内 = V_内/(V_t + V_内)$;粒子间空隙率:$\varepsilon_间 = V_间/(V_t + V_内 + V_间)$;总空隙率:$\varepsilon_总 = (V_内 + V_间)/(V_t + V_内 + V_间)$;$V_t$ 为粒子的真体积,$V_内$ 为粒子内部空隙的体积,$V_间$ 为粒子间空隙的体积。

(三) 粉体的流动性

(1) 休止角　是指粉体在堆积状态下,堆积斜面与水平面之间的最大夹角,用 θ 表示,即 $\tan\theta =$ 粉体层高度/圆盘半径。休止角越小,粒子间摩擦力越小,流动性越好。一般休止角 <30°,粒子流动性较好,休止角 >40°,粒子流动性较差,休止角 ≤40°时,可以满足生产流动性的需要。

(2) 流速　是指单位时间粉体由一定孔径的孔中流出的量。

影响流动性的因素主要有粒子大小、粒度分布、粒子形状、粒子间的黏着力、摩擦力、范德华力、静电力等。增加粉体流动性的方法主要有适当增大粒子大小;改善粒子形态;控制粒子湿度;加入适量的助流剂或润滑剂。

(四) 粉体的吸湿性与润湿性

1. 粉体的吸湿性

吸湿性是微粉吸附空气中的水蒸气至其表面的特性。若粉体置于相对湿度较大的空气中,易吸附水分,出现流动性下降、固结等现象。

临界相对湿度(CRH)是当相对湿度提高到某一定值时,粉体的吸湿量急剧增加,此时的相对湿度即为 CRH。一般药物在 CRH 以下时吸湿很少,超过 CRH 值就显著吸湿。所以,应将生产及贮藏环境的相对湿度控制在 CRH 值以下。CRH 越小越易吸潮;反之亦然。当几种水溶性药物混合(无相互作用)时,混合物的 CRH 约等于各药物 CRH 的乘积,即 $CRH_{AB} \approx CRH_A \times CRH_B$。水不溶性药物的吸湿性没有临界点,其混合物的吸湿性具有加和性。

2. 粉体的润湿性

润湿性是粉体表面上已被吸附的空气被液体置换的现象。粉体的润湿性由接触角来表示。接触角是液滴在固液接触边缘的切线与固体平面间的夹角。接触角越小,粉体润湿性越好。

(五)粉体的压缩性

粉体具有压缩成形性。压缩性表示粉体在压力下体积减少的能力;成形性表示物料紧密结合成一定形状的能力。压缩性和成形性两者是紧密联系的。

习题

(一)名词解释

1. 粉体学 2. 有效径 3. 休止角 4. 空隙率 5. 堆密度 6. 临界相对湿度

(二)选择题

单项选择题

1. 关于粉体学的概念下面哪种说法是正确的
   A.是研究具有各种形状的粒子的科学 B.是研究具有各种形状的粒子的大小的科学 C.是研究具有各种形状的粒子的性质的科学 D.是研究具有各种形状的粒子的集合体性质的科学 E.是研究具有各种形状的粒子的物理性质及其应用的科学

2. 下列关于休止角的正确表述为
   A.休止角小于30°,物料的流动性好 B.休止角越大,物料的流动性越好 C.粒子表面粗糙的物料休止角小 D.休止角大于30°,物料的流动性好 E.粒径大的物料休止角大

3. 休止角满足下列哪个条件,粉体可以自由流动
   A.θ≤30°   B.θ≤50°   C.θ≥30°   D.θ≥20°   E.θ≥50°

4. 粉体粒子大小是粉体的基本性质,粉体粒子愈小
   A.比表面积愈大   B.比表面积愈小   C.与比表面积无关   D.表面能愈小   E.流动性不发生变化

5. 以下关于粉体润湿性的叙述正确的是
   A.用接触角表示粉体的润湿性 B.粉体的润湿性与颗粒剂的崩解无关 C.接触角小,粉体的润湿性差   D.用休止角表示粉体的润湿性   E.休止角小,粉体的润湿性差

6. 粒子的大小称为
   A.细度   B.粒度   C.分散度   D.颗粒径   E.粒子径

7. CRH用于评价粉体的
   A.风化性   B.流动性   C.黏着性   D.吸湿性   E.聚集性

8. 下列关于几何粒子径的说法正确的是
   A.只有在光学显微镜下观察到的粒子几何形状所确定的粒子径 B.只有在电子显微镜下观察到的粒子几何形状所确定的粒子径 C.在光学显微镜或电子显微镜下观察到的粒子几何形状所确定的粒子径 D.用X射线衍射技术所测到的粒子几何形状所确定的粒子径 E.用吸附法或透过法测得粉体的比表面积后推算出的粒子径

9. 20 g的水溶性药物A(CRH为60%)与15 g的水溶性药物B(CRH为78%)混合后,若不发生反应,则混合物的CRH为
   A. 60.0%   B. 23.7%   C. 46.8%   D. 69.0%   E. 3.9%

10. 粉体粒子的平均粒径是
    A.由若干粒子径的几何平均值所表示的粒径 B.由若干粒子径的粒度平均值所表示的粒径 C.最大粒径和最小粒径的平均值称为平均粒径 D.粒度居中的粒子的粒径称为平均粒径 E.一般

将 45 μm 定为平均粒径

11. 在一个容器中装入一些药物粉末,有一个力通过活塞施加于这一堆粉末,假定这个力大到足够使粒子内空隙和粒子间都消除,测定该粉体的体积,用此体积求算出来的密度为
  A.真密度   B.粒子密度   C.表观密度
  D.粒子平均密度   E.以上四个都不是

12. 在相对湿度为 56% 时,水不溶性药物 A 与 B 的吸湿量分别为 2 g 和 3 g,A、B 混合后不发生反应,则混合物的吸湿量为
  A. 2.8 g   B. 8 g   C. 1.5 g   D. 6 g   E. 5 g

13. 下列关于粉体密度的比较关系式正确的是
  A.真密度>粒子密度>松密度   B.粒子密度>真密度>松密度   C.松密度>真密度>粒子密度   D.粒子密度>松密度>真密度   E.真密度>松密度>粒子密度

14. 下列关于休止角叙述正确的是
  A.休止角指的是静止状态下粒子与粒子之间的夹角   B.休止角指的是让粉体自由下落后,所形成的堆积体的顶角   C.休止角指的是让粉体自由下落后,所形成的堆积体的顶角的一半   D.静止状态下,粉体堆积体自由表面与水平面之间的夹角   E.休止角指的是运动状态下粒子与粒子之间的夹角

15. 将 CRH 为 88% 的苯甲酸 30 g 与 CRH 为 78% 的水杨酸钠 50 g 混合,其混合物的 CRH 为
  A.69%   B.85%   C.80%   D.73%   E.83%

多项选择题

1. 粉体学的研究对象是
  A.粒子集合体中的每一个粒子   B.粒子集合体中的某一个粒子   C.粒子的集合体   D.由粒子组成的整体   E.粒子集合中的某一部分粒子

2. 粉末状制剂需要控制粒子的大小,是因为粒子大小与下列哪种因素有关
  A.溶解度   B.吸附度   C.附着性   D.粉体的密度   E.空隙率

3. 下列关于粒子径的测定方法,正确的是
  A.显微镜法测定的是粒子本身   B.显微镜法测定的是比表面积径   C.显微镜法测定的是粒子的投影   D.显微镜法测定的是几何学径   E.显微镜法测定的是平均径

4. 以下影响物料流动性的因素有
  A.物料的表面状态   B.物料的溶解性能   C.物料粒子的形状   D.物料的粒径   E.物料的化学结构

5. 下列关于流动性、休止角和粉体的流出速度叙述正确的是
  A.流出速度越大,则休止角越小   B.流出速度越大,流动性越差   C.流动性越好,则休止角越大   D.休止角越小,则流动速度越大   E.休止角越大,则流动性越差

6. 表示物料流动性的方法有
  A.皱度系数   B.流出速度   C.休止角   D.接触角   E.内摩擦系数

7. 下列有关相对湿度的叙述,错误的是
  A.水溶性药物迅速增加吸湿量时的相对湿度为临界相对湿度   B.非水溶性药物无临界相对湿度   C.水溶性药物混合后的临界相对湿度等于各药物临界相对湿度的乘积   D.两种水溶性药物混合后的 CRH 高于其中任何一种药物   E.分装散剂时,应控制车间的湿度高于分装物料的 CRH

8. 在实验中欲测混悬剂中的粒子的粒径,可以选用下列哪些方法
  A.光学显微镜法   B.筛分法   C.库尔特计数法   D.溶剂法   E.沉降法

9. 粉体的性质包括
  A.粒子大小与分布   B.空隙率   C.比表面积   D.流动性   E.吸湿性

(三)填空题

1. 粒子径的表示方法有_____、_____、_____、_____。
2. 粉体是无数个固体粒子_____的总称。
3. 粉体密度的表示方法有_____、_____、_____。
4. 粉体的流动性可以用_____、_____评价。

(四)是非题

1. 粉体的性质不是指粒子集合体的性质,而是一个个粒子的性质。( )
2. 粉体的流动性与颗粒间的摩擦力和黏附力有关而与粒子的形状、大小无关。( )
3. 休止角越小,流动性越好。( )
4. 湿度在临界相对湿度 CRH 以上,药物吸湿度急剧增加。( )
5. 接触角越大,润湿性越好。( )
6. 比较同一物质粉体的各种密度,其顺序是:堆密度>粒子密度>真密度。( )

(五)问答题

1. 请比较真密度、粒子密度、松密度的异同。
2. 流动性的影响因素与改善方法有哪些?
3. 润湿性对药物制剂的影响及其表示方法是什么?

习题答案及要点

(一)名词解释

1. 粉体学:研究粉体各种理化性质及其应用的科学称为粉体学。
2. 有效径:在同一介质中与被测粒子有相同沉降速度的球形粒子的直径。
3. 休止角:是指粉体在堆积状态下,堆积斜面与水平面之间的最大夹角。
4. 空隙率:粉体的空隙率是粉体中空隙所占的比率。
5. 堆密度:粉体质量(M)除以该粉体所占容器的体积($V_t + V_内 + V_间$)求得的密度,$\rho_b = M/V$($V = V_t + V_内 + V_间$)。
6. 临界相对湿度:是当相对湿度提高到某一定值时,粉体的吸湿量急剧增加,此时的相对湿度即为 CRH。

(二)选择题

单项选择题 1.D 2.A 3.A 4.A 5.A 6.B 7.D 8.C 9.C 10.B 11.A 12.E 13.A 14.D 15.A

多项选择题 1.CD 2.ABCDE 3.AD 4.ACD 5.ADE 6.BCE 7.DE 8.ABCE 9.ABCDE

(三)填空题

1. 几何学粒子径 比表面积径 有效径 筛分径 平均粒径 2. 集合体 3. 真密度 粒子密度 松密度 4. 休止角 流速

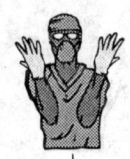

(四)是非题

1. × 粉体的性质是指粒子集合体的性质,而不是一个个粒子的性质 2. × 粉体的流动性也与粒子的形状、大小有关 3. √ 4. √ 5. × 接触角越大,润湿性越差 6. × 同一物质粉体:堆密度＜粒子密度＜真密度

(五)问答题

1. 粉体的密度是单位体积粉体的质量。由于粉体的颗粒内部和颗粒间存在空隙,粉体的体积有不同的含义,所以粉体的密度分为真密度、粒子密度、松密度。同一种粉体的真密度是相同的,但松密度会有所不同。

真密度:粉体质量(M)除以不包括颗粒内外空隙的体积(真体积 V_t)求得的密度,$\rho_t = M/V_t$。粒子密度:粉体质量(M)除以包括颗粒内空隙的体积($V_t + V_{内}$)求得的密度,$\rho_g = M/(V_t + V_{内})$。松密度(堆密度):粉体质量(M)除以该粉体所占容器的体积($V_t + V_{内} + V_{间}$)求得的密度,$\rho_b = M/V(V = V_t + V_{内} + V_{间})$。

2. 影响流动性的因素主要有粒子大小、粒度分布、粒子形状、粒子间的黏着力、摩擦力、范德华力、静电力等。增加粉体流动性的方法主要有适当增大粒子大小;改善粒子形态;控制粒子湿度;加入适量的助流剂或润滑剂。

3. 润湿性是粉体表面上已被吸附的空气被液体置换的现象。粉体的润湿性对片剂、颗粒剂等固体制剂的崩解性、溶解性等具有重要意义。粉体的润湿性由接触角来表示。接触角是液滴在固液接触边缘的切线与固体平面间的夹角。接触角范围在 0°～180°。接触角越小,粉体润湿性越好。

(杨　帆)

第八章

制剂新技术(固体分散技术、微型包囊技术、包合技术)

教学大纲要求

①掌握固体分散体、包合物、微囊的概念和特点。②掌握固体分散体成型技术、包合技术。③掌握固体分散体速效和缓释的原理。④掌握单凝聚法、复凝聚法制备微囊的技术。⑤熟悉固体分散体的类型、载体材料。⑥熟悉包合物的包合材料。⑦熟悉微囊的囊材。⑧熟悉液中干燥法制备微囊的方法。⑨熟悉微囊中药物释放的机制及影响因素、微囊的质量评价。⑩了解固体分散体的物相鉴定。⑪了解包合物的验证。⑫了解物理机械法、化学法制备微囊的方法。

教学内容精要

(一)固体分散技术

1. 概述

固体分散体(solid dispersion)是指药物以分子、胶态、微晶或无定形状态,分散在一种载体物质中所形成的药物-载体的固体分散体系。将药物制成固体分散体所用的制剂技术称为固体分散技术。可以根据需要,将固体分散体进一步加工成胶囊剂、片剂、软膏剂、栓剂及注射剂等。

固体分散技术主要应用于难溶性药物增加溶出,提高生物利用度;也可用于制备缓释制剂。固体分散体的主要特点是:①载体使药物处在高度分散状态。②强亲水性载体可增加难溶性药物的溶解度和溶出速率,从而提高药物的生物利用度;难溶性载体可延缓或控制药物释放;肠溶性载体可控制药物于小肠释放。③利用载体的包蔽作用,可延缓药物的水解和氧化。④载体可掩盖药物的不良气味和刺激性。⑤使液体药物固体化。⑥药物分散状态的稳定性不高,久贮易产生老化现象。⑦滴丸为固体分散体,目前基质和冷却剂的种类还有限。

2. 固体分散体的常用载体

(1)水溶性载体材料

1)聚乙二醇类(PEG):最常用的是 PEG 4000 和 PEG 6000。能够显著地增加药物的溶出速率,提高药物的生物利用度。特别适于熔融法制备固体分散体。PEG 也可作为缓释固体分散体的载体材料。PEG 不宜用共蒸发沉淀法制备。

2)聚维酮(PVP):是一种无定形高分子化合物,对热的稳定性好。易溶于水和多种有机溶剂。宜用溶剂法制备固体分散物,不宜采用熔融法。PVP 容易吸湿,制成的固体分散物对湿的稳定性差。

3)泊洛沙姆(Poloxamer 188,Pluronic F68):可采用熔融法或溶剂法制备固体分散体,可大大提高溶出速率和生物利用度。

4)有机酸类:有枸橼酸、琥珀酸、胆酸、去氧胆酸等,多形成低共熔物。易溶于水,不溶于有机溶剂。

5)糖类与醇类:糖类常用有右旋糖、半乳糖和蔗糖等,醇类有甘露醇、山梨醇、木糖醇等。水溶性

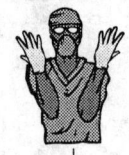

强,可与药物以氢键结合生成固体分散体,适用于剂量小、熔点高的药物,尤以甘露醇为最佳。

6) 尿素:极易溶解于水,在多数有机溶剂中溶解。

7) 其他亲水性材料:聚乙烯醇(PVA)、聚维酮-聚乙烯醇共聚物(PVP-PVA)、交联聚维酮(PVPP)以及羟丙甲纤维素(HPMC)、羟丙基纤维素(HPC)等。此外,改性淀粉、微晶纤维素、淀粉、胃溶性聚丙烯酸树脂,以及微粉硅胶等也常用作固体分散体的载体。

(2) 难溶性载体材料

1) 纤维素类:常用的是乙基纤维素(EC),是一种理想的不溶性载体材料。广泛应用于缓释固体分散体。采用溶剂法制备。

2) 聚丙烯酸树脂类:含季铵基的聚丙烯酸树脂,广泛用于制备缓释固体分散体的材料。

3) 脂质类:胆固醇、β-谷甾醇、棕榈酸甘油酯、胆固醇硬脂酸酯、巴西棕榈蜡及蓖麻油蜡等脂质材料均可作为载体制备缓释固体分散体。常采用熔融法制备。

(3) 肠溶性载体材料

1) 纤维素类:常用的有醋酸纤维素酞酸酯(CAP)、羟丙甲纤维素酞酸酯(HPMCP)及羧甲乙纤维素(CMEC)等。可用于制备胃中不稳定的药物在肠道释放和吸收、生物利用度高的固体分散体。

2) 聚丙烯酸树脂类:Eudragit L 和 Eudragit S 等都属于这一类。相当于Ⅱ号及Ⅲ号聚丙烯酸树脂,前者在 pH 6 以上的介质中溶解,后者在 pH 7 以上的介质中溶解。通常用溶剂法制备固体分散体。

3. 固体分散体的类型

按照药物在固体分散体中的分散状态分类,可分为:

(1) 简单低共熔混合物　药物一般以微晶形式均匀分散在固体载体中。

(2) 固体溶液　药物以分子状态均匀分散在载体材料中,成为一相。按药物与载体材料的互溶情况,固体溶液可分为连续性固体溶液和非连续性固体溶液;按溶质分子在载体中的分布方式,分为置换型与填充型固体溶液。

(3) 玻璃溶液或玻璃混悬液　药物溶于熔融的透明状的无定形载体中,骤然冷却,得到透明玻璃状的固体溶液,称玻璃溶液。常用多羟基化合物作载体。有较强的氢键效应,能抑制药物析出结晶。

(4) 共沉淀物　也称共蒸发物,是由药物与载体材料二者以恰当比例形成的非结晶性无定形物。

4. 固体分散体的速效和缓释原理

(1) 固体分散体的速效原理

1) 药物的分散状态:①增加药物的分散度:固体分散体内的药物呈极细的胶体和超细微粒,甚至以分子状态存在。这样使药物的溶出速率更快。②形成高能状态:含有高能状态形式的药物分散系统是提高溶出速率的另一个因素。

2) 载体材料对药物溶出的促进作用:①载体材料可提高药物的可润湿性。②载体材料对药物有抑晶作用。③载体材料保证了药物的高度分散性。

(2) 固体分散体的缓释原理　用水不溶性材料、肠溶性材料作为制备固体分散体的载体,不但具有提高生物利用度的作用,而且可使药物缓释。

5. 固体分散技术

(1) 熔融法　将药物粉末与载体粉末按一定比例充分混匀,用水浴或油浴加热至完全熔融,也可将载体加热熔融后,再加入药物搅溶,然后将熔融物在剧烈搅拌下,迅速冷却成固体或将熔融物倾倒在不锈钢板上成薄膜,在板的另一面吹冷空气或用冰水,使骤冷成固体。然后将产品置于干燥器中,室温干燥。即可使变脆而容易粉碎。本法的关键是必须迅速冷却,以达到较高的过饱和状态,使多个胶态晶核迅速形成,而不至于形成粗晶。对于不耐热的药物和载体不宜用此法。

(2) 溶剂法　又称为共沉淀法或共蒸发法。将药物和载体同时溶于有机溶剂中或分别溶于有机溶剂中后混匀,除去溶剂而得固体分散体。适用于熔点较高、对热不稳定或易挥发的药物。

(3) 溶剂-熔融法　先将药物溶解于少量有机溶剂,然后将该溶液与熔化了的载体混匀,蒸去有机溶剂,按熔融法冷却固化即得。本法适用于某些液体药物,也可用于受热稳定性差的固体药物。但仅限于小剂量的药物,一般剂量在 50 mg 以下。

(4)研磨法 将药物与载体材料混合后,强力持久地研磨一定时间,借助机械力使形成固体分散体。本法可用于工业化生产,仅适用于小剂量的药物。常用的载体材料有微晶纤维素、乳糖、PVP 类、PEG 类等。

(5)喷雾(冷冻)干燥法 药物与载体共同溶于溶剂中,然后喷雾或冷冻干燥,除尽溶剂即得。冷冻干燥法制得的固体分散体特别适用于对热敏感的药物,稳定性好,但工艺费时,成本高。

6．固体分散体的质量评价

(1)固体分散体的物相鉴定 可用热分析法(差示热分析法与差示扫描量热法)、X 射线衍射法、红外光谱法、显微镜观察法、核磁共振谱法进行鉴定。

(2)溶出速率测定 药物制成固体分散体后,溶解度和溶出速率会改变。难溶性药物制成固体分散体后其溶出速率一般比原药快。

(3)固体分散体的稳定性 由于载体材料选择不当、药物与载体比例不合适、贮存不当(温度过高或湿度过大)、存放时间过长,都会使固体分散体中药物的溶出等发生变化。固体分散体长期贮存,会出现硬度变大、析出结晶、药物溶出度降低的现象,称为老化。

(4)生物利用度 有时仅有体外试验并不能完全反映体内的情况,体内试验能获得更真实的结果。

(二)包合技术

1．概述

包合物(inclusion compound)是一种分子被包藏在另一种分子的空穴结构内形成的超微粒分散物,由于是通过包合技术形成的,因此称为包合物。具有包合作用的分子称为主分子,被包合到主分子中间的药物分子称为客分子,因此包合物又称为分子胶囊。包合物的形成取决于主分子和客分子的主体结构和二者的极性。包合物的稳定性依赖于两种分子间范德华引力的强弱。

药物制成包合物后,具有以下特点:①增加药物的溶解度;②提高药物的稳定性;③防止挥发性成分挥发、使液体药物粉末化;④掩盖药物的不良气味;⑤调节药物的释放速度;⑥改善药物的吸收和提高生物利用度;⑦降低药物的毒副作用和刺激性。

2．包合材料

(1)环糊精(cyclodextrin,CD) 是最常用的制备包合物的材料。环糊精系淀粉在环糊精葡聚糖转位酶作用下的分解产物,是由 6~10 个 D-葡萄糖分子以 1,4-糖苷键连接而成的环状低聚糖化合物,常见 α-CD、β-CD、γ-CD 3 种,分别由 6、7、8 个葡萄糖分子构成,其立体结构是中空圆筒状,空穴内部呈疏水性,开口处为亲水性。3 种类型环糊精的基本性质见表 8-1。

表8-1 三种环糊精基本性质

项目	α-CD	β-CD	γ-CD
葡萄糖单体数	6	7	8
分子量	973	1 135	1 297
分子空穴(nm)(内径)	0.45~0.6	0.7~0.8	0.85~1.0
(外径)	14.6±0.4	15.4±0.4	17.5±0.4
空穴深度(nm)	0.7~0.8	0.7~0.8	0.7~0.8
空穴体积(nm^3)	17.6	34.6	51.0
结晶形状(从水中得到)	针状	棱柱状	棱柱状
$[\alpha]_D^{25}$(H$_2$O)	+150.5°±0.5°	+162.5°±0.5°	+177.4°±0.5°
溶解度(g/L,20 ℃,H$_2$O)	145	18.5	232
碘显色	蓝紫色	黄褐色	黄色

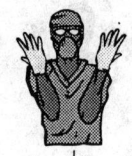

β-CD在水中溶解度较小,易从水中析出结晶,溶解度随温度升高而增大。可利用各种β-CD在不同溶剂中的溶解度不同而进行分离。

(2)环糊精衍生物

1)水溶性环糊精衍生物:①甲基化环糊精;②羟烷基-CD,包括羟丙基-CD(HP-CD)和羟乙基-CD(HE-CD);③支链CD;④CD聚合物。

2)疏水性的CD衍生物:常用的疏水性的CD是分子中的羟基的H被乙基或酰基取代的衍生物。

此外,还有离子型CD衍生物,包括羧基-CD衍生物、硫酸酯或磺烷基醚型衍生物。两亲性CD衍生物,即在CD分子外部嫁接疏水性的侧链,使其既有亲水性又有亲脂性,可以形成胶团,可作为靶向制剂的载体。

3. 常用的包合技术

(1)饱和水溶液法 又称重结晶或共沉淀法,先将环糊精配成饱和溶液,再加入药物充分混合,使药物与环糊精形成包合物从水中分离出来。对有些水中溶解度大的药物,会有一部分包合物仍然溶解在溶液中,需加入有机溶剂,促使其析出。难溶性固体药物可用少量丙酮或异丙醇等有机溶剂溶解后加入;若药物为难溶性的液体,可直接加入至环糊精的饱和水溶液中。所得到的包合物若为固体,经过滤、水洗,再用少量适当的溶媒洗去残留药物,干燥即得成品。本法多用于水中溶解度小的CD(如β-CD)。

(2)研磨法 取环糊精加入2~5倍量水研匀,加入药物(必要时可将药物溶于少量适当溶剂中)置研磨机中充分混合研磨成糊状,低温干燥后用适当溶剂洗净,再干燥即得包合物。

(3)超声波法 将药物加入环糊精饱和水溶液中溶解,混合后用超声波处理,将析出沉淀经溶媒洗涤、干燥即得稳定的包合物。

(4)冷冻干燥法 对易溶于水的包合物,干燥过程中易分解,变色的药物可用冷冻干燥法制备,所得产品疏松、溶解度好,可制成注射用粉针。

(5)喷雾干燥法 本法适用于难溶性或疏水性药物,遇热性质较稳定的药物。制得的包合物可增加药物溶解度,提高生物利用度。

4. 包合物的验证

(1)显微镜法和电镜法 药物形成包合物后,可引起晶格排列发生变化,通过显微镜观察即可区分空白包合物和含药包合物。

(2)薄层色谱法 观察色谱展开后的包合物与对照品,根据有无斑点、斑点的位置及R_f值进行判断。

(3)紫外可见分光光度法 可以出现以下三种情况:①纯药物的吸收峰在包合物中消失;②药物在包合物中的紫外扫描曲线随环糊精浓度增加而下降;③包合物紫外扫描曲线随环糊精浓度增加而向上移。

(4)荧光光谱法 若药物具有荧光,可采用该法鉴定。药物分子包入环糊精的空穴中,分子运动受到限制,使荧光强度增强。

(5)X射线衍射法 X射线衍射峰形会随着包合材料、包合方式以及制备方法的不同而有所差异。

(6)热分析法 可用差热分析法和差示扫描量热法。

(7)红外分光光谱法 本法主要用于含羰基药物的包合物的检测。

(8)核磁共振法 从核磁共振谱上碳氢原子化学位移大小,可以推测包合物是否形成,而且还能确定包合方式。

(9)溶出速率法 通过比较包合物与普通混合物的溶出速率可判断是否形成包合物。

(三) 微型包囊技术

1. 概述

微型包囊技术(microencapsulation),简称微囊化。是利用天然或合成的高分子材料(囊材)作为囊膜,将固体或液体药物(囊心物)包裹而成微型胶囊,即微囊(microcapsules)。理论上可制成 0.1~1 000 μm 的微囊。若药物溶解或分散在高分子材料基质中,形成微小球状实体骨架物则称为微球(microspheres)。可将微囊和微球统称为微粒(microparticles)。

药物微囊化后主要有以下特点:①提高药物的稳定性;②掩盖药物的不良气味及口味;③使液态药物固态化,便于贮存或再制成各种制型;④避免复方制剂中某些药物的配伍禁忌或有利于复方药物的配伍;⑤防止药物在胃内失活或减少对胃的刺激性;⑥使药物具有缓释或控释性能;⑦使药物具有靶向性;⑧可将活细胞或活性生物材料包囊,从而使其具有很好的生物相容性和稳定性。

2. 囊心物与囊材

(1) 囊心物 囊心物(core material)可以是固体,也可以是液体,囊心物主要是药物,此外可以包括附加剂,如稳定剂、稀释剂以及控制释放速率的阻滞剂和促进剂等。

(2) 囊材 对囊材的一般要求是:①性质稳定;②无毒、无刺激性,作为注射用微囊的囊材还应具有生物相容性及生物降解性;③有适宜的释药速率;④能与药物配伍,不影响药物的药理作用及含量测定;⑤成膜性好,形成的囊壁有一定的强度、弹性及可塑性;⑥有符合要求的黏度、渗透性、亲水性、溶解性等特性。

1) 天然高分子材料:该类材料是最常用的囊材,具有无毒、稳定、成膜性能好的特点。①明胶:明胶是天然多肽的聚合物。酸法明胶等电点为 7~9,碱法明胶等电点为 4.7~5.3,两者的成囊性无明显差别。明胶可生物降解,几乎没有抗原性。②阿拉伯胶:5% 水溶液的 pH 为 4.5~5.0,溶液易霉变。一般常与明胶等量配合使用。③海藻酸盐:可溶于不同温度的水中,不溶于乙醇、乙醚、其他有机溶剂及酸类(pH 3 以下)。海藻酸钠可与甲壳素或聚赖氨酸合用作复合材料。海藻酸钙不溶于水,故可用 $CaCl_2$ 使海藻酸钠固化成囊。④壳聚糖:是一种天然聚阳离子型多糖,壳聚糖可溶于酸或酸性水溶液,无毒、无抗原性,具有优良的生物降解性和成膜性。

2) 半合成高分子材料:多为纤维素衍生物,具有毒性小、黏度大、成盐后溶解度增大的特点,容易水解,需临用前现配。①羧甲基纤维素盐:为阴离子型的高分子材料,如羧甲基纤维素钠(CMC-Na)常与明胶配合使用。②甲基纤维素:在冷水中溶胀成澄清或微浑浊的胶体溶液,不溶于热水;在无水乙醇、氯仿、丙酮或乙醚中不溶。甲基纤维素易霉变,常用热压灭菌法灭菌。③乙基纤维素:乙基纤维素(EC)的化学稳定性好,不溶于水、甘油或丙二醇,可溶于乙醇、甲醇、丙酮和二氯甲烷等,遇强酸水解,因此不适于强酸性药物。④羟丙甲纤维素:羟丙甲纤维素(HPMC)溶于冷水成黏性溶液,不溶于乙醇、乙醚及氯仿。⑤纤维醋法酯:纤维醋法酯(cellacefate, CAP),又称醋酸纤维素酞酸酯,不溶于水、乙醇,可溶于丙酮与丁酮及醚醇混合液,不溶于酸性水溶液,可溶于 pH>6 的水溶液。

3) 合成高分子材料:常用的合成高分子材料有可生物降解的和不可生物降解的两类。可生物降解的材料,如聚乳酸(PLA)、乙交酯丙交酯共聚物(乳酸-羟基乙酸共聚物,PLGA 或 PLG)、聚碳酸酯、聚氨基酸、聚酸酐、聚氰基丙烯酸烷酯类等,具有无毒、成膜性好、化学稳定性高的特点,可用于注射或植入。

3. 微囊化的方法

(1) 物理化学法 本法的特点是改变条件使溶解状态的成膜材料从溶液中聚沉下来,并将囊心物包裹形成微囊。其中最具代表性的是凝聚相分离技术,即改变条件使囊材溶液产生相分离,这是制备微囊成功的关键。因此本法又称为相分离法。

1) 单凝聚法:将囊心物分散到以一种高分子材料为囊材的囊材水溶液中,然后加入凝聚剂(如盐、乙醇、丙酮等强亲水性物质),使囊材的溶解度降低而凝聚出来,形成微囊。这种凝聚是可逆的,一旦

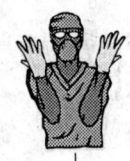

解除促使凝聚的条件(例如加水稀释),就可发生解凝聚,使微囊消失。因此可以利用这种可逆性得到满意的凝聚微囊形状。最后再用适当的方法加以交联,使凝聚的微囊成为不粘连、不可逆的球形微囊。单凝聚法适用于水不溶性固体或液体药物。

工艺流程:本法以明胶为囊材的工艺流程如下。

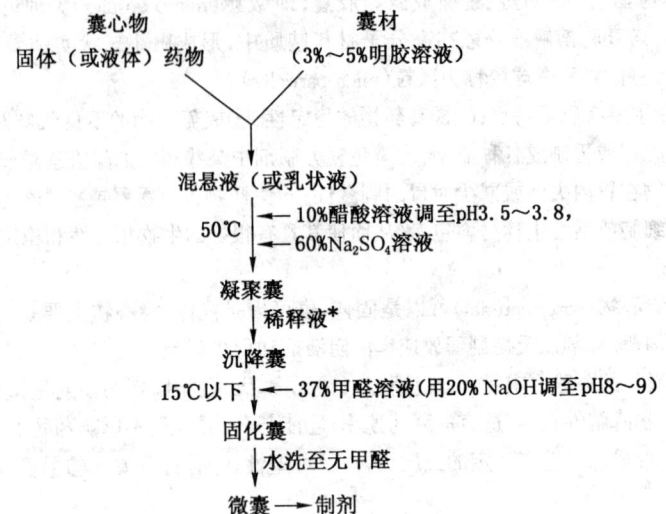

*稀释液即 Na_2SO_4 溶液,其浓度由凝聚囊系统中的 Na_2SO_4 浓度(如为 a%)加 1.5%[得(a+1.5)%],稀释液体积为凝聚囊系统总体积的 3 倍,稀释液温度为 15℃。所用稀释液浓度过高或过低,可使凝聚囊粘连成团或溶解。

成囊条件:①凝聚系统的组成,单凝聚法可以用三元相图来寻找成囊系统产生凝聚的组成范围。②明胶溶液的浓度与温度,明胶的浓度降低到一定程度就不能胶凝,浓度相同时,温度愈低愈易胶凝。③药物及凝聚相的性质,单凝聚法在水性介质中成囊,要求药物在水中极微溶解,但也不能很疏水。④界面张力及凝聚囊的流动性,加入凝聚剂使囊材形成凝聚相后,凝聚相应对囊心物有较大的附着力,才能完成微囊化。凝聚相与水相的界面张力应较小,使凝聚相能够形成小的球状液滴。凝聚相还应有一定的流动性,以得到良好的球形微囊。⑤固化,固化剂的种类、浓度、固化时间、pH 等会影响微囊的制备。

2)复凝聚法:将囊心物分散在由两种或多种带有相反电荷的高分子材料作囊材的囊材水溶液中,在适当的条件下,带相反电荷的高分子材料相互作用,溶解度降低,产生相分离凝聚成囊。本法适于水不溶性的固体或液体药物。

可作复合材料的有:明胶与阿拉伯胶、海藻酸盐、羧甲基纤维素、醋酸纤维素酞酸酯、海藻酸盐与壳聚糖、海藻酸与白蛋白、白蛋白与阿拉伯胶等。其中明胶与阿拉伯胶的组合最为常用。

复凝聚法的工艺流程:

用明胶及阿拉伯胶为材料,介质水、明胶、阿拉伯胶三者的组成与凝聚现象的关系可由三元相图说明。若复合囊材不能形成复凝聚,可通过调节 pH 值或通过稀释的方法来实现复凝聚。

复凝聚法制备微囊时也要求药物表面必须能被囊材凝聚相所润湿,此外保持凝聚相一定的流动性也是保证囊形良好的必要条件。

3)溶剂-非溶剂法:将囊心物分散于囊材的溶液中,加入一种对囊材和囊心物均不溶解的溶剂(非溶剂),引起相分离而将药物包裹成囊。囊心物可以是水溶性、亲水性物质,可以是固体或液体,但必须不能在溶剂和非溶剂溶解,也不起反应。

4)改变温度法:有些聚合物在溶剂中的溶解度随温度不同有很大的差异,通过改变体系的温度引

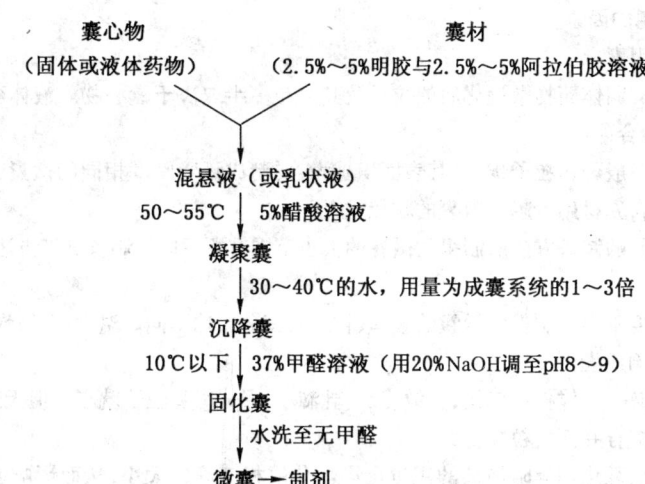

起聚合物溶解度降低产生相分离而制备微囊。

5)液中干燥法:将囊材和囊心物分散在液体介质(可以是油或水)中形成乳状液,再用一定的方法除去分散相的挥发性溶剂来制备微囊的方法称为液中干燥法,亦称乳化溶剂挥发法。本法可适用于容易失活或不稳定的药物。

按分散介质不同分为水中干燥法和油中干燥法。按操作不同分为连续干燥法、间歇干燥法和复乳法。前两者可用 O/W 型、W/O 型或 O/O 型乳状液,复乳法则用 W/O/W 型或 O/W/O 型复乳。复乳法可用于制备多肽、蛋白质、疫苗、抗癌药物等的微囊。此法的关键是确保初级乳的稳定性。

(2)物理机械法 本法是将固态或液态药物在气相中进行微囊化。

1)喷雾干燥法:先将囊心物分散在囊材的溶液中,再将该混合物用气流雾化,使溶解囊材的溶剂迅速蒸发,囊材凝固在囊心物周围而成囊。本法可用于固态或液态药物。

喷雾干燥特别适合对耐热性差的囊心物和易相互粘结的微囊进行干燥,得到性能良好的粉末状微囊。影响微囊质量的因素包括混合液的黏度、均匀性、药物及囊材的浓度、喷雾的速率、喷雾方法及干燥速率等。影响干燥效率的因素包括喷雾进入的送料速率、雾滴大小及分布均匀性、囊材溶液的性质、喷雾干燥室进出口的温度、热空气的流动速率及流动方式等。

2)喷雾冻凝法:将囊心物分散于熔融的囊材中,喷于冷却液体介质或冷气流中凝固而形成微囊的方法。常用的囊材有蜡类、脂肪酸和脂肪醇等,它们均是在室温下固体,而在较高温度能熔融的物质。

3)空气悬浮法:又称为流化床包衣法(fluidized bed coating)。该法利用垂直气流将囊心物悬浮在包衣室中,囊材溶液通过喷嘴喷于囊心物表面,起悬浮囊心物作用的热气流将溶剂挥干,形成的囊材薄膜将囊心物包裹而得微囊。

4)多孔离心法:利用离心力使囊心物高速穿过囊材的液态膜,再进入固化浴固化制备微囊的方法。

上述几种物理机械法均适用于水溶性和脂溶性的、固态或液态药物制备微囊,其中以喷雾干燥法最常用。

(3)化学法 本法是利用在溶液中单体或高分子发生聚合反应生成高分子囊膜,将囊心物包裹成微囊。

1)界面缩聚法:也称界面聚合法。本法是在分散相与连续相的界面上发生单体的缩聚反应。界面缩聚法形成的微囊一般是单层膜,也可通过多次界面聚合形成复合膜。

2)辐射化学法:本法是利用^{60}Co产生γ射线,使聚合物交联固化,形成微囊。一般仅适用于水溶性药物。

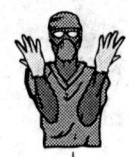

4. 影响微囊质量的因素

(1) 影响粒径的因素

1) 囊心物的大小：固体药物微囊化后的粒径及其分布多半取决于囊心物。液体药物的微囊化则取决于乳化条件和聚合条件。

2) 囊材的用量：一般药物粒子越小，其表面积越大，要制成囊壁厚度相同的微囊，所需囊材越多。当囊心物粒径相同时，囊材用量越多微囊的粒径越大。

3) 制备方法：不同的制备方法所制得的微囊的大小范围有所不同。制备乳液方法不同，得到的微囊粒径也不同。

4) 制备温度：温度不同时制得的微囊的收率、粒径及其分布均不同。温度高，微囊粒径小，反之则大，但温度过高会影响成囊。

5) 制备时的搅拌速率：搅拌速率快，分散度高，乳滴小，形成微囊粒子就小。但无限制地提高搅拌速率，微囊可能因碰撞合并而使粒径变大。

6) 附加剂的浓度：乳化剂等附加剂的用量会影响分散相液滴的大小，从而影响制得的微囊的大小。

7) 囊材相的黏度：一般囊材相的黏度越大，制得微囊的粒径也越大，降低囊材相的黏度，可制成较小的微囊。

(2) 影响微囊中药物释放的因素

1) 微囊中药物释放的机制：①扩散；②囊壁的溶解；③囊壁的消化降解，当微囊进入体内后，囊壁可被胃蛋白酶或其他酶消化降解，使药物释放。

2) 影响释放的因素：①粒径：囊材一定时，粒径越小总表面积越大，释药越快。②囊壁厚度：由于微囊种类和制备工艺不同，制得的微囊囊壁的厚度不同。③囊材的性质：同一种药物使用不同的囊材形成微囊，药物的释放速率不同。用复凝聚法制备微囊，明胶与不同的带负电荷的聚合物结合，药物的释放速率不同，其中明胶与果胶形成的囊膜释放速率较慢，而明胶与海藻酸钠形成的囊膜释放速率较快。囊壁空隙率不同，药物的释放速率不同；空隙率大，则药物从中扩散速率大。组成囊材的聚合物结晶度高，药物扩散阻力大。制备微囊时使用交联剂固化囊壁，交联度越大药物的扩散阻力越大。如果囊壁中含有添加剂如增塑剂等，将影响药物的扩散速率。④药物的性质：易溶性药物的溶解度大，其溶解速率很大，不会影响药物释放的速率。对于难溶性药物，药物在水中的溶解速率成为控制药物向外扩散速率的关键因素。对于易溶于水的药物，药物在囊膜中的扩散速率是决定药物释放速率的决定因素。⑤工艺条件：不仅整个工艺影响药物释放，即使只有干燥条件不同，释药速率也不相同。⑥溶出介质的 pH 值和离子强度：通常溶出介质的 pH 值会影响囊壁的溶解或降解速率，从而影响释药速率。介质的离子强度也会影响释药速率。

5. 微囊的质量评价

除制成制剂的本身要求应符合药典有关制剂规定外，微囊的质量评价包括：

(1) 微囊的形态与粒径　可采用光学显微镜、扫描或透射电子显微镜观察微囊的形态。微囊形态多为球形，也有卵圆形及不规则形。

不同微囊制剂对微囊粒径有不同的要求。测定微囊粒径的方法有多种，常用校正过的带目镜测微计的光学显微镜测定。也可用电感应法（如 Coulter 计数器）或光感应法（如粒度分布光度测定仪）测定微囊的粒径及其分布。

(2) 微囊的包封率和载药量　微囊中含有的药物重量百分率称为载药量。载药量可由下式求得：

$$微囊的载药量 = \frac{微囊内的药量}{微囊的总重量} \times 100\% \tag{8-1}$$

对处在液体介质中的微囊，可用适当方法分离微囊后进行测定，用下式计算包封率：

$$包封率 = \frac{系统中的总药量 - 游离的药物量}{系统中总的药物量} \times 100\% \tag{8-2}$$

微囊中的药物量占投药量的百分率称为微囊中药物的收率,亦即药物的包封产率。微囊的包封产率高低取决于采用的工艺。喷雾干燥法和空气悬浮法可得微囊包封产率95%以上,但是用相分离法制得的微囊,包封产率常为20%~80%。

(3)微囊中药物的释放速率

(4)有机溶剂残留量

6. 微囊的释药规律

(1)一级释放动力学 若将一种易溶于水的药物的饱和溶液或不饱和溶液作为囊心,用聚合物包裹后制成的微囊放到水相环境中,由于进来的水的稀释作用以及向外释放,核心中的药物浓度逐渐下降。此种情况下,体系的释放速率遵守一级动力学方程式。

(2)零级释放动力学 当药物易溶于水,在水进入微囊后,药物很快溶解在水中形成饱和溶液。只要微囊中有过量的药物存在,核心中的药物浓度保持不变,微囊中的药物浓度为饱和浓度C_s,微囊外水相中药物浓度为C,当符合漏槽条件时,药物释放符合零级动力学。对于难溶性药物,释放速率为零级动力学。

(3)Higuchi方程 如果药物均匀分布在整个微囊或部分溶解在聚合物囊壁中时,其释放速率遵守Higuchi方程。

(4)其他释药方程 符合Hixon-Crowell立方根方程。此外,有些符合混合规律。

习题

(一)名词解释

1. 固体分散体   2. 包合物   3. 微囊

(二)选择题

单项选择题

1. 以下应用固体分散技术的剂型是
A. 散剂   B. 胶囊剂   C. 微丸   D. 滴丸   E. 贴片

2. 下列有关环糊精的叙述,错误的是
A. 环糊精是由环糊精葡萄糖转位酶作用于淀粉后形成的产物   B. 是水溶性、还原性白色结晶性粉末   C. 是由6~10个葡萄糖分子结合而成的环状低聚糖化合物   D. 结构为中空圆筒型   E. 其中以β-环糊精溶解度最小

3. 以下利用亲水胶体的盐析作用制备微囊的方法是
A. 单凝聚法   B. 复凝聚法   C. 溶剂-非溶剂法   D. 界面缩聚法   E. 喷雾干燥法

4. 用β-环糊精包藏挥发油后制成的固体粉末为
A. 固体分散体   B. 包合物   C. 脂质体   D. 微球   E. 物理混合物

5. 包合物制备中,β-环糊精比α-环糊精或γ-环糊精更为常用的原因是
A. 水中溶解度最大   B. 水中溶解度最小   C. 形成的空洞最大   D. 分子量最小   E. 包容性最大

6. 固体分散体中药物溶出速率快慢顺序正确的是
A. 无定型>微晶态>分子状态   B. 分子状态>微晶态>无定形   C. 微晶态>分子状态>无定形   D. 分子状态>无定形>微晶态   E. 微晶态>无定形>分子状态

7. 下列哪种材料制备的固体分散体具有缓释作用
A. PEG   B. PVP   C. EC   D. 胆酸   E. 泊洛沙姆188

8. 固体分散体存在的主要问题是

A.久贮不够稳定　B.药物高度分散　C.药物的难溶性得不到改善　D.不能提高药物的生物利用度　E.刺激性增大

9. β-环糊精结构中的葡萄糖分子数是
A.5个　　B.6个　　C.7个　　D.8个　　E.9个

10. 制备固体分散体,若药物溶解于熔融的载体中呈分子状态分散者则为
A.低共熔混合物　　B.固态溶液　　C.玻璃溶液　　D.共沉淀物　　E.无定形物

11. 以下属于可生物降解的合成高分子材料为
A.聚乳酸　　B.阿拉伯胶　　C.聚乙烯醇　　D.甲基纤维素　　E.聚酰胺

12. 单凝聚法制备微囊时,加入硫酸钠水溶液的作用是
A.凝聚剂　　B.稳定剂　　C.阻滞剂　　D.增塑剂　　E.稀释剂

13. 以下有关微囊的叙述,错误的是
A.制备微囊的过程称微型包囊技术　B.微囊由囊材和囊心物构成　C.囊心物指被囊材包裹的药物和附加剂　D.囊材是指用于包裹囊心物的材料　E.微囊不能制成液体剂型

14. 下列关于微囊的叙述,错误的是
A.药物制成微囊可具有肝或肺的靶向性　B.通过制备微囊可使液体药物固体化　C.微囊可减少药物的配伍禁忌　D.微囊化后药物结构发生改变　E.微囊化可提高药物的稳定性

15. 下列关于药物微囊化的特点的叙述,错误的是
A.缓释或控释药物　B.防止药物在胃内失活或减少对胃的刺激性　C.使药物浓集于靶区　D.掩盖药物的不良气味及味道　E.提高药物的释放速率

16. 相分离法制备微囊时,要求
A.在液相中进行　B.在固相中进行　C.在气相中进行　D.在液相和气相中进行　E.都可以

17. 下列有关囊材的要求,不正确的为
A.无毒、无刺激性　B.能与药物缩合,有利于囊的稳定性　C.有适宜的黏度、渗透性、溶解性等　D.能与药物配伍　E.有一定的强度及可塑性,能完全包裹囊心物

18. 以下方法中,不是微囊制备方法的是
A.凝聚法　　B.液中干燥法　　C.界面缩聚法　　D.改变温度法　　E.薄膜分散法

19. 单凝聚法制备明胶微囊时,降低温度的目的主要是
A.凝聚　　B.囊心物的分散　　C.胶凝　　D.粘连　　E.固化

20. 下列关于包合物的叙述,错误的是
A.一种分子被包嵌于另一分子的空穴中形成包合物　B.包合过程属于化学过程　C.客分子必须与主分子的空穴形状和大小相适应　D.主分子具有较大的空穴结构　E.包合物为客分子被包嵌于主分子的空穴中形成的分子囊

21. 以下关于固体分散体的叙述,错误的是
A.药物与乙基纤维素为载体形成固体分散体可使药物的溶出加快　B.乙基纤维素作为载体,可使水溶性药物的溶出减慢　C.有些载体具有抑晶性,药物在其中以无定形状态分散,形成共沉淀物　D.使用疏水性载体制备固体分散体可使药物具有缓释作用　E.PEG类可作为固体分散体的载体

22. 以下有关固体分散体的叙述,错误的是
A.固体分散体存在老化的缺点　B.共沉淀物中药物以稳定型晶形存在　C.固态溶液中药物以分子状态分散　D.固体分散体可促进药物的溶出　E.简单低共熔混合物中药物以微晶存在

配伍选择题

(备选答案在前,试题在后;每组均对应同一组备选答案,每题只有一个正确答案;每个备选答案可重复选用,也可不选用。)

以下制备微囊的方法:

A.单凝聚法　　B.复凝聚法　　C.溶剂-非溶剂法　　D.喷雾干燥法　　E.界面缩聚法
1.以电解质或亲水性非电解质为凝聚剂　2.利用两种具有相反电荷的高分子做囊材　3.属于物理机械法制备微囊　4.属于化学法制备微囊　5.为复合囊材制备的方法为

A.明胶　　B.环糊精　　C.PEG　　D.可可豆脂　　E.淀粉
6.微囊的囊材是　7.包合物成分是　8.固体分散体材料是

A.盐析固化法　　B.熔融法　　C.单凝聚法　　D.饱和水溶液法　　E.逆相蒸发法
9.制备微囊的方法　10.制备固体分散体的方法　11.制备环糊精包合物的方法

A.β-环糊精　　B.α-环糊精　　C.5个以上　　D.β-环糊精羟丙基衍生物　　E.疏水性药物
12.内径最小的包合材料是　13.最适宜制备包合物的药物是　14.溶解度显著提高的包合材料是　15.溶解度最小的包合材料是

A.饱和水溶液法　　B.共沉淀法　　C.溶剂-非溶剂法　　D.滴制法　　E.逆相蒸发法
16.制备固体分散体的方法　17.植被微型胶囊的方法

多项选择题

1.下列可增加药物溶出速率的是
A.固体分散体　B.脂质体　C.胃内漂浮制剂　D.渗透泵片　E.β-环糊精包合物

2.在药剂中,环糊精包合物常用于
A.提高药物溶解度　B.避免药物的首过效应　C.提高药物稳定性　D.制备靶向制剂　E.液体药物粉末化

3.微囊中药物的释放机理是
A.扩散　B.溶解　C.崩解　D.降解　E.均不是

4.药物微囊化的优点有
A.延长药效　B.掩盖不良嗅味　C.增加药物稳定性　D.改善药物的流动性和可压性　E.降低毒副作用

5.以下属于水溶性固体分散体载体的是
A.聚乙二醇类　B.聚维酮　C.乙基纤维素　D.表面活性剂类　E.胆固醇

6.以下属于物理化学法制备微囊的方法有
A.溶剂-非溶剂法　B.单凝聚法　C.界面缩聚法　D.复凝聚法　E.空气悬浮法

7.药物在固体分散载体中的分散状态有
A.缔合体　B.胶态微晶　C.凝胶态　D.无定形　E.分子态

8.下列属于天然微囊囊材物质的是
A.海藻酸盐　B.CAP　C.阿拉伯胶　D.HPMC　E.明胶

9.下列关于单凝聚法制备微囊的表述,正确的是
A.单凝聚法是相分离法常用的一种方法　B.在单凝聚法中加入硫酸钠主要是增加溶液的离子强度　C.成囊的影响因素除凝聚系统外还与明胶溶液浓度及温度有关　D.单凝聚法中调节pH至明胶等电点即可成囊　E.在沉降囊中调节pH值到8~9,加入37%甲醛溶液于15℃以下使微囊固化

10.以明胶、阿拉伯胶为囊材,复凝聚法制备微囊的叙述中正确的是
A.明胶与阿拉伯胶作囊材　B.调节溶液的pH至明胶等电点,是成囊的条件　C.调节溶液的pH至明胶囊正电荷,是成囊的条件　D.适合于难溶性药物的微囊化　E.为使微囊稳定,应用甲醛固化

11.微囊的囊心物可包括
A.阻滞剂　B.稀释剂　C.药物　D.增塑剂　E.稳定剂

12.下列属于半合成高分子囊材的是
A.CMC-Na　B.CAP　C.PVA　D.PLA　E.MC

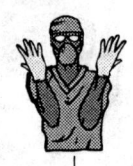

13. 对复凝聚法制备微囊的叙述错误的是
   A.适合于水溶性好的药物 B.两种在溶液中带相反电荷的高分子材料作复合囊材,在一定条件下交联且与囊心物凝聚成囊的方法 C.常用的囊材有阿拉伯胶和明胶、海藻酸盐与壳聚糖等 D.适合于固态或液态难溶性药物 E.不需要固化即可得到微囊

14. 以下有关囊材的要求,正确的为
   A.无毒、无刺激性 B.不影响药物的含量测定 C.可生物降解 D.与药物无亲和性 E.有一定的强度及可塑性,能完全包裹囊心物

15. 影响微囊中药物释放的因素有
   A.介质的 pH 值 B.剂型 C.药物的溶解度 D.制备工艺条件 E.附加剂

16. PEG 6 000 在药剂学中可用作
   A.胶囊中增塑剂 B.固体分散体载体 C.栓剂基质 D.微囊材料 E.片剂润滑剂

17. 下列属于化学法制备微囊的方法为
   A.改变温度法 B.单凝聚法 C.多孔离心法 D.界面缩聚法 E.辐射交联法

18. 固体分散体中,载体材料对药物溶出的促进作用包括
   A.载体材料对药物有抑晶性 B.水溶性载体材料提高药物的可润湿性 C.脂质类载体材料形成网状结构 D.载体材料保证了药物的高度分散性 E.疏水性载体材料的黏度

19. 制备包合物的方法有
   A.饱和水溶液法 B.喷雾干燥法 C.冷冻干燥法 D.研磨法 E.凝聚法

20. 环糊精包合物在药剂学上的应用有
   A.可增加药物的稳定性 B.液体药物固体化 C.可增加药物的溶解度 D.可遮盖药物的苦臭味 E.促进挥发性药物的挥发

21. 包合物的验证方法有
   A.HPLC 法 B.热分析法 C.透析法 D.离心法 E.X-射线衍射法

22. 固体分散体的类型包括
   A.物理混合物 B.低共熔混合物 C.共沉淀物 D.络合物 E.固体溶液

23. 微囊的质量评价项目包括
   A.载药量和包封率 B.崩解时限 C.囊形与粒径 D.药物含量 E.药物释放速率

(三)是非题

1. 当溶液的 pH 值在明胶的等电点以上时,明胶带正电荷数达最高值。(　　)
2. β-环糊精分子具有环状中空圆筒状结构,圆筒内亲水,圆筒外疏水。(　　)
3. 熔融法制备固体分散体的关键是骤冷。(　　)
4. 薄荷油制成微囊,既可防止挥发损失,又使其从液态变成固态,便于应用。(　　)
5. 薄荷油 β-环糊精包合物中,薄荷油为主分子。(　　)

(四)填空题

1. 包合物外层的大分子物质称为_____。
2. 以 CAP 为囊材时,可利用 CAP 在强酸性介质中不溶的性质,将凝聚囊倾入_____介质中进行固化。
3. 溶剂法制备固体分散体适用于_____的药物和载体。
4. 固体分散体的载体材料有水溶性、水不溶性和_____。
5. 液态药物或剂量小于 50 mg 的固体药物,制备固体分散体宜采用_____法。

(五)问答题

1. 固体分散体有何特点?
2. 固体分散体中药物的存在状态有哪些?
3. 制备包合物常用包合材料是什么,有何特点?
4. 药物微囊化有何特点?
5. 微囊制备方法有哪些?
6. 单凝聚法制备微囊的原理是什么?
7. β-环糊精包合物的制备方法有哪些?
8. 固体分散体的类型有哪些?
9. 固体分散体的速效和缓释的原理是什么?
10. 微囊中药物释放的机理有哪些,有哪些影响因素?
11. 影响微囊粒径的因素有哪些?
12. 试述复凝聚法制备微囊的方法与原理、工艺流程、成囊的条件、加水稀释的目的、固化条件。

习题答案及要点

(一)名词解释

1. 固体分散体:是指药物以分子、胶态、微晶或无定形状态,分散在一种载体物质中所形成的药物-载体的固体分散体系。 2. 包合物:是一种分子被包藏在另一种分子的空穴结构内形成的超微粒分散物。 3. 微囊:是利用天然或合成的高分子材料(囊材)作为囊膜,将固体或液体药物(囊心物)包裹而成的微型胶囊。

(二)选择题

单项选择题　1.D　2.A　3.A　4.B　5.B　6.D　7.C　8.A　9.C　10.B　11.A　12.A　13.E　14.D　15.E　16.A　17.B　18.E　19.C　20.B　21.A　22.B

配伍选择题　1.A　2.B　3.D　4.E　5.B　6.A　7.B　8.C　9.C　10.B　11.D　12.A　13.E　14.D　15.A　16.B　17.C

多项选择题　1.AE　2.ACE　3.ABD　4.ABC　5.ABD　6.ABD　7.BDE　8.ACE　9.ACE　10.ACDE　11.ABCDE　12.ABE　13.AE　14.ABE　15.ABCDE　16.BCE　17.DE　18.ABD　19.ABCD　20.ABCD　21.BE　22.BCE　23.ACDE

(三)是非题

1.×（当溶液的pH值在明胶的等电点以上时,明胶带负电荷）　2.×（β-环糊精分子具有环状中空圆筒状结构,圆筒内疏水,圆筒外亲水）　3.√　4.√　5.×（薄荷油 β-环糊精包合物中,薄荷油为客分子）

(四)填空题

1. 主分子　2. 强酸性　3. 熔点高、对热不稳定或易挥发　4. 肠溶性　5. 溶剂-熔融

(五)问答题

1. 固体分散体的特点是:①载体使药物处在高度分散状态。②强亲水性载体可增加难溶性药物

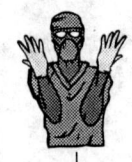

的溶解度和溶出速率，从而提高药物的生物利用度；难溶性载体可延缓或控制药物释放；肠溶性载体可控制药物于小肠释放。③利用载体的包蔽作用，可延缓药物的水解和氧化。④载体可掩盖药物的不良气味和刺激性。⑤使液体药物固体化。⑥药物分散状态的稳定性不高，久贮易产生老化现象。⑦滴丸为固体分散体，目前基质和冷却剂的种类还有限。

2. 固体分散体中药物的存在状态有：微晶状态、分子状态、无定形状态、亚稳定晶型。

3. 制备包合物常用的包合材料是环糊精及其衍生物。

包合物的特点有：①增加药物的溶解度；②提高药物的稳定性；③防止挥发性成分挥发、使液体药物粉末化；④掩盖药物的不良气味；⑤调节药物的释放速度；⑥改善药物的吸收和提高生物利用度；⑦降低药物的毒副作用和刺激性。

4. 药物微囊化有以下特点：①提高药物的稳定性；②掩盖药物的不良气味及口味；③使液态药物固态化，便于贮存或再制成各种剂型；④避免复方制剂中某些药物的配伍禁忌或有利于复方药物的配伍；⑤防止药物在胃内失活或减少对胃的刺激性；⑥使药物具有缓释或控释性能；⑦使药物具有靶向性；⑧可将活细胞或活性生物材料包囊，从而使其具有很好的生物相容性和稳定性。

5. 微囊制备方法有：物理化学法（单凝聚法、复凝聚法、溶剂-非溶剂法、改变温度法、液中干燥法）、物理机械法（喷雾干燥法、喷雾冻凝法、空气悬浮法、多孔离心法）、化学法（界面缩聚法、辐射交联法）。

6. 单凝聚法制备微囊的原理是：将囊心物分散到以一种高分子材料为囊材的囊材水溶液中，然后加入凝聚剂（如盐、乙醇、丙酮等强亲水性物质）。由于大量的水与凝聚剂结合，使囊材的溶解度降低而凝聚出来，形成微囊。

7. β-环糊精包合物的制备方法有：饱和水溶液法、研磨法、超声波法、冷冻干燥法、喷雾干燥法。

8. 固体分散体的类型有：简单低共熔混合物、固态溶液、玻璃溶液或玻璃混悬液、共沉淀物。

9. 固体分散体的速效的原理是：

1) 药物的分散状态：①增加药物的分散度，固体分散体增加了药物的分散度，因为固体分散体内的药物呈极细的胶体和超细微粒，甚至以分子状态存在。这样使药物的溶出速率更快。②形成高能状态，含有高能状态形式的药物分散系统是提高溶出速率的另一个因素。

2) 载体材料对药物溶出的促进作用：①载体材料可提高药物的可润湿性；②载体材料对药物有抑晶作用；③载体材料保证了药物的高度分散性。

缓释的原理是：利用水不溶性材料、肠溶性材料在水中不溶或胃酸性条件下不溶，药物高度分散于其中形成固体分散体，可使药物缓释。

10. 微囊中药物释放的机理有：①扩散；②囊壁的溶解；③囊壁的消化降解。

影响微囊中药物释放因素有：①粒径，囊材一定时，粒径越小总表面积越大，释药越快。②囊壁厚度，对于一定量的囊心物，制成的微囊数目多，微囊就小，囊壁就薄；反之则厚。囊壁越厚释药越慢。③囊材的性质，同一种药物使用不同的囊材形成微囊，药物的释放速率不同。囊壁空隙率不同，药物的释放速率不同；空隙率大，则药物从中扩散速率大。④药物的性质，易溶性药物的溶解度大，其溶解速率很大，不会影响药物释放的速率。对于难溶性药物，药物在水中的溶解速率成为控制药物向外扩散速率的关键因素。⑤工艺条件。⑥溶出介质的 pH 值和离子强度。

11. 影响微囊粒径的因素有：①囊心物的大小；②囊材的用量；③制备方法；④制备温度；⑤制备时的搅拌速率；⑥附加剂的浓度；⑦囊材相的黏度。

12. 复凝聚法制备微囊的方法与原理是：将囊心物分散在由两种或多种带有相反电荷的高分子材料作囊材的囊材水溶液中，在适当的条件下，带相反电荷的高分子材料相互作用，溶解度降低，产生相分离凝聚成囊。

复凝聚法工艺流程为：

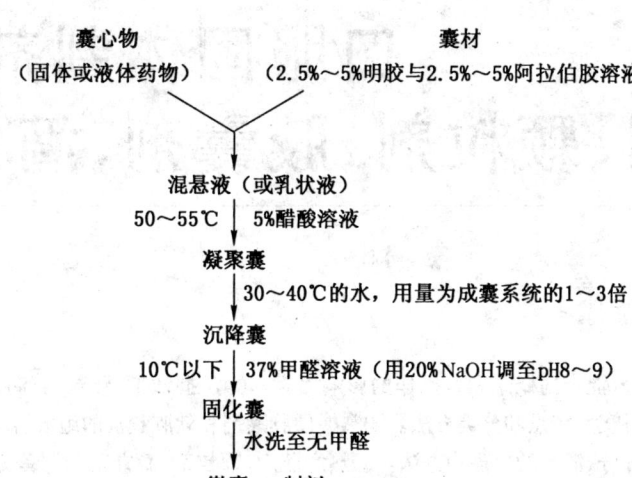

成囊的条件为:调 pH 值至 4.0~4.5,使明胶带正电荷数量最多,与带负电荷的阿拉伯胶互相交联,生成高分子复合物,溶解度降低,自溶液中凝聚析出成囊。

加水稀释的目的为:①使生成的凝聚囊成球形,固化后仍保持形状不变;②降低黏度,利于将成囊与未成囊者分开;③防止微囊粘连。

固化条件:①加固化剂,如甲醛、戊二醛等;②调 pH 值至 8~9;③降温至 15 ℃以下。

(胡巧红)

第九章

口服固体制剂(一)
(散剂、颗粒剂、胶囊剂、滴丸剂)

教学大纲要求

①掌握粉碎、筛分、混合的概念和各操作的影响因素。②掌握散剂、颗粒剂、滴丸剂的概念和特点。③掌握胶囊剂的概念、特点和分类方法。④掌握硬胶囊剂和软胶囊剂的组成、辅料的选择和制备工艺。⑤熟悉粉碎、筛分、混合的机理和方法。⑥熟悉散剂、颗粒剂、滴丸剂的制备方法及质量检查。⑦了解粉碎、筛分、混合的设备。

教学内容精要

(一)固体制剂的单元操作

1. 固体的粉碎

固体的粉碎是将大块物料借助机械力破碎成适宜程度的颗粒或细粉的操作。粉碎过程主要依靠外加机械力的作用破坏物质分子间的内聚力来实现的。粉碎前粒度 D 与粉碎后粒度 d 之比称为粉碎度或粉碎比(n)。

$$n = \frac{D}{d} \tag{9-1}$$

固体药物粉碎的意义:①有利于提高难溶性药物的溶出速率及生物利用度;②有利于固体制剂中各成分的混合均匀;③有利于提高固体药物在液体、半固体、气体中的分散性,并可提高制剂质量与药效;④有助于从天然药物中提取有效成分等。

粉碎机理:粉碎过程主要依靠外加机械力的作用破坏物质分子间的内聚力来实现。粉碎过程常用的外加力有冲击力、压缩力、剪切力、弯曲力、研磨力等。冲击、压碎和研磨作用对脆性物质有效,纤维状物料用剪切方法更有效;粗碎以冲击力和压缩力为主,细碎以剪切力、研磨力为主;要求粉碎产物能产生自由流动时,用研磨法较好。

(1)粉碎方法

1)闭塞粉碎与自由粉碎:闭塞粉碎是在粉碎过程中,已达到粉碎要求的粉末不能及时排出而继续和粗粒一起重复粉碎的操作。常用于小规模的间歇操作。自由粉碎是在粉碎过程中已达到粉碎粒度要求的粉末能及时排出而不影响粗粒的继续粉碎的操作。常用于连续操作。

2)开路粉碎与循环粉碎:开路粉碎是连续把粉碎物料供给粉碎机,同时不断地从粉碎机中把已粉碎的细物料取出的操作。适合于粗碎或粒度要求不高的粉碎。循环粉碎是经粉碎机粉碎的物料通过筛子或分级设备使粗颗粒重新返回到粉碎机反复粉碎的操作。适合于粒度要求比较高的粉碎。

3)干法粉碎与湿法粉碎:干法粉碎是使物料处于干燥状态下进行粉碎的操作。湿法粉碎是指在药物中加入适量的水或其他液体进行研磨的方法。湿法操作可避免操作时粉尘飞扬,减轻某些有毒药物或刺激性药物对人体的危害。

4)低温粉碎:低温粉碎是利用物料在低温时脆性增加、韧性与延伸性降低的性质以提高粉碎效果的方法。对于温度敏感的药物、软化温度低而容易形成"饼"的药物、极细粉的粉碎常需低温粉碎。固体石蜡的粉碎过程中加入干冰,使低温粉碎取得成功。

5)混合粉碎:两种以上的物料一起粉碎的操作叫混合粉碎。混合粉碎可避免一些黏性物料或热塑性物料在单独粉碎时粘壁和物料间的聚结现象,可将粉碎与混合操作同时进行。

(2)粉碎设备

1)球磨机:粉碎效果与圆筒的转速、球与物料的装量、球的大小与重量等有关。一般球和粉碎物料的总装量为罐体总容积的50%～60%。适合于贵重物料的粉碎、无菌粉碎、干法粉碎、湿法粉碎、间歇粉碎,必要时可充入惰性气体。

2)冲击式粉碎机:适用于脆性、韧性物料以及中碎、细碎、超细碎等,具有"万能粉碎机"之称。

3)气流式粉碎机:①可进行粒度要求为 $3\sim20~\mu m$ 超微粉碎;②由于高压空气从喷嘴喷出时产生焦耳-汤姆逊冷却效应,故适用于热敏性物料和低熔点物料粉碎;③可用于无菌粉末的粉碎;④和其他粉碎机相比粉碎费用高。

4)胶体磨:胶体磨为湿法粉碎机,常用于混悬剂与乳剂等分散系的粉碎。

2. 固体的筛分

筛分法是借助筛网孔径大小将物料进行分离的方法。筛分的目的是为了获得较均匀的粒子群。

筛分效率的影响因素:①表面能、静电等影响容易使粒子聚结成块或堵塞筛孔无法操作。②物料中含湿量增加,物料不易过筛。③粒子的形状、表面状态不规则,密度小等也影响物料不易过筛。④筛分装置。

筛分设备:一种为冲眼筛,多用于高速旋转粉碎机的筛板及药丸等粗颗粒的筛分。另一种为编织筛,优点是单位面积上的筛孔多、筛分效率高,可用于细粉的筛选。

药典中固体粉末的分级如下。

1)最粗粉:指能全部通过一号筛,但混有能通过三号筛不超过20%的粉末;

2)粗粉:指能全部通过二号筛,但混有能通过四号筛不超过40%的粉末;

3)中粉:指能全部通过四号筛,但混有能通过五号筛不超过60%的粉末;

4)细粉:指能全部通过五号筛,但混有能通过六号筛不超过95%的粉末;

5)最细粉:指能全部通过六号筛,但混有能通过七号筛不超过95%的粉末;

6)极细粉:指能全部通过八号筛,但混有能通过九号筛不超过95%的粉末。

"目"的概念:每一英寸(25.4 mm)长度上的筛孔数目表示。

3. 固体的混合

从广义上讲把两种以上组分的物质均匀混合的操作统称为混合。其中包括固-固、固-液、液-液等组分的混合。这里主要指固体的混合。

混合机理:对流混合、剪切混合、扩散混合。

混合的影响因素:物料的粉体性质、混合设备类型、操作条件。

防止混合不匀的措施如下:

1)组分的比例:组分比例相差过大时,应该采用等量递加混合法(又称配研法)混合,即量小的药物研细后,加入等体积其他药物细粉混匀,如此倍量增加混合至全部混匀,再过筛混合即可;或者将量小的药物先溶于适宜的溶剂中再均匀地喷洒到大量的辅料或颗粒中(一般称为溶剂分散法),以确保混合均匀。对于含有剧毒药品、贵重药品者往往采用"等量递增"的原则进行混合。

2)组分的密度:组分的密度差异较大时,应将密度小(质轻)者先放入混合容器中,再放入密度大(质重)者。

3)粒子大小:应将主药和辅料进行粉碎,使各成分的粒子都比较小并力求一致。

4)粒子的形态:粒子的形态如果比较复杂或表面粗糙,混匀后不易再分离;粒子的表面光滑,则易

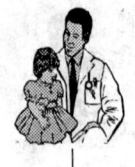

在混合后的加工过程中相互分离。

5) 组分的吸附性与带电性：一般应将量大且不易吸附的药粉或辅料垫底，量少且易吸附者后加入。因混合摩擦而带电的粉末常阻碍均匀混合，通常可加少量表面活性剂克服，也可用润滑剂作抗静电剂。

6) 含液体或易吸湿性的组分：如处方中有液体组分时，可用处方中其他组分吸收该液体，若液体组分量太多，宜用吸收剂吸收。

7) 含可形成低共熔混合物的组分：可以通过改变组分的比例或加入吸收剂解决。

混合方式与设备：实验室常用的混合方法有搅拌混合、研磨混合、过筛混合。对于含有剧毒药品、贵重药品或各组分混合比例相差悬殊的情况采用"等量递增"的原则进行混合。固体的混合设备大致分类为两大类，即容器旋转型和容器固定型。

(二) 散剂

1. 散剂的概念和特点

散剂系指一种或数种药物均匀混合而制成的粉末状制剂，可外用也可内服。

散剂具有以下特点：①粉碎程度大，比表面积大，易于分散，起效快；②外用覆盖面积大，可以同时发挥保护和收敛等作用；③贮存、运输、携带比较方便；④制备工艺简单，剂量易于控制，便于婴幼儿服用。

散剂的分类：①按组成药味多少可分为单散剂与复散剂；②按剂量情况可分为分剂量散与不分剂量散；③按用途可分为溶液散、煮散、吹散、内服散、外用散等。

2. 散剂的制备

散剂制备的一般工艺流程是：物料前处理→粉碎→过筛→混合→分剂量→质量检查→包装。

3. 散剂的质量要求

(1) 外观均匀度　取供试品适量置光滑纸上平铺约 5 cm^2，将其表面压平，在亮处观察，应呈现均匀色泽，无花纹、色斑。

(2) 干燥失重　不得超过 2.0%。

(3) 装量差异　单剂量、一日剂量包装的散剂，装量差异限度应符合表 9-1 的规定。

取散剂 10 包(瓶)，除去包装，分别精密称定每包(瓶)内容物的重量，求出内容物的装量与平均装量。每包与平均装量(凡无含量测定的散剂，每包装量应与标示装量比较)相比应符合规定，超出装量差异限度的散剂不得多于 2 包(瓶)，并不得有 1 包(瓶)超出装量差异限度 1 倍。

表 9-1　散剂装量差异限度要求

平均装量或标示装量	装量差异限度
0.1 g 以下至 0.1 g	±15%
0.1 g 以上至 0.3 g	±10%
0.3 g 以上至 1.5 g	±7.5%
1.5 g 以上至 6.0 g	±5%
6.0 g 以上	±3%

此外，还应按《中国药典》附录中的"微生物限度检查法"作卫生学检查，并应符合有关规定。局部用散剂应进行粒度检查，用于烧伤或严重损伤的散剂应进行无菌检查。

(4) 吸湿性(包装储存对散剂质量的影响)　散剂包装与储存的重点在于防潮。

当空气中的水蒸气分压大于药物粉末本身产生的饱和水蒸气压时，固体药物粉末将吸附水分子，这种现象一般称为吸湿。水溶性药物在相对湿度较低的环境下，几乎不吸湿，而当相对湿度增大到一定值时，吸湿量急剧增加，此时的相对湿度即为临界相对湿度(critical relative humidity, CRH)，水溶性药物均有固定的 CRH 值。

没有相互作用或共同离子影响的几种水溶性药物混合后,混合物的 CRH 约等于各药物 CRH 的乘积,而与各组分的比例无关。非水溶性药物无特定的 CRH 值,混合物料的吸湿量具有加和性。

散剂一般均应密闭贮存,含挥发性或易吸湿性组分的散剂,尤应密封包装。

(三)颗粒剂

颗粒剂是将药物与适宜的辅料配合而制成的颗粒状制剂,一般可分为可溶性颗粒剂、混悬型颗粒剂和泡腾性颗粒剂,目前还出现了肠溶颗粒剂和缓释颗粒剂,若粒径在 105～500 μm 范围内,又称为细粒剂。

(1)颗粒剂的特点　颗粒剂应用携带方便,药物溶出和吸收速度比较快。

(2)颗粒剂的制备

1)制软材:将药物与适当的稀释剂(如淀粉、蔗糖或乳糖等,必要时可以加入矫味剂、着色剂、芳香剂等)、崩解剂充分混匀,加入水或其他黏合剂后制成软材。

2)制湿颗粒:将软材用手工或机械挤压通过筛网,即可制得湿颗粒。此外还有流化(沸腾)制粒,亦称为"一步制粒法",制得的颗粒大小均匀,外观圆整,流动性好。

3)湿颗粒的干燥:除了流化(或喷雾制法)制得的颗粒已被干燥以外,其他方法制得的颗粒必须再用适宜的方法加以干燥。

4)整粒与分级:在上述干燥过程中,某些颗粒可能发生粘连,甚至结块。因此,要对干燥后的颗粒给予适当的整理,以使结块、粘连的颗粒散开,得到大小均匀一致的颗粒。

5)装袋:将制得的颗粒直接装入袋中即可。

(3)颗粒剂的质量检查

1)外观:颗粒应干燥、均匀、色泽一致,无吸潮、软化、结块、潮解等现象。

2)粒度:一般取单剂量包装的颗粒剂 5 包或多剂量包装颗粒剂 1 包,称重,置药筛内轻轻筛动 3 分钟,不能通过 1 号筛和能通过 5 号筛的颗粒和粉末总和不得过 15%。

3)干燥失重:不得超过 2.0%。

4)溶化性:取供试颗粒剂 10 g,加热水 200 ml,搅拌 5 分钟,可溶性颗粒应全部溶化或可允许有轻微混浊,但不得有焦屑等异物。混悬型颗粒剂应能混悬均匀,泡腾性颗粒剂应立即产生二氧化碳气体,并呈泡腾状。

5)装量差异:单剂量包装的颗粒剂,其装量差异限度应符合表 9-2 的规定。凡规定检查含量均匀度的颗粒剂,可不进行装量差异的检查

表 9-2　颗粒剂装量差异限度要求

平均装量或标示装量	装量差异限度
1.0 g 以下至 1.0 g	±10%
1.0 g 以上至 1.5 g	±8%
1.5 g 以上至 6.0 g	±7%
6.0 g 以上	±5%

(四)胶囊剂

胶囊剂系指将药物填装于空心硬质胶囊中或密封于弹性软质胶囊中而制成的固体制剂。可分为:硬胶囊剂(hard capsules)、软胶囊剂(soft capsules,又称胶丸)、肠溶胶囊剂(enteric capsules)。

胶囊剂的特点:能掩盖药物不良嗅味、提高稳定性;药物的生物利用度较高;可弥补其他固体剂型

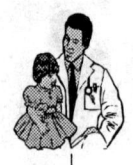

的不足;含油量高的药物或液态药物难以制成丸剂、片剂等,但可制成软胶囊剂;可延缓药物的释放和实现定位释药。

注意事项:①若填充的药物是水溶液或稀乙醇溶液,会使囊壁溶化;②若填易充风化的药物,可使囊壁软化;③若填充吸湿性很强的药物,可使囊壁脆裂;④易溶性和刺激性强的药物也不宜制成胶囊剂。

1. 硬胶囊剂

(1)空胶囊的组成与规格

1)空胶囊的组成:明胶是空胶囊的主要成囊材料;为增加韧性与可塑性,加入增塑剂如甘油、山梨醇、CMC-Na、HPC、油酸酰胺磺酸钠等;为减小流动性、增加胶冻力,可加入增稠剂琼脂等;对光敏感药物,可加遮光剂二氧化钛;此外还加入着色剂和防腐剂等。

2)空胶囊的规格:空胶囊共有8种规格,但常用的为0~5号,随着号数由小到大,容积由大到小。

3)空胶囊制备工艺:空胶囊系由囊体和囊帽组成,其主要制备流程如下:溶胶→蘸胶(制坯)→干燥→拔壳→切割→整理,生产环境洁净度应达10 000级。

(2)硬胶囊剂的制备工艺 硬胶囊剂内容物通常是固态物,也可以是半固态。若纯药粉粉碎至适宜粒度就能满足硬胶囊剂的填充要求,即可直接填充,但多数药物均需加一定的稀释剂、润滑剂等辅料才能满足填充(或临床用药)的要求。也可加入辅料制成颗粒后进行填充。

2. 软胶囊剂

(1)软胶囊剂的组成与质量控制 软胶囊的囊壳是由明胶、增塑剂、水三者所构成的,其重量比例通常是,干明胶:增塑剂:水 = 1:0.4~0.6:1(常用的增塑剂有甘油、山梨醇或二者的混合物)。

1)药物与附加剂对软胶囊剂质量的影响:液体药物若含水5%或为水溶性、挥发性、小分子有机物如乙醇、酮、酸、酯等,能使囊材软化或溶解;醛可使明胶变性,因此,均不宜制成软胶囊。液态药物pH以2.5~7.5为宜,否则易使明胶水解或变性,导致泄漏或影响崩解和溶出。

2)所包药物为混悬液时对胶囊大小的影响:一般要求总体积尽可能小一些。可用"基质吸附率"(base adsorption)来计算,"基质吸附率"即1 g固体药物制成(填充软胶囊用)混悬液所需液体基质的克数。

(2)软胶囊剂的制备方法 常用滴制法和压制法制备软胶囊。

3. 胶囊剂的质量要求

胶囊剂的质量要求与片剂的要求相似,包括:外观、装量差异(片剂中为片重差异)、崩解时限与溶出度(或释放度)等。

4. 包装贮存对质量的影响

高温时胶囊壳变脆,溶解缓慢;高湿(相对湿度>60%)会使胶囊吸湿、软化、变黏、膨胀、内容物结块,而且会造成微生物滋生。一般应选用密封性能良好的玻璃容器、透湿系数小的塑料容器和泡罩式包装,在<25 ℃、相对湿度<60%的干燥阴凉处,密闭贮存。

(五)滴丸剂

滴丸剂系指固体或液体药物与适当辅料(一般称为基质)加热熔化混匀后,滴入不相混溶的冷凝液中,收缩冷凝而制成的小丸状制剂,主要供口服使用。

(1)滴丸剂的特点

1)设备简单、操作方便、利于劳动保护,工艺周期短、生产率高;

2)工艺条件易于控制,质量稳定,剂量准确,受热时间短,易氧化及具挥发性的药物溶于基质后,可增加其稳定性;

3)基质容纳液态药物量大,故可使液态药物固化;

4)用固体分散技术制备的滴丸具有吸收迅速、生物利用度高的特点。

(2)滴丸剂的基质

1)水溶性基质:常用的有 PEG 类,如 PEG6000、PEG4000、PEG9300、泊洛沙姆及肥皂类如硬脂酸钠和甘油明胶等。

2)脂溶性基质:常用的有硬脂酸、单硬脂酸甘油酯、氢化植物油、虫蜡等。

滴丸剂的制备工艺与设备:

滴制法是指将药物均匀分散在熔融的基质中,再滴入不相混溶的冷凝液里,冷凝收缩成丸的方法。保证滴丸圆整成形、丸重差异合格的制备关键是:选择适宜基质、确定合适的滴管内外口径、滴制过程中保持恒温、滴制液静液压恒定、及时冷凝等。常用冷凝液有:液体石蜡、植物油、二甲基硅油和水等,应根据基质的性质选用。滴丸剂的制备工艺流程一般如下:药物+基质→混悬或熔融→滴制→冷却→洗丸→干燥→选丸→质检→分装。可以根据滴丸与冷凝液相对密度差异,选用不同的滴制设备。

(3)滴丸剂的质量检查 在《中国药典》中,规定了滴丸剂的重量差异限度和溶散时限检查,其溶散时限的要求是:普通滴丸应在 30 分钟内全部溶散,包衣滴丸应在 1 小时内全部溶散。

习题

(一)名词解释

1.粉碎 2.筛分 3.散剂 4.颗粒剂 5.滴丸剂 6.胶囊剂 7.粉碎度 8.配研法

(二)选择题

单项选择题

1.下列表述正确的是

A.按我国药典规定的标准筛规格,筛号越大,孔越大 B.工业用标准筛用"目"表示筛号,即每厘米长度上筛孔数目 C.在无菌车间使用球磨机,可制备无菌产品 D.两种组分数量差别大的物料混合时,应将组分数量大的物料先全部加入混合机中,再加入组分小的物料后混合均匀 E.流能磨适用于无菌粉末粉碎,但不适用于低熔点及对热敏感药物

2.以下适合于热敏感性药物的粉碎设备为

A.万能粉碎机 B.球磨机 C.流能磨(气流式粉碎机) D.胶体磨 E.冲击式粉碎剂机

3.以下关于球磨机的说法,错误的为

A.装药量为筒体积的 15%～20% B.圆球装量为筒体积的 30%～50% C.工作转速为临界转速的 60%～85% D.物料的直径应为圆球的 1/2～1/4 E.球磨机主要是通过研磨作用进行粉碎

4.V 型混合器适宜的转速和填充量分别为

A.临界转速的 70%～90%,容器体积的 70%以上 B.临界转速的 30%～40%,容器体积的 70%～90% C.临界转速的 80%以上,容器体积的 70%～90% D.临界转速的 30%～40%,容器体积的 30% E.临界转速的 10%以上,容器体积的 70%～90%

5.下列关于粉碎的叙述哪一条是错误的

A.散剂的粉碎机械常用的有球磨机和流能磨等,球磨机可粉碎低熔点的药物,因为它有冷却作用 B.难溶于水的药物可采用加液研磨法制成极细粉 C.流能磨是利用高压气流使药物的颗粒间以及颗粒与器壁间碰撞、摩擦而产生强烈的粉碎作用 D.药物粉末粒子易聚集,在粉碎时可加入辅料共同粉碎 E.粉碎是将机械能转变为表面能

6.下列对于药粉粉末分等叙述错误者为

A.最粗粉可全部通过一号筛 B.粗粉可全部通过三号筛 C.中粉可全部通过四号筛 D.细粉

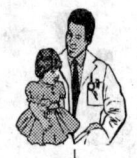

可全部通过五号筛　E.最细粉可全部通过六号筛

7.下列关于粉碎的叙述,错误的是

A.粉碎过程主要是靠外加机械力破坏物质分子的内聚力来实现的　B.球磨机不能进行无菌粉碎　C.流能磨适用于低熔点或热敏感药物的粉碎　D.球磨机常用于毒、剧和贵重药品的粉碎　E.自由粉碎是指在粉碎过程中已达到粉碎程度要求的粉末能及时排出的操作

8.以下可作为软胶囊内容物的是

A.药物的油溶液　B.药物的水溶液　C.药物的水混悬液　D.O/W型乳剂　E.药物的稀醇溶液

9.下列对散剂特点的叙述,错误的是

A.制备简单、剂量易控制　B.外用覆盖面大,但不具保护、收敛作用　C.贮存、运输、携带方便　D.表面积大、易分散、奏效快　E.便于小儿服用

10.散剂按医疗用途可分为

A.倍散与普通散剂　B.内服散剂与外用散剂　C.单散剂与复散剂　D.分剂量散剂与不分剂量散剂　E.一般散剂与泡腾散剂

11.下列关于散剂的叙述中,正确的是

A.水不溶性药物有特定的CRH值　B.两种水溶性药物混合物的CRH大约等于各药物CRH的和　C.两种水溶性药物混合物的CRH大约等于各药物CRH的乘积　D.由水不溶性药物组成且当不发生作用的混合物,其临界相对湿度等于各药物的CRH之乘积　E.水溶性药物没有特定的CRH值

12.下列关于滴丸剂的叙述,不正确的是

A.发挥药效迅速,生物利用度高　B.可将液体药物制成固体滴丸,便于运输　C.生产设备简单、操作方便、利于劳动保护　D.可制成缓释制剂　E.滴丸在药剂学上又称胶丸

13.滴丸与胶丸的相同点为

A.均采用明胶为基质　B.均采用PEG为基质　C.均为滴制法制备　D.均为丸剂　E.均为压制法制备

14.下列关于胶囊剂的叙述不正确的是

A.可将液态药物制成固体剂型　B.可提高药物的稳定性　C.可避免肝的首过效应　D.可掩盖药物的不良嗅味　E.可以掩盖内容物的苦味

15.以下适合制成胶囊的药物为

A.药物的水溶液　B.易风化药物　C.吸湿性很强的药物　D.性质相对稳定的药物　E.药物的稀乙醇溶液

16.常用的软胶囊囊壳的组成为

A.明胶、甘油、水　B.淀粉、甘油、水　C.可压性淀粉、丙二醇、水　D.明胶、甘油、乙醇　E.PEG、水

17.胶囊剂不需要检查的项目是

A.装量差异　B.崩解时限　C.硬度　D.水分　E.外观

18.下面的叙述错误的是

A.除另有规定外,散剂的干燥失重不得超过2.0%　B.散剂的粉碎度越大越好　C.儿科和外用散剂应为最细粉　D.粉碎度是物料粉碎前的粒径与物料粉碎后粒径的比值　E.眼用制剂中混悬的不溶性颗粒的细度要求为极细粉

19.固体石蜡的粉碎过程中加入干冰,此粉碎过程属于

A.混合粉碎　B.开路粉碎　C.低温粉碎　D.湿法粉碎　E.循环粉碎

20.软胶囊的制备方法有压制法和

A.乳化法　B.熔融法　C.塑制法　D.滴制法　E.泛制法

21.流能磨的粉碎原理是
A.不锈钢齿的撞击与研磨作用 B.旋锤高速转动的撞击作用 C.机械面的相互挤压作用 D.圆球的撞击与研磨作用 E.高速压缩空气使药物颗粒之间或颗粒与室壁之间通过撞击作用而粉碎

22. 药筛筛孔目数习惯上是指
A.每厘米长度上筛孔数目 B.每平方厘米面积上筛孔数目 C.每英寸长度上筛孔数目 D.每平方英寸面积上筛孔数目 E.每市寸长度上筛孔数目

23.以下关于颗粒剂的叙述,错误的是
A.颗粒剂可包衣 B.可适当添加矫味剂等调节口感 C.颗粒剂的含水量不得超过3% D.飞散性和附着性较小 E.吸湿性和聚集性较小

24.制备空胶囊时,加入甘油的作用是
A.延缓明胶溶解 B.制成肠溶胶囊 C.作为防腐剂 D.增加可塑性 E.起矫味作用

25.下列关于过筛过程的叙述,错误的是
A.加到药筛的物料不宜过多,以免堆积过厚 B.物料在筛网上的运动速率越小,则过筛效率越好 C.含水量大的物料应先适当干燥再过筛 D.为防止粉尘飞扬,过筛时应避免振动 E.黏性、油性较强的药粉,应掺入其他药粉一同过筛

26.下列关于颗粒剂的叙述,错误的是
A.颗粒剂都要求溶解在水中服用 B.颗粒剂分为可溶性颗粒剂、混悬性颗粒剂及泡腾性颗粒剂 C.颗粒剂还有肠溶颗粒剂、缓释颗粒剂等 D.颗粒剂是指药物与适宜的辅料制成的具有一定粒度的干燥颗粒状制剂 E.药物与适宜的辅料制成的干燥粉末状或细粒状制剂称为细粒剂

27.已规定检查溶出度的胶囊剂,不必再检查
A.崩解度 B.重量差异 C.溶解度 D.硬度 E.脆碎度

28.《中国药典》规定,软胶囊剂的崩解时限为
A.45分钟 B.60分钟 C.120分钟 D.15分钟 E.30分钟

29.下列关于粉碎的叙述,错误的是
A.湿法粉碎是指药物中加入适当水或其他液体进行研磨粉碎的方法 B.湿法粉碎通常液体的选用是以药物遇湿不膨胀、两者不起变化、不妨碍药效为原则 C.湿法粉碎常用的方法有"加液研磨"和"水飞法" D.干法粉碎就是使物料处于干燥状态下进行粉碎的操作 E.湿法粉碎可以避免粉尘飞扬,但可使能量消耗增加

30.硬胶囊剂的崩解时限为
A.60分钟 B.120分钟 C.15分钟 D.30分钟 E.45分钟

31.下列关于粉碎方法的叙述中,错误的是
A.氧化性药物和还原性药物必须单独粉碎 B.贵重药物应单独粉碎 C.含共熔成分时,不能混合粉碎 D.粉碎过程应及时筛去细粉以提高效率 E.性质及硬度相近的药物可混合粉碎

32.制备颗粒剂的工艺流程为
A.粉碎→过筛→混合→分剂量→包装 B.粉碎→过筛→混合→制软材→制粒→干燥→整粒→包装 C.粉碎→过筛→混合→制软材→制粒→分级→分剂量→包装 D.粉碎→过筛→混合→制软材→制粒→干燥→整粒与分级→包装 E.粉碎→过筛→混合→制软材→制粒→干燥→整粒→压片→包装

33.以下各项中,不影响散剂混合质量的因素是
A.组分的堆密度 B.含易吸湿性成分 C.组分的吸湿性与带电性 D.组分的比例 E.各组分的色泽

34.当胶囊剂内容物的平均装量为0.3 g时,其装量差异限度为
A.±5.0% B.±2.0% C.±1.0% D.±10.0% E.±7.5%

35.当硬胶囊内容物为易风化药物时,将使硬胶囊

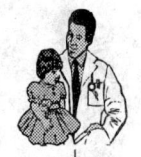

A.分解　　B.软化　　C.变脆　　D.变形　　E.变色

36.密度不同的药物在制备散剂时,采用

A.将轻者加在重者之上混合　　B.等量递加混合　　C.将重者加在轻者之上混合

D.搅拌混合　　E.多次过筛混合

37.颗粒剂贮存的关键为

A.防热　　B.防冷　　C.防潮　　D.防虫　　E.防光

38.组分比例差异大的药物在制备散剂时,采用

A.将剂量小的组分先加入容器中垫底,再加入剂量大的组分混合　　B.将组分一同加入容器中混合　　C.将剂量大的组分全部加入容器中垫底,再加入剂量小的组分混合　　D.长时间研磨混合　　E.将剂量大的组分的一部分先加入容器中垫底,再加入剂量小的组分混合

39.软胶囊的胶皮处方,较适宜的重量比是增塑剂:明胶:水为

A. 1:0.4~0.6:1　　B. 1:1:1　　C. 0.4~0.6:1:1　　D. 0.5:1:1　　E. 1:0.5:1

40.下列关于散剂的叙述,错误的是

A.药物粉末混合时摩擦产生静电阻碍粉末混匀,通常可加少量表面活性剂　　B.散剂与液体制剂比较,散剂比较稳定　　C.散剂比表面积大,挥发性成分宜制成散剂　　D.散剂为一种或多种药物均匀混合制成的粉末状制剂　　E.散剂与片剂比较,散剂易分散、起效迅速、生物利用度高

41.常用于混悬剂与乳剂等分散系粉碎的机械为

A.气流粉碎机　　B.冲击式粉碎机　　C.球磨机　　D.胶体磨　　E.锤击式粉碎机

42.用于制备空胶囊壳的主要原料为

A.糊精　　B.明胶　　C.淀粉　　D.蔗糖　　E.阿拉伯胶

配伍选择题(备选答案在前,试题在后;每组均对应同一组备选答案,每题只有一个正确答案;每个备选答案可重复选用,也可不选用。)

A.粗粉　　B.中粉　　C.细粉　　D.最细粉　　E.极细粉

《中国药典》关于粉末分等的规定:

1.全部通过二号筛但混有通过四号筛不超过40%的粉末为

2.全部通过四号筛并含能通过五号筛不少于60%的粉末为

3.全部通过五号筛并含能通过六号筛不少于95%的粉末为

4.全部通过六号筛并含能通过七号筛不少于95%的粉末为

A.成型材料　　B.增塑剂　　C.遮光剂　　D.防腐剂　　E.增稠剂

下列物质在空胶囊壳组成中各起什么作用:

5.山梨醇　　　　　　6.二氧化钛

7.对羟基苯甲酸酯　　8.山梨酸

A.沸腾制粒法　　B.滴制法　　C.研和法　　D.流延法　　E.薄膜分散法

9.制备软胶囊采用　　10.制备滴丸可采用

11.制备膜剂可采用　　12.制备微丸可采用

多项选择题

1.对散剂特点的错误表述是

A.比表面积大、易分散、奏效快　　B.便于小儿服用　　C.制备简单、剂量易控制

D.外用覆盖面大,但不具保护、收敛作用　　E.制备工艺复杂

2.胶囊剂的质量检查包括

A.外观　　B.水分　　C.崩解度或溶出度　　D.装量差异　　E.囊壳重量差异

3.关于硬胶囊壳的错误说法为

A.胶囊壳主要由明胶组成　　B.囊壳中加山梨醇作防腐剂　　C.加入二氧化钛作增塑剂　　D.含

水量高的硬胶囊壳可用于软胶囊的制备 E.囊壳号越大,其容量越大
4.常用气流式粉碎机进行粉碎的药物是
  A.抗生素   B.酶类   C.低熔点药物   D.具黏稠性的药物   E.植物药
5.影响制剂过程中物料混合操作的因素有
  A.粒度分布   B.粒子表面状态   C.堆密度   D.流动性   E.折射系数
6.以下关于粉碎与过筛的叙述正确的是
  A.采用混合粉碎有利于粉碎的进行,可减缓药物粉末的结聚   B.晶形药物具有一定的晶格,有相当的脆性,易于粉碎   C.具氧化性和还原性的药物可一起粉碎,以节省时间   D.粉碎过程应及时筛去细粉以提高效率   E.抗生素、酶、低熔点或其他对热敏感的药物,应选用万能粉碎机粉碎
7.《中国药典》规定,颗粒剂必须作的质量检查项目有
  A.粒度   B.溶化性   C.装量差异限度   D.溶出度   E.干燥失重
8.颗粒剂按溶解性常分为
  A.可溶性颗粒剂   B.乳浊性颗粒剂   C.泡腾颗粒剂   D.溶蚀性颗粒剂   E.混悬性颗粒剂
9.下列关于胶囊剂质量检查的表述正确的是
  A.肠溶胶囊人工肠液中的崩解时限为1小时   B.凡规定检查装量差异的胶囊剂可不进行均匀度检查   C.凡规定检查溶出度或释放度的胶囊剂,不再进行崩解时限检查   D.软胶囊的崩解时限为1小时   E.0.3 g以下的胶囊,装量差异限度±10%
10.粉碎的目的是
  A.增加药物表面积,促进溶出   B.利于药物稳定   C.便于调配   D.利于药材中成分溶出   E.利于制剂
11.《中国药典》规定散剂必须检查的项目有
  A.外观均匀度   B.微生物限度   C.粒度   D.干燥失重   E.装量差异
12.胶囊剂的特点有
  A.药物水溶液、油溶液可制成胶囊剂   B.可延缓药物的释放   C.可以掩盖药物不适的臭味   D.与片剂相比,生物利用度较高   E.可保护药物不受湿气、氧、光线的作用
13.球磨机可创造密闭环境,特别适宜粉碎
  A.贵重药物   B.要求得极细粉的药物   C.刺激性药物   D.吸湿性药物   E.无菌药物
14.下列不宜制成胶囊剂的是
  A.药物的水溶液或稀乙醇溶液   B.酸性或碱性液体   C.易溶性和刺激性强的药物   D.易风化或易潮解的药物   E.O/W型乳剂

(三)是非题

1.刺激性强的药物应考虑制成胶囊剂。(   )
2.除另有规定外,散剂的干燥失重不得超过3%。(   )
3.粉碎过程系机械能转变成表面能的过程。(   )
4.通过改进制备工艺可以改善胶囊剂内容物吸潮状况。(   )
5.制备含液体药物的散剂时,可以利用处方中其他固体组分吸收液体药物。(   )
6.药典筛号数越大,粉末越粗。(   )
7.与片剂相比,胶囊剂的药物生物利用度低。(   )
8.《中国药典》规定:细粉指能全部通过三号筛,但混有能通过五号筛不超过60%的粉末。(   )

(四)填空题

1.《中国药典》规定,硬胶囊剂应在_____分钟内全部崩解;软胶囊剂应在_____分钟内全部

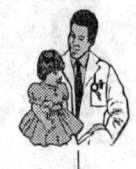

崩解;肠溶胶囊在盐酸溶液(9→1000)中检查_____小时,每粒囊壳不得有裂缝或崩解,取出,用少量水洗涤后,改在人工肠液中检查,_____小时内应全部崩解。

2.粉碎、筛分同步完成的方法是_____粉碎。

3.市售硬胶囊一般有_____种规格,其中_____号最大。

4.球磨机结构简单,密闭操作,粉尘少,常用于_____、_____、刺激性药物或吸湿性药物的粉碎。

5.除另有规定外,散剂的含水量不得超过_____。

6.颗粒剂可分为_____、_____、_____、肠溶颗粒剂、缓释颗粒剂。

7.万能粉碎机适用于_____性和纤维性等脆性、韧性物料的粉碎。

8.流能磨粉碎药物的过程中,由于气流在粉碎室中膨胀时产生的_____,因此特别适用于抗生素、酶、低熔点或其他_____的药物的粉碎。

9.制备散剂,当药物比例相差悬殊时,一般采用_____法混合。

(五)问答题

1.湿法粉碎的原理及应用特点是什么?
2.试述低温粉碎的特点。
3.散剂的特点是什么,制备工艺过程是什么?
4.颗粒剂的生产工艺流程怎样,应进行哪些质量检查?
5.球磨机的适用范围及影响其粉碎效果的因素是什么?
6.胶囊剂可分为哪几类,有何特点,哪些药物不宜制成胶囊剂?
7.简述防止硬胶囊剂内容物吸潮常用的方法。
8."等量递增法"混合的含义是什么?
9.滴丸剂的特点是什么?
10.粉碎的意义是什么?

习题答案及要点

(一)名词解释

1.粉碎:是将大块物料借助机械力破碎成适宜程度的颗粒或细粉的操作。

2.筛分:是借助筛网孔径大小将物料进行分离的方法。

3.散剂:系指一种或数种药物均匀混合而制成的粉末状制剂,可外用也可内服。

4.颗粒剂:是将药物与适宜的辅料配合而制成的颗粒状制剂。

5.滴丸剂:系指固体或液体药物与适当辅料(一般称为基质)加热熔化混匀后,滴入不相混溶的冷凝液中,收缩冷凝而制成的小丸状制剂,主要供口服使用。

6.胶囊剂:系指将药物填装于空心硬质胶囊中或密封于弹性软质胶囊中而制成的固体制剂。可分为硬胶囊剂、软胶囊剂和肠溶胶囊剂。

7.粉碎度(或粉碎比):系指粉碎前粒度D与粉碎后粒度d之比。

8.配研法:当组分比例相差过大时难以混合均匀,应采用等量递加混合法(又称配研法)混合,即量小的药物研细后,加入等体积其他药物细粉混匀,如此倍量增加混合至全部混匀,再过筛混合即成。

(二)选择题

单项选择题 1.C 2.C 3.D 4.D 5.A 6.B 7.B 8.A 9.B 10.B 11.C 12.E 13.C

14．C　15．D　16．A　17．C　18．B　19．C　20．D　21．E　22．C　23．C　24．D　25．D　26．A　27．A　28．B　29．E　30．D　31．C　32．D　33．E　34．E　35．E　36．C　37．C　38．E　39．C　40．C　41．D　42．B

配伍选择题　1．A　2．B　3．C　4．D　5．B　6．C　7．D　8．D　9．B　10．B　11．D　12．A

多项选择题　1．DE　2．ABCD　3．BCDE　4．ABC　5．ABCD　6．ABD　7．ABCE　8．ACE　9．ACDE　10．ACDE　11．ABDE　12．BCDE　13．ACDE　14．ABCDE

(三)是非题

1．×(刺激性强的药物制成胶囊会由于在胃中溶化造成局部浓度过高而产生刺激)　2．×(除另有规定外,散剂的干燥失重不得超过2%)　3．√　4．√　5．√　6．×(药典筛号数越大,粉末越细)　7．×(因为制备胶囊剂时不需加黏合剂和压力,所以较片剂的生物利用度高)　8．×《中国药典》规定:细粉指能全部通过五号筛,并含有能通过六号筛不少于95%的粉末)

(四)填空题

1．30;60;2;1　2．循环　3．8;000　4．毒性药物,贵重药物　5．9.0%　6．可溶性颗粒剂;混悬型颗粒剂;泡腾性颗粒剂　7．结晶　8．冷却效应　对热敏感　9．等量递加

(五)问答题

1．湿法粉碎的原理是:水或其他液体以小分子深入药物颗粒的裂隙,减少其分子间的引力而利于粉碎。该法适用于难以粉碎的矿物药、非极性晶体药物、某些有较强刺激性或毒性药物,用此法可避免粉尘飞扬。通常选用药物遇湿不膨胀,两者不起变化,不妨碍药效的液体。

2．低温粉碎的特点:①适用于在常温下粉碎困难的物料,软化点低、熔点低及热可塑性物料,以及富含糖分,具一定黏性的药物;②低温使物料脆性增加,易于粉碎,可获得更细的粉末;③能保留挥发性成分。

3．散剂的特点:①粉碎程度大,比表面积大,易于分散,起效快;②外用覆盖面积大,可以同时发挥保护和收敛等作用;③贮存、运输、携带比较方便;④制备工艺简单,剂量易于控制,便于婴幼儿服用。

散剂的制备工艺过程为:物料前处理→粉碎→过筛→混合→分剂量→质量检查→包装。

4．颗粒剂的生产工艺流程:制软材→制湿颗粒→湿颗粒的干燥→整粒与分级→装袋

颗粒剂的质量检查项目:外观、粒度、干燥失重、溶化性、装量差异

5．球磨机的适用范围:球磨机适用于粉碎各种性质的药物,如结晶性、树胶、树脂类药物,药材浸提物,刺激性、吸湿性、挥发性药物,贵重药物。球磨机可用于干法或湿法粉碎,还可用于无菌粉碎。

影响粉碎效果的因素:球磨机转速,圆球大小、重量、数量,被粉碎物料的性质等。

6．胶囊剂可分为:硬胶囊剂、软胶囊剂、肠溶胶囊剂。

胶囊剂的特点为:能掩盖药物不良嗅味、提高稳定性;药物的生物利用度较高,可弥补其他固体剂型的不足;含油量高的药物或液态药物难以制成丸剂、片剂等,但可制成软胶囊剂;可延缓药物的释放和定位释药。

不宜制成胶囊剂的药物有:①药物的水溶液或稀的乙醇溶液,因能使胶囊壁溶解。②易溶性药物,如氯化钠、溴化物、碘化物等。③刺激性药物,因在胃中溶解后局部浓度过高而刺激胃黏膜。④易风化药物,因可使胶囊壁变软。⑤吸湿性药物,因可使胶囊壁过于干燥而变脆。

7．防止硬胶囊剂内容物吸潮常用的方法是:①将内容物制粒或包薄膜衣防潮;②用玻璃瓶、双铝箔、铝塑等包装。

8．"等量递增法"混合的含义:两种组分药物比例量相差悬殊时,取量小的组分与等量的量大组分同时置于混合器中混匀,再加入混合物等量的量大组分稀释均匀,如此等倍加增,至完全部量大

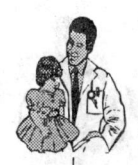

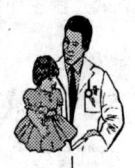

的组分为止,混匀,过筛。该法又称"配研法"。

9.滴丸剂的特点为:①设备简单、操作方便、利于劳动保护,工艺周期短、生产率高;②工艺条件易于控制,质量稳定,剂量准确,受热时间短,易氧化及具挥发性的药物溶于基质后,可增加其稳定性;③基质容纳液态药物量大,故可使液态药物固化;④用固体分散技术制备的滴丸具有吸收迅速、生物利用度高的特点。

10.粉碎的意义是:①固体药物的吸收首先需要溶解,细粉有利于提高难溶性药物的溶出速率以及生物利用度;②有利于固体制剂中各成分的混合均匀,混合度与各成分的粒径有关;③有利于提高固体药物在液体、半固体、气体中的分散性,并可提高制剂质量与药效,如混悬剂、软膏剂、气雾剂等;④有助于从天然药物中提取有效成分等。

(丁平田)

第十章

固体制剂(二)(片剂)

教学大纲要求

①掌握片剂的概念、特点、分类与质量要求。②掌握片剂辅料的种类和用途,各个具体辅料的英文缩写、性质、特点和应用。③掌握干燥的概念、干燥的基本原理和影响因素、物料中水分的性质。④掌握湿法制粒、干法制粒的方法和特点。⑤掌握片剂的湿法制粒压片工艺。⑥掌握直接压片的方法、适用范围和特点。⑦掌握片剂的成形及其影响因素,以及片剂成形的评价方法。⑧掌握片剂制备中可能发生的问题及原因分析。⑨掌握固体剂型的溶出理论。⑩掌握片剂包衣的目的、种类、方法。⑪掌握包糖衣工艺。⑫掌握包薄膜衣的常用材料(分类、英文缩写、性质、特点和应用)。⑬掌握片剂的质量检查项目。⑭熟悉片剂的崩解机理。⑮熟悉包衣过程中易于出现的问题及原因。⑯熟悉片剂的处方设计。⑰了解干燥的常用设备、制粒的设备、压片的设备、包衣的设备。

教学内容精要

(一)概述

片剂系指药物与适宜的辅料混匀压制而成的圆片状或异形片状的固体制剂。

1. 片剂的特点

(1)片剂运输、贮存及携带、应用都比较方便。

(2)片剂生产的机械化、自动化程度较高,因而产品的性状稳定,剂量准确,成本及售价都较低。

(3)可以制成不同作用类型的各种片剂,满足临床医疗或预防的需要。

(4)片剂的不足之处:①幼儿及昏迷病人不易吞服;②压片时加入的辅料,有时影响药物的溶出和生物利用度;③如含有挥发性成分,久贮含量有所下降。

2. 片剂的分类

(1)普通压制片　片重一般为 0.1~0.5 g,经胃肠道吸收而发挥其治疗作用。

(2)包衣片　是在上述普通压制片的外表面包上一层衣膜的片剂。根据包衣所用材料的不同又可分为:①糖衣片:以蔗糖为主要包衣材料进行包衣而制得的片剂。②薄膜衣片:以高分子成膜材料为主要包衣材料进行包衣而制得的片剂。根据高分子成膜材料性质的不同,可以分为普通薄膜衣片、胃溶薄膜衣片、肠溶衣片。肠溶衣片系指用肠溶性包衣材料进行包衣的片剂。为防止药物在胃内分解失效、对胃的刺激或控制药物在肠道内定位释放,可对片剂包肠溶衣;为治疗结肠部位疾病等,可对片剂包结肠定位肠溶衣。肠溶片除另有规定外,应进行释放度检查。

(3)泡腾片　指含有碳酸氢钠和有机酸,遇水可放出大量二氧化碳而呈泡腾状的片剂。泡腾片中的药物应是易溶性的,水产生气泡后应能溶解。有机酸一般用枸橼酸、酒石酸、富马酸等。泡腾片按需要可加入矫味剂、芳香剂和着色剂。适用于儿童服用,同时也比较适用于那些吞服药片有困难的病人。崩解时限为 5 分钟(取 1 片,置 250 ml 烧杯中,烧杯内盛有 200 ml 水,水温为 15~25 ℃,有许多气泡放出,当片剂或碎片周围的气体停止逸出时,片剂应溶解或分散在水中,无聚集的颗粒残留)。

(4)咀嚼片　系指于口腔中咀嚼或吮服使片剂溶化后吞服,在胃肠道中发挥作用或经胃肠道吸收发挥全身作用的片剂。咀嚼片口感、外观均应良好,一般应选择甘露醇、山梨醇、蔗糖等水溶性辅料作填充剂和黏合剂。较适合于小儿服用。咀嚼片的硬度应适宜。

(5)口腔贴片 系指粘贴于口腔,经黏膜吸收后起局部或全身作用的片剂。口腔贴片应进行溶出度或释放度检查并应符合有关规定。

(6)多层片 是指由两层或多层构成的片剂,一般由两次或多次加压而制成,每层含有不同的药物或辅料,这样可以避免复方制剂中不同药物之间的配伍变化,或者达到缓释、控释的效果。

(7)分散片 是遇水迅速崩解并均匀分散的片剂(取供试品2片,置20℃±1℃的100 ml水中,振摇3分钟,应全部崩解并通过2号筛),可口服或加水分散后饮用,也可咀嚼或含服,其中所含的药物是难溶性的。应进行溶出度检查。

(8)舌下片 系指置于舌下能迅速溶化,药物经舌下黏膜吸收发挥全身作用的片剂。片中的药物与辅料应是易溶性的,主要适用于急症的治疗。可使药物免受胃肠液酸碱性的影响以及酶的破坏,也避免了肝脏的首过作用,如硝酸甘油舌下片。舌下片的崩解时限为5分钟。

(9)口含片 系指含于口腔中,药物缓慢溶解产生持久局部作用的片剂。含片中的药物应是易溶性的,主要起局部消炎、杀菌、收敛、止痛或局部麻醉作用。含片应进行释放度检查。

(10)植入片 是埋植到人体皮下缓缓溶解、吸收的片剂。

(11)可溶片 是指临用前加水溶解成药物溶液后使用的片剂,一般用于漱口、消毒、洗涤伤口等目的,其全部成分皆应为可溶性成分。除另有规定外,可溶片在15~25℃水中应在3分钟内全部崩解并溶化。

(12)缓释片(sustained release tablets) 系指在水中或规定的释放介质中缓慢地非恒速释放药物的片剂。缓释片应符合缓释制剂的有关要求,并应进行释放度检查。

(13)控释片(controlled release tablets) 系指在水中或规定的释放介质中缓慢地恒速或接近恒速释放药物的片剂。控释片应符合控释制剂的有关要求,并应进行释放度检查。

(14)阴道片 系指置于阴道内应用的片剂。阴道片可以是普通片,也可以是泡腾片。阴道片在阴道内应易融化、崩解并释放药物,主要起局部消炎杀菌作用,也可给予性激素类药物。具有局部刺激性的药物,不得制成阴道片。

3. 片剂的质量要求

(1)原料药与辅料混合均匀,含药量小或含毒、剧药物的片剂,应采用适宜方法使药物分散均匀。每片标示量小于10 mg或主药含量小于每片重量5%者,均应检查含量均匀度。

(2)凡属挥发性或对光、热不稳定的药物,在制片过程中应避光、避热,以避免成分损失或失效。

(3)压片前的物料或颗粒应适当地控制水分,以满足压片需要,防止片剂在贮藏期间发霉、变质或失效。

(4)片剂外观应完整光洁,色泽均匀,应有适宜的硬度,对于非包衣片,应符合片剂脆碎度检查法的要求。

(5)片剂的重量差异、崩解时限、溶出度或释放度、含量均匀度等应符合规定。

(6)片剂应注意贮藏环境的温度和湿度,除另有规定外,片剂应密封贮藏,在贮藏期间应防止潮解、发霉、变质或失效,并应符合微生物限度检查的要求。

(7)为隔离空气、防湿避光、增加药物稳定性、掩盖药物不良臭味、改善片剂外观等,可对片剂进行包衣。

(二)片剂的常用辅料

片剂是由两大类物质构成的,一类是发挥治疗作用的药物(即主药);另一类是没有生理活性的一些物质,它们所起的作用主要包括:填充作用、黏合作用、崩解作用和润滑作用,有时,还起到着色作用、矫味作用以及美观作用等,在药剂学中,通常将这些物质总称为辅料。

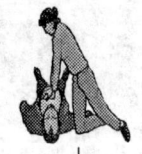

1. 稀释剂

稀释剂(diluents)(或称为填充剂)的主要作用是用来填充片剂的重量或体积,从而便于压片。

(1)淀粉 比较常用的是玉米淀粉,不溶于水和乙醇,性质非常稳定,吸湿性小,由于可压性较差,常与糖粉、糊精合用。

(2)糖粉 黏合力强,可增加片剂的硬度,并使片剂的表面光滑美观,吸湿性较强,长期贮存,会使片剂的硬度过大,崩解或溶出困难,除口含片或可溶性片剂外,一般不单独使用,常与糊精、淀粉合用。

(3)糊精 在冷水中溶解较慢,较易溶于热水,不溶于乙醇。有较强的黏结性,使用不当会使片面出现麻点、水印或造成片剂崩解或溶出迟缓;也可能影响药物含量测定结果的准确性和重现性,很少单独大量使用,常与糖粉、淀粉配合使用。

(4)乳糖 是一种优良的片剂填充剂。常用含有一分子水的结晶乳糖(即 α-含水乳糖),无吸湿性,可压性好,性质稳定,与大多数药物不起化学反应,压成的药片光洁美观;由喷雾干燥法制得的乳糖为非结晶乳糖,可供粉末直接压片使用。

(5)可压性淀粉 亦称为预胶化淀粉,可作填充剂,具有良好的流动性、可压性、自身润滑性和干黏合性,并有较好的崩解作用。若用于粉末直接压片时,硬脂酸镁的用量不可超过 0.5%,以免产生软化效应。

(6)微晶纤维素 微晶纤维素(microcrystalline cellulose,MCC)具有良好的可压性,有较强的结合力,压成的片剂有较大有硬度,可作为粉末直接压片的"干黏合剂"使用,同时具有崩解剂的作用。

(7)无机盐类 主要是一些无机钙盐,如硫酸钙、磷酸氢钙及药用碳酸钙(由沉降法制得,又称为沉降碳酸钙)等。其中硫酸钙较为常用,其性质稳定,微溶于水,与多种药物均可配伍,制成的片剂外观光洁,硬度、崩解均好,对药物也无吸附作用。在片剂辅料中常使用二水合硫酸钙,应注意硫酸钙对某些主药的吸收有干扰。

(8)甘露醇 在口中溶解时吸热,有凉爽感,同时兼具一定的甜味,在口中无沙砾感,较适于制备咀嚼片,常与蔗糖配合使用。

(9)轻质氧化镁 常用作油类及含油类浸膏等的吸收剂,亦可用作低共熔混合物的阻滞剂或吸收剂。

2. 黏合剂

某些药物粉末本身具有黏性,只需加入适当的液体就可将其本身固有的黏性诱发出来,这时所加入的液体称为润湿剂;某些药物粉末本身不具有黏性或黏性较小,需要加入淀粉浆等黏性物质,才能使其黏合起来,这时,所加入的黏性物质就称为黏合剂。

(1)蒸馏水 最常用的润湿剂,对于水敏感的药物非常不利。处方中水溶性成分较多时可能出现发粘、结块、湿润不均匀、干燥后颗粒发硬等现象,此时最好选择适当浓度的乙醇-水溶液。

(2)乙醇 可用于遇水易分解的药物或遇水黏性太大的药物。中药浸膏的制粒常用乙醇-水溶液做润湿剂,随着乙醇浓度的增大,润湿后所产生的黏性降低,制得的颗粒比较松散,压成的片剂崩解较快。常用浓度为 30%~70%。

(3)淀粉浆 是片剂中最常用的黏合剂,适用于对湿热较稳定的药物压片时的黏合剂,常用 8%~15%的浓度,并以 10%淀粉浆最为常用。淀粉浆的制法主要有煮浆和冲浆两种方法。

(4)羧甲基纤维素钠(carboxymethylcellulose sodium,CMC-Na) 溶于水,不溶于乙醇、氯仿等有机溶剂;用作黏合剂的浓度一般为 1%~2%,其黏性较强,常用于可压性较差的药物,但应注意是否造成片剂硬度过大或崩解超限。

(5)羟丙基纤维素(hydroxypropylcellulose,HPC) 易溶于冷水,加热至 50 ℃发生胶化或溶胀现象;可溶于甲醇、乙醇、异丙醇和丙二醇中,本品既可做湿法制粒的黏合剂,也可作为粉末直接压片的黏合剂。

(6)甲基纤维素和乙基纤维素 甲基纤维素(methylcellulose,MC)具有良好的水溶性,可形成黏稠

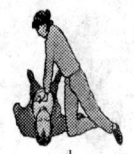

的胶体溶液。乙基纤维素(ethylcellulose, EC)不溶于水,在乙醇等有机溶剂中的溶解度较大,可用其乙醇溶液作为对水敏感的药物的黏合剂,目前,乙基纤维素常用于缓、控释制剂中(骨架型或膜控释型)。

(7)羟丙甲纤维素(hydroxypropylmethyl cellulose, HPMC) 易溶于冷水,不溶于热水;不溶于乙醇、乙醚和氯仿,但溶于10%~80%的乙醇溶液或甲醇与二氯甲烷的混合液。还是一种最为常用的薄膜衣材料,高分子量的常用于骨架缓释片。

(8)聚维酮(polyvinylpyrrolidine, PVP) 有多种规格,最常用的型号是 K30(分子量5万)。既溶于水,又溶于乙醇,可用于对水敏感性药物的制粒,还可用作直接压片的干黏合剂。常用于泡腾片及咀嚼片的制粒中。最大缺点是吸湿性强。

(9)聚乙二醇(polyethylene glycol, PEG) 有多种规格,其中 PEG4000、PEG6000 常用于黏合剂。PEG 溶于水和乙醇中,适用于水溶性与水不溶性物料的制粒。

(10)其他黏合剂 5%~20%的明胶溶液,10%~25%的阿拉伯胶,此两者属于胶浆,应保温使用,以防胶凝,50%~70%的蔗糖溶液,均可用于可压性很差的药物。但应注意,这些黏合剂黏性很大,制成的片剂较硬,稍稍过量就会造成片剂的崩解超限。

3. 崩解剂

崩解剂(disintegrants)是促使片剂在胃肠液中迅速碎裂成细小颗粒的辅料。由于片剂是高压下压制而成,孔隙率小,结合力强,所以通常片剂的崩解是药物迅速溶出的前提。除了缓控释片、口含片、咀嚼片、舌下片、植入片等有特殊要求的片剂外,一般均需加入崩解剂。特别是难溶性药物,片剂的快速崩解更具实际意义。

崩解剂的用量:崩解剂总量一般为片重的 5%~20%,根据崩解剂的性能加入量有所不同。

崩解剂的加入方法有外加法、内加法和内外加法。崩解速率是外加法>内外加法>内加法。通常内加崩解剂量占崩解剂总量的 50%~75%,外加崩解剂量占崩解剂总量的 25%~50%。

(1)干淀粉 是一种经典的崩解剂。在 100~105 ℃下干燥 1 小时,含水量在 8% 以下。适用于水不溶性或微溶性药物的片剂,而对易溶性药物的崩解作用较差。有些药物,如水杨酸钠、对氨基水杨酸钠等遇水溶解,能引起淀粉胶化失去膨胀作用,故不宜采用。

(2)羧甲基淀粉钠(Carboxymethyl starch sodium, CMS-Na) 吸水膨胀作用非常显著,吸水后可膨胀至原体积的 300 倍(有时出现轻微的胶粘作用),是一种性能优良的崩解剂,用量一般为 1%~6%。本品还具有良好的流动性和可压性,可改善片剂的成形性,增加片剂的硬度。由于具有良好的润湿性和崩解作用,因此可加快药物的溶出,既可用于直接压片,又适用于湿制粒法压片。

(3)低取代羟丙基纤维素(L-HPC) 在水中不溶,但可吸水溶胀。有很好的吸水速度和吸水量,其吸水膨胀率在 500%~700%,崩解后的颗粒较细小,很利于药物的溶出。一般用量为 2%~5%。

(4)交联聚维酮(Cross-linked polyvinyl pyrrolidone,亦称交联 PVP) 是白色、流动性良好的粉末;在水、有机溶剂及强酸强碱溶液中均不溶解,在水中迅速溶胀但不会出现高黏度的凝胶层,吸水膨胀体积可增加 150%~200%,吸水速度快。

(5)交联羧甲基纤维素钠(Croscarmellose sodium, CCNa) 不溶于水,但能吸收数倍于本身重量的水而膨胀,所以具有较好的崩解作用;当与羧甲基淀粉钠合用时,崩解效果更好,但与干淀粉合用时崩解作用会降低。对于用疏水性辅料压制的片剂,崩解作用更好,用量可为 0.5%。

(6)泡腾崩解剂 是专用于泡腾片的特殊崩解剂,系一种遇水能产生二氧化碳气体达到崩解作用的酸碱系统。最常用的是由碳酸氢钠、碳酸钠与枸橼酸(柠檬酸)或酒石酸组成的混合物。含有这种崩解剂的片剂,应妥善包装,避免受潮造成崩解剂失效。生产中要严格控制水分,一般在压片时临时加入或将两种成分分别加于两部分颗粒中,临压片时混匀。

(7)表面活性剂 表面活性剂能增加片剂的润湿性,使水分易于渗入片剂,从而加速其崩解。一般疏水性或不溶性药物加入适量表面活性剂能较快地崩解。表面活性剂选择不当或用量不当时,可能影响片剂的崩解。

4. 润滑剂

润滑剂(lubricants)包括助流剂、抗黏剂和润滑剂(狭义)。助流剂能降低颗粒之间摩擦力,从而改善粉体流动性,减少重量差异。抗黏剂能防止压片时物料黏着于冲头与冲模表面,以保证压片操作的顺利进行以及片剂表面光洁。润滑剂能降低压片和推出片时药片与冲模壁之间的摩擦力,以保证压片时应力分布均匀,防止裂片等。

润滑剂的作用机制比较复杂,主要有:①改善粒子表面的静电分布;②改善粒子表面的粗糙度;③附着于粒子表面减少摩擦力;④减弱粒子间的范德华力等。

(1)硬脂酸镁　硬脂酸镁为疏水性润滑剂,压片后片面光滑美观,应用最广。用量一般为0.1%~1%,用量过大时会造成片剂的崩解(或溶出)迟缓。另外,本品不宜用于乙酰水杨酸、维生素类、某些抗生素药物及多数有机碱盐类药物的片剂。

(2)微粉硅胶　微粉硅胶为优良的片剂助流剂,可用作粉末直接压片的助流剂。化学性质稳定,比表面积大,有良好的流动性,对药物有较大的吸附力,其亲水性能强,用量在1%以上时可加速片剂的崩解,有利于药物的吸收。本品作助流剂的常用量为0.1%~0.3%。

(3)滑石粉　滑石粉主要作为助流剂使用,常用量一般为0.1%~3%,最多不要超过5%。在包衣过程中滑石粉还用于抗黏着作用,以防包衣片、颗粒间的粘连。

(4)氢化植物油　是一种润滑性能良好的润滑剂。应用时,将其溶于轻质液体石蜡或己烷中,然后将此溶液喷于颗粒上,以利于均匀分布。

(5)聚乙二醇类与月桂醇硫酸镁　二者皆为水溶性润滑剂(通常用于泡腾片)。前者主要使用聚乙二醇4000和6000;后者为目前正在开发的新型水溶性润滑剂。

片剂中还加入一些着色剂、矫味剂等辅料以改善口味和外观。

(三)片剂的制备

片剂制备的重要前提条件为:用于压片的物料应具有良好的流动性、良好的可压性和润滑性。

1. 湿法制粒压片

湿法制粒是将药物和辅料的粉末混合均匀后加入液体黏合剂制备颗粒的方法。该方法靠黏合剂的作用使粉末粒子间产生结合力。本法不适合于热敏性、湿敏性、极易溶性等物料的制粒。

湿法制粒压片的生产工艺流程为:物料前处理→制软材→制湿颗粒→干燥→整粒→压片。图10-1为湿法制粒压片法工艺流程图。

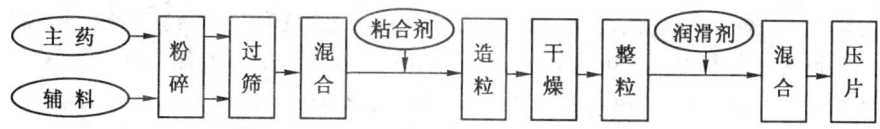

图10-1　湿法制粒压片法工艺流程图

(1)原、辅料的质量控制与处理

所有原、辅料均应符合有关规定。

原、辅料的处理:原、辅料一般均需经过粉碎、过筛及干燥处理,以利于混合均匀。一般颗粒细度以通过80~100目筛为宜。毒剧药、贵重药及有色原辅料宜更细一些,以易于混匀,保证含量准确,并可避免压片时产生裂片、黏冲、花斑现象。对于溶解度很小的药物,必要时可经微粉化处理减少粒径,以提高溶出速率,有时也可将药物与辅料共同研磨以提高粉碎效率。对于各组分用量差异大的处方,应采用等量递增法或溶剂分散法,以保证混合均匀。对易受潮结块的原、辅料,必须经过干燥处理后再粉碎过筛。

(2)制粒

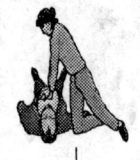

制粒是将粉末、块状、熔融液、水溶液等状态的物料经过加工,制成具有一定形状与大小的粒状物的操作。

制粒的目的:①改善流动性;②防止各成分的离析;③改善物料的可压性;④防止粉尘飞扬及器壁上的黏附;⑤调整堆密度,改善溶解性能等。

制粒方法有多种,采用不同的制粒方法,所得颗粒得的形状、大小、强度、崩解性、溶解性、压缩成形性也不同,从而产生不同的药效,应根据所需颗粒的不同特性与目的选择适宜的制粒方法。表10-1列出各种制粒方法。

表 10-1　药物的制粒方法

制粒类别	制粒方法
湿法制粒	高速搅拌制粒、流化床制粒、喷雾制粒、转动制粒、挤压滚圆制粒、挤压制粒、液相中球晶制粒等
干法制粒	滚压法、大片法
其他方法	熔融微丸化

以下介绍常用的湿法制粒的一般步骤。1)制软材:将处方量的主药和辅料粉碎并混合均匀后,置于混合机内,加入适量的润湿剂或黏合剂,搅拌均匀,制成松、软、黏、湿度适宜的软材。一般情况下,黏合剂的用量多,湿混的强度大、时间长,制得的颗粒密度较大或硬度较大。以"轻握成团,轻压即散"为宜。

2)制湿颗粒

①挤压制粒法:将软材用手工或机械挤压通过具有一定大小筛孔的孔板或筛网而制粒的方法。这类制粒设备有螺旋挤压式、旋转挤压式、摇摆挤压式等。

挤压式制粒机具有以下特点:a.颗粒的粒度由筛网的孔径大小调节,粒子形状为圆柱状,粒度分布较窄;b.挤压压力不大,可制成松软颗粒,适合压片;c.制粒过程经过混合、制软材等,程序多、劳动强度大;d.制备小粒径颗粒时筛网的寿命短等。

②转动制粒方法与设备:在药物粉末中加入一定量的黏合剂,在转动、摇动、搅拌等作用下使粉末聚结成具有一定强度的球形粒子的方法。常用的转动制粒机有圆筒旋转制粒机、倾斜转动锅等。多用于药丸的生产。

转动制粒过程经历母核形成、母核成长、压实3个阶段:a.母核形成阶段(起模),在粉末中喷入少量液体使其润湿,在滚动和搓动作用下使粉末聚集在一起形成大量母核;b.母核成长阶段,母核在滚动时进一步压实,并在转动过程中向母核表面均匀喷撒一定量的水和药粉,使药粉层积于母核表面,如此反复多次,可得一定大小的药丸,在中药生产中称此为泛制;c.压实阶段,在此阶段停止加入液体和药粉,在继续转动过程中多余的液体被挤出表面或未被充分润湿的层积层中,从而颗粒被压实形成具有一定机械强度的微丸。

近年来出现了离心转动制粒机,亦称离心制粒机。

③高速搅拌制粒方法与设备:先将药物粉末和辅料加入高速搅拌制粒机的容器内,搅拌混匀后加入黏合剂高速搅拌制粒的方法。

搅拌制粒的主要影响因素有:a.黏合剂的种类、加入量、加入方式;b.原料粉末的粒度(粒度越小,有利于制粒);c.搅拌速度;d.搅拌器的形状与角度、切割刀的位置等。

高速搅拌制粒是使物料的混合、制粒在密闭的不锈钢容器内一次完成,这种颗粒粒度均匀、外观圆整、流动性很好、密度大、黏合剂用量少,能够满足高速压片机的要求。颗粒也可用于胶囊的填充。

④流化床制粒方法与喷雾干燥制粒法:当物料粉末在容器内自下而上的气流作用下保持悬浮的流化状态时,液体黏合剂向流化层喷入使粉末聚结成颗粒的方法。由于在一台设备内可完成混合、制

粒、干燥过程等，所以兼有"一步制粒"之称。

流化床制粒的影响因素较多，除了黏合剂的选择、原料粒度的影响外，操作条件的影响较大。

流化床制粒的特点是：a.在一台设备内进行混合、制粒、干燥，甚至是包衣等操作，简化工艺、节约时间、劳动强度低；b.制得的颗粒为多孔性柔软颗粒，密度小、强度小，且颗粒的粒度分布均匀、流动性、压缩成形性好。

喷雾干燥制粒法是将药物溶液或混悬液用雾化器喷雾于干燥室内的热气流中，使水分迅速蒸发以直接制成球状干燥细颗粒的方法。该法在数秒钟内即完成原料液的浓缩、干燥、制粒过程，颗粒为球形，热对药物的影响小，适合于对热敏感的药物。

⑤复合型制粒机：复合型制粒机是搅拌制粒、转动制粒、流化床制粒法的各种制粒技术结合在一起，使混合、捏合、制粒、干燥、包衣、冷却等多个单元操作在一个机器内进行的新型设备。

⑥液相中晶析制粒法：液相中晶析制粒法是使药物在液相中析出结晶的同时借液体架桥剂和搅拌作用聚结成球形颗粒的方法。因为颗粒的形状为球状，所以也叫球形晶析制粒法，简称球晶制粒法。

3)颗粒的干燥

干燥是利用热能使湿物料中的湿分汽化，并利用气流或真空带走汽化了的湿分，从而获得干燥固体产品的操作。干燥温度由原料性质而定，一般 50~60 ℃ 为宜。对湿热稳定的药物为缩短干燥时间，干燥温度可适当提高到 80~100 ℃。含结晶水的药物干燥温度不宜高，时间不宜长，因为失去过多的结晶水可使颗粒松脆，影响压片及崩解。

①干燥操作分类：a.按操作方式分为间歇式、连续式。b.按操作压力分为常压式、真空式。c.按热量传递方式分为传导、对流、辐射、介电加热干燥。

②干燥原理(对流干燥)：热能以对流方式由热气体传给与其接触的湿物料，物料中的湿分受热汽化并由气流带走而干燥。此时热空气既是载热体，又是载湿体。热空气温度 T 高于物料表面温度 T_w，热能从空气传递到物料表面，传热的推动力是温差$(T-T_w)$；干燥过程得以进行的必要条件是被干燥物料表面所产生的水蒸气分压大于干燥介质中的水蒸气分压，即 $P_w-P>0$。

③物料中水分的性质

a.平衡水分与自由水分：平衡水分系指在一定空气状态下，当物料表面产生的水蒸气压与空气中水蒸气分压相等时，物料中所含的水分。平衡水分是干燥除不去的水分。自由水分系指物料中所含大于平衡水分的那一部分水分，或称游离水分。即在干燥过程中能除去的水分。

b.结合水分与非结合水分：结合水分系指主要以物理化学方式结合的水分，与物料具有较强的结合力，干燥速度缓慢。结合水分包括动植物物料细胞壁内的水分、物料内毛细管中水分、可溶性固体溶液中的水分等。非结合水分系指主要以机械方式结合的水分，与物料的结合力很弱，干燥速度较快。

④干燥速率及影响因素

物料的干燥可以划分为恒速干燥段和降速干燥段，恒速干燥段物料的干燥速率保持恒定，不随含水量的变化而变化；含水量低于临界含水量时，干燥速率随含水量的减少而降低，称为降速干燥段。

恒速干燥阶段，物料中水分含量较多，干燥速率取决于水分在表面的汽化速率，主要受物料外部条件的影响。其强化途径有：a.提高空气温度或降低空气中湿度(或水蒸气分压 P)，以提高传热和传质的推动力；b.改善物料与空气的接触情况，提高空气的流速使物料表面气膜变薄，减少传热和传质的阻力。

降速干燥阶段，当水分含量低于临界含水量之后，物料内部水分向表面的移动已不能补充表面汽化水分，物料表面的水蒸气压低于恒速段时的水蒸气压，因而传质推动力(P_w-P)下降，干燥速率也降低。其速率主要由物料内部水分向表面扩散的速率所决定。其强化途径有：a.提高物料的温度；b.改善物料的分散程度，以促进内部水分向表面扩散。

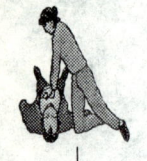

⑤干燥方法与设备
a.箱式干燥器:适于小批量物料的干燥。 b.流化床干燥机:适用于热敏物料的干燥,不适宜于含水量高、易黏结成团的物料,要求粒度适宜。 c.喷雾干燥:适用于热敏感性物料,可进行无菌操作。 d.冷冻干燥机:适用于热敏感性物料,可进行无菌操作,主要用于冻干制剂的生产。 e.红外干燥器:受热均匀、干燥快、质量好。 f.微波干燥器:对含水物料的干燥特别有利;常用于避免物料表面温度过高或防止主药在干燥过程中的迁移时使用。

4)整粒与混合 在颗粒干燥的过程中,某些颗粒可能发生粘连,甚至结块。因此,要对干燥后的颗粒进行整粒。整粒完成后,向颗粒中加入润滑剂(外加的崩解剂亦在此时加入),然后置于混合筒内进行"总混"。

5)空白颗粒法及应用 如果主药的剂量很小或对湿热不稳定,可以先制备不含药的空白颗粒,将药物溶解到乙醇等有机溶剂中喷洒到干颗粒中,混匀,干燥压片。应注意颗粒粒径的大小,因为大颗粒的孔隙率较高,小颗粒的孔隙率较低,所以吸收的药物溶液量有较大差异,由此而引起片剂的含量不匀。

此外,挥发性成分(如中药挥发油、香精等)的加入与之类似,先将处方中的其他成分制粒干燥后,再加入。

6)压片
a.片重的计算
①按主药含量计算片重:
$$片重 = \frac{每片含主药量(标示量)}{颗粒中含主药量(实测值)} \tag{10-1}$$
b.按干颗粒总重计算片重:
$$片重 = \frac{干颗粒重 + 压片前加入的辅料量}{预定的应压片数} \tag{10-2}$$

②压片机:有单冲压片机和多冲旋转压片机两大类,单冲压片机仅适用于很小批量的生产和实验室的试制;生产中广泛使用多冲旋转压片机。

单冲压片机主要由转动轮、冲模冲头及其调节装置、饲粉器3个部分组成:a.转动轮是压片机的动力部分,可以电动也可以手摇。b.冲模冲头指的是上冲、下冲和模圈,是直接实施压片的部分,并决定了片剂的大小、形状和硬度;调节装置调节的是上、下冲的位移幅度,其中压力调节器负责调节上冲下降到模孔中的深度,深度愈大,则加压时上下冲间的距离愈近,压力愈大;片重调节器负责调节下冲下降的位置,位置愈低,模孔中容纳的颗粒愈多,则片重愈大;出片调节器负责调节下冲抬起的高度,使之恰好与模圈的上缘相平,从而把压成的片剂顺利地顶出模孔;c.饲粉器负责将颗粒填充到模孔中,并把上述下冲顶出的片剂推至收集容器中。

多冲旋转式压片机是目前生产中广泛使用的压片机,有16冲、19冲、33冲、55冲等多种型号,生产效率较高,压力分布均匀(上、下冲同时加压),饲粉方式合理,机械噪声很小。

2. 干法压片

(1)结晶压片法:某些流动性和可压性均好的结晶性药物,只需适当粉碎、筛分和干燥,再加入适量的崩解剂、润滑剂即可压成片剂。

(2)干法制粒压片:某些药物的可压性及流动性皆不好,并且对湿、对热不够稳定,可用干法制粒的方式压片。即:将药物粉末及必要的辅料混合均匀后,用适宜的设备将其压成固体(块状、片状或颗粒状),然后再粉碎成适当大小的干颗粒,最后压成片剂。根据压块工艺的不同,可以分为滚压法和大片法(重压法)。图10-2为干法制粒压片法工艺流程图。

(3)粉末直接压片:物料不进行制粒,由粉末状物料直接进行压片。优点是:省时节能、工艺简便、工序减少、适用于湿热条件下不稳定的药物等。要求所用的辅料具有相当好的可压性和流动性,并且对药物有一定的容纳性(即在与一定量的药物混合后,仍能保持良好的可压性和流动性)。可以用于粉末直接压片的药用辅料包括微晶纤维素、喷雾干燥乳糖、磷酸氢钙二水合物、可压性淀粉、微粉

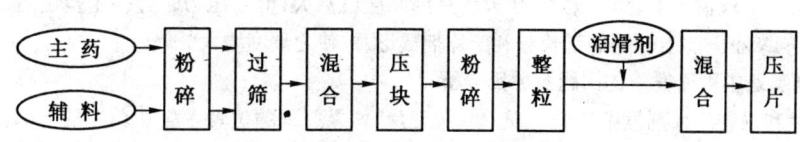

图10-2 干法制粒压片法工艺流程图

硅胶(优良的助流剂)等。图10-3为粉末直接压片法工艺流程图。

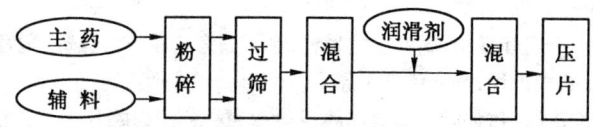

图10-3 粉末直接压片法工艺流程图

3．片剂成形的原理

(1)湿法制粒颗粒形成原理　粉末间相互结合成颗粒与黏附作用和内聚作用有关。在制颗粒时，粉末间存在的水分可引起粉末的黏附，如果粉末间只有部分空隙充满液体，则所形成的液桥可以使粉末相结合；如果粉末间的空隙都充满液体，并延伸到主孔隙的边缘时，则颗粒表面的表面张力及整个液体空间的毛细管吸力可使粉末结合；当粉末表面完全被液体包围时，粉末可凭借液滴表面张力彼此结合。湿粒干燥后，粉末间形成固体桥，加强了粉末的结合。对于无水的药物粉末，颗粒中粉末之间分子间力的作用很强，可使颗粒保持必要的强度。

(2)颗粒压制成形的机理　①机械力的作用，又称齿合力；②粒子间力的作用；③压缩致片剂组分熔融形成固体桥；④可溶性成分重结晶形成固体桥。

4．片剂压缩成形性的评价方法

(1)硬度与抗张强度(TS)　硬度是片剂的径向破碎力(kN)，常用孟山都硬度计、硬度测定仪等测定。抗张强度是表示单位面积的破碎力(kPa或MPa)。抗张强度的大小反应物料的结合力和压缩成形性的好坏。

(2)脆碎度(breakage,Bk)　片剂受到震动或摩擦之后容易引起碎片、顶裂、破裂等。脆碎度反映片剂的抗磨损震动能力，也是片剂质量标准检查的重要项目。常用Roche脆碎度测定仪。

(3)弹性复原率 ER　将片剂从模中推出后，由于内应力的作用发生弹性膨胀。把这种现象称为弹性复原或弹性后效。弹性复原率(elastic recovery,ER)是将片剂从模孔中推出后弹性膨胀引起的体积增加值和片剂在最大压力下的体积之比。一般药物片剂的弹性复原率在2～10%，如果药物的弹性复原率较大，片剂的硬度低，甚至易于裂片，可加入可压性好的辅料以改善压缩成形性、裂片现象。

5．片剂的成形及其影响因素

影响片剂成形的主要因素有：

(1)药物/辅料的可压性　可压性好，压缩时主要产生塑性变形，易于固结成形。

(2)药物的熔点及结晶形态　药物的熔点低，片剂的硬度大(但熔点过低，压片时容易黏冲)；立方晶系的结晶对称性好、表面积大，压缩时易于成形；鳞片状或针状结晶容易形成层状排列，所以压缩后的药片容易分层裂片，不能直接压片；树枝状结晶易发生变形而且相互嵌接，可压性较好，易于成形，但缺点是流动性极差。

(3)黏合剂和润滑剂　一般而言，黏合剂的用量越大，片剂愈易成形，但应注意避免硬度过大而造成崩解、溶出的困难；润滑剂在其常用的浓度范围以内，对片剂的成形影响不大，但由于润滑剂往往具有一定的疏水性(如硬脂酸镁)，当其用量过大，造成片剂的硬度降低。

(4)水分　颗粒中含有适量的水分或结晶水，可以增强物料的塑性，有利于片剂的成形。但颗粒的含水量也不能太多，否则会造成黏冲现象。另外，含水有利于形成固体桥，有利于增大片剂的硬度。

(5)压力 一般情况下,压力愈大,压成的片剂硬度也愈大,但当压力超过一定范围后,压力对片剂硬度的影响减小。加压时间的延长有利于片剂成形,并使之硬度增大。

6. 片剂制备中可能发生的问题及原因分析

(1)裂片和顶裂 片剂发生裂开的现象叫做裂片,如果裂开的位置发生在药片的上部(或下部),习惯上称为顶裂。

1)产生裂片的主要原因:压力分布的不均匀以及由此而带来的弹性复原率的不同,是造成裂片的主要原因。另外,物料塑性差、颗粒中细粉太多、颗粒过干、黏合剂黏性较弱或用量不足、片剂过厚以及加压过快也可造成裂片。

2)防止裂片的措施:选用弹性小、塑性大的辅料,选用适宜制粒方法,选用适宜压片机和操作参数等整体上提高物料的压缩成形性,降低弹性复原率。

(2)松片 片剂硬度不够,稍加触动即散碎的现象称为松片。影响片剂成形的因素:物料的可压性、水分、压力、晶型、黏合剂种类和用量、润滑剂的种类和用量,决定了片剂是否会松片。

(3)黏冲 造成黏冲或黏膜的主要原因有:颗粒不够干燥、物料较易吸湿、润滑剂选用不当或用量不足、冲头表面锈蚀或刻字粗糙不光、药物熔点低或与辅料出现低共熔现象等。应采取针对性措施。

(4)片重差异超限 产生的原因是:①颗粒流动性不好;②颗粒内的细粉太多或颗粒的大小相差悬殊;③加料斗内的颗粒时多时少(应保持加料斗内始终有1/3量以上的颗粒);④冲头与模孔吻合性不好,例如下冲外周与模孔壁之间漏下较多药粉,致使下冲发生"涩冲"现象,必然造成物料填充不足,对此应更换冲头、模圈。

(5)崩解迟缓 影响崩解的因素有:①原辅料的可压性;②颗粒的硬度;③压力;④表面活性剂;⑤润滑剂;⑥黏合剂的用量;⑦崩解剂的种类和用量;⑧片剂贮存条件,片剂经过贮存后,崩解时间往往延长。

(6)溶出超限 片剂在规定的时间内未能溶解出规定量的药物,即为溶出超限或称为溶出度不合格。影响药物溶出度的主要原因是:片剂不崩解、颗粒过硬、药物的溶解度差等,应根据实际情况予以解决。

(7)片剂中的药物含量不均匀 所有造成片重差异过大的因素,皆可造成片剂中药物含量的不均匀,此外,对于小剂量的药物来说,混合不均匀(内容详见第九章)和可溶性成分的迁移是片剂含量均匀度不合格的两个主要原因。

7. 片剂崩解机理和溶出理论

(1)固体剂型的溶出理论

固体制剂口服给药后,须经过制剂的崩解和药物的溶出过程,才能经胃肠道吸收进入血液循环发挥治疗作用。特别是对一些难溶性药物来说,药物的溶出过程将成为药物吸收的限速过程。

1)口服制剂溶出过程:片剂和胶囊剂口服后首先崩解成细颗粒状,然后药物分子从颗粒中溶出,药物通过胃肠黏膜吸收进入血液循环中。口服制剂吸收的快慢顺序一般是:溶液剂>混悬剂>散剂>颗粒剂>胶囊剂>片剂>丸剂。

2)Noyes-Whitney方程:对于固体剂型来说,药物从固体表面通过边界层扩散进入溶液主体,此时药物的溶出速率(dC/dt)可用 Noyes-Whitney 方程描述:

$$\frac{dC}{dt} = KS(C_s - C) \tag{10-3}$$

$$K = \frac{D}{V\delta}$$

或直接写作

$$\frac{dC}{dt} = \frac{DS}{V\delta}(C_s - C) \tag{10-4}$$

式中,K 为溶出速率常数;D 为药物的扩散系数;δ 为扩散边界层厚;V 为溶出介质的量;S 为溶出界面积。假设固体表面药物的浓度为饱和浓度 C_s，溶液主体中药物的浓度为 C。

在漏槽条件下，$C \to 0$：

$$\frac{dC}{dt} = KSC_s \tag{10-5}$$

3)提高药物溶出度的方法：可采取以下措施提高药物的溶出速率。①增大药物的溶出面积，通过粉碎减小粒径、促进崩解等措施；②增大溶出速率常数，加强搅拌，以减少药物扩散边界层厚度或提高药物的扩散系数；③提高药物的溶解度，提高温度，改变晶型，制成固体分散物或药物的包合物，加入表面活性剂或助溶剂等。

(2)片剂的崩解机理

1)毛细管作用：淀粉及其衍生物、纤维素衍生物属于此类崩解剂。

2)膨胀作用：有些崩解剂自身具有很强的吸水膨胀性，从而瓦解片剂的结合力。

3)润湿热：有些药物在水中溶解时产生热，使片剂内部残存的空气膨胀，促使片剂崩解。

4)产气作用：由于化学反应产生气体的崩解剂，如泡腾崩解剂。

5)酶解作用：有些酶对片剂中某些辅料有作用，当将它们配制在同一片剂中时，遇水即能迅速崩解。

(四)片剂的包衣

1.包衣的目的和种类

包衣一般是指在片剂(常称其为片芯或素片)的外表面均匀地包裹上一定厚度的衣膜，也用于颗粒或微丸的包衣，主要目的为：①控制药物在胃肠道的释放部位，如肠溶衣片，避免了胃酸、胃酶对药物的破坏；②控制药物在胃肠道中的释放速率，达到缓释、控释、长效的目的；③掩盖苦味或不良气味；④防潮、避光，隔离空气以增加药物的稳定性；⑤防止药物的配伍变化；⑥改善片剂的外观。

包衣的种类一般分成两大类：糖衣和薄膜衣。

2.包衣的方法与设备

(1)滚转包衣法　包衣过程在包衣锅内完成，故也称为锅包衣法，是一种最经典而又最常用的包衣方法，其中包括普通锅包衣法(普通滚转包衣法)和改进的埋管包衣法及高效包衣锅法。

(2)悬浮包衣法　基本原理与流化制粒法相类似：快速上升的空气流吹入包衣室内，使流化床上的片剂悬浮于这种空气流中，上下翻腾处于流化(沸腾)状态，故亦称为流化包衣法或沸腾包衣法；与此同时，喷入的包衣溶液，会均匀地分布于片剂的表面，溶剂随热空气迅速挥散，从而在片剂的表面留下薄膜状的衣层。

(3)压制包衣法

3.包衣的材料与工序

(1)糖衣

1)包隔离层：其目的是为了形成一层不透水的屏障，防止糖浆中的水分浸入片芯。可供选用的包衣材料有：10%的玉米朊醇溶液、15%~20%的虫胶乙醇溶液、10%的邻苯二甲酸醋酸纤维素(CAP)乙醇溶液以及 10%~15%的明胶浆或 30%~35%的阿拉伯胶浆。

2)包粉衣层：为了尽快消除片剂的棱角，多采用交替加入糖浆和滑石粉的办法，在隔离层的外面包上一层较厚的粉衣层。主要应用高浓度的糖浆(65%~75%，g/g)和过 100 目的滑石粉，洒一次浆、撒一次粉，然后热风干燥(40~55℃)，重复以上操作 15~18 次，直到片剂的棱角消失。

3)包糖衣层：粉衣层的片子表面比较粗糙、疏松，因此应再包糖衣层使其表面光滑平整、细腻坚实。操作要点是加入稍稀的糖浆，逐次减少用量(湿润片面即可)，在低温(40℃)下缓缓吹风干燥，一般包制 10~15 层。

4)包有色糖衣层：包有色糖衣层与上述包糖衣层的工序完全相同，目的是为了片剂的美观和便于识别,区别仅在于在糖浆中添加了食用色素。每次加入的有色糖浆中色素的浓度应由浅到深,以免产生花斑,一般需包制8~15层。

5)打光:其目的是为了增加片剂的光泽和表面的疏水性。一般用四川产的米心蜡,常称为川蜡。

(2)薄膜衣

采用悬浮(流化)包衣技术和设备是包薄膜衣的最佳方法,也可采用滚转包衣法。其基本工艺为:①将筛除细粉的片芯放入锅内,预热;②喷入薄膜衣材料的溶液;③吹入缓和的热风使溶剂蒸发;如此重复上述操作直至达到一定的厚度为止;④大多数的薄膜需要一个固化期(又称老化、熟化期),其时间的长短因材料、方法、厚度而异,一般是在室温(或略高于室温)下,自然放置6~8小时使之固化完全;⑤为使残余的有机溶剂完全除尽,一般还要在50℃下干燥12~24小时。

常用薄膜包衣工艺有有机溶剂包衣法和水分散体乳胶包衣法。

与糖衣比较,薄膜衣有以下优点:①工艺简单,工时短,生产成本较低;②片增重小,仅增加2%~4%;③对崩解及药物溶出的不良影响较糖衣小;④可以实现药物的缓控释;⑤具有良好的防潮性能;⑥压在片芯上的标志等在包薄膜衣后仍清晰可见。

薄膜衣的材料主要有:

1)胃溶型:适用于一般的片剂薄膜包衣。

①羟丙甲纤维素(HPMC):是一种最为常用的薄膜衣材料,成膜性能很好,不与其他辅料反应。本品实际上是水溶性的包衣材料,无pH的依赖性。

②羟丙基纤维素(HPC):常用本品的2%水溶液包制薄膜衣,缺点是干燥过程中产生较大的黏性,影响片剂的外观,并且具有一定的吸湿性。本品实际上是水溶性的包衣材料,无pH的依赖性。

③聚维酮(PVP):PVP也可用于包制薄膜衣,包衣时易产生黏结现象,成膜后也有吸湿软化的倾向。本品实际上是水溶性的包衣材料,无pH的依赖性。

④丙烯酸树脂Ⅳ号(进口的型号为Eudragit E100):是目前国内较为常用的胃溶型薄膜衣材料,可溶于乙醇、丙酮、二氯甲烷等,不溶于水,形成的衣膜无色、透明、光滑、平整、防潮性能优良,在胃液(pH 1.0盐酸)中迅速溶解。

⑤聚乙烯缩乙醛二乙胺乙酯(简称AEA):本品化学性质稳定,防潮性能好。可在胃中快速溶解,包衣时一般用5%~7%的乙醇溶液。

2)肠溶型:最常用的肠溶衣材料有邻苯二甲酸醋酸纤维素(CAP),邻苯二甲酸羟丙甲纤维素(HPMCP),醋酸羟丙甲纤维素琥珀酸酯(HPMCAS),邻苯二甲酸聚乙烯醇酯(PVAP),丙烯酸树脂Ⅰ号、Ⅱ号、Ⅲ号(进口的型号为Eudragit S或L型)。

3)水不溶型

1)乙基纤维素:成膜性良好,主要是利用膜的半透性来控制药物的释放,因而广泛用于缓释控释制剂(既可用作控释性包衣材料,也可作为阻滞性骨架材料而使用)。

2)醋酸纤维素:与乙基纤维素类似,衣膜具有半透性,是渗透泵式控释制剂最常用的包衣材料。

此外还有渗透型的丙烯酸树脂(如Eudragit RS及RL型),乙烯-醋酸乙烯共聚物(EVA)等。

除了以上各类薄膜衣材料以外,在包制薄膜衣的过程中,尚需加入其他一些辅助性的物料,如增塑剂、遮光剂、抗黏着剂、着色剂、释放速率调节剂等。增塑剂有丙二醇、蓖麻油、聚乙二醇、柠檬酸三乙酯、癸二酸二乙(丁)酯、硅油、甘油、邻苯二甲酸二乙酯或二丁酯;遮光剂主要是二氧化钛;抗黏着剂主要为滑石粉;着色剂包括色素和色淀;释放速率调节剂,又称释放速率促进剂或致孔剂,在薄膜衣材料中加有蔗糖、氯化钠、表面活性剂、PEG等水溶性物质时,一旦遇到水,水溶性材料迅速溶解,留下一个多孔膜作为扩散屏障。

4. 包衣过程中易出现的问题及其原因

(1)糖衣片的吸湿 包糖衣片有时防潮性不好。玉米朊等水不溶性材料包隔离层的效果较好,但用量应适宜,否则影响崩解。丙烯酸树脂Ⅳ号用在有色糖衣包外衣层可改善糖衣片的吸湿问题。

(2)糖衣层龟裂 包衣处方不当时,糖衣片常因气温变化等出现糖衣层龟裂现象。其原因可能是衣层太脆而缺乏韧性,必要时应调节配方,例如加入塑性较强的材料或加入适宜增塑剂。

(3)有色包衣片出现色斑 主要由于可溶性色素的迁移而造成,选用不溶性色素即可防止;有时因配方不当,不溶性色素在包衣液中分散不均匀或有聚结现象;少数情况下,由于片剂的组分影响色素的稳定性使之变色。

(4)起泡 表明衣层与片芯表面黏力不足,调整片芯或包衣液的配方,或调整干燥速度可以防止。

(5)包衣片表面粗糙 多由于喷浆不当、包衣液在片剂表面分布不均匀等造成,调整喷浆方式和降低干燥速度,防止液滴尚未喷到片剂表面前或刚到片剂表面尚未铺展开即已干燥。

(6)衣层剥落 与片芯和包衣材料的理化性质有关,两者黏着力弱;也可能因包衣全过程是由多次喷浆并多次干燥完成的,层与层间结合力受某些因素的影响而降低。

(五)片剂的质量控制与评价

1. 片剂的质量控制与评价

(1)外观性状 片剂表面应色泽均匀、光洁,无杂斑,无异物,并在规定的有效期内保持不变。

(2)片重差异 应符合《中国药典》的要求,见表10-2。

表10-2 中国药典规定的片重差异限度

片剂的平均重量,g	片剂差异限度,%
<0.30	±7.5
≥0.30	±5.0

取供试品20片,精密称定总重量,求得平均片重后,再分别精密称定每片的重量,每片重量与平均片重相比较(凡无含量测定的片剂,每片重量应与标示片重比较),超出重量差异限度的不得多于2片,并不得有1片超出限度1倍。糖衣片的片芯应检查重量差异并符合规定,包糖衣后不再检查重量差异。薄膜衣片应在包薄膜衣后检查重量差异并符合规定。凡已规定检查含量均匀度的片剂,不必进行片重差异检查。

(3)脆碎度 片剂应有适当的硬度。脆碎度用于检查非包衣片的脆碎情况及其他物理强度,如压碎强度等。使药片在一个旋转的鼓(脆碎仪)中互相碰撞和摩擦,经一定的时间(一般为4分钟)后检查片剂的碎裂情况。方法如下:重为0.65 g或以下者取若干片,使其总重约为6.5 g;片重大于0.65 g者取10片。用吹风机吹去脱落的粉末,精密称重,置圆筒中,转动100次。取出,同法除去粉末,精密称重,减失重量不得过1%,且不得检出断裂、龟裂及粉碎的片。本试验一般仅作1次。如减失重量超过1%时,应复检2次,3次的平均减失重量不得过1%,并不得检出断裂、龟裂及粉碎的片。对于形状或大小在圆筒中形成严重不规则滚动或特殊生产工艺生产的片剂,不适于本法检查,可不进行脆碎度检查。对咀嚼片等易吸水的制剂,操作时应注意防止吸湿(通常控制相对湿度小于40%)

(4)崩解时限 除药典规定进行溶出度、释放度或融变时限检查的片剂以及某些特殊的片剂(如缓控释片剂、咀嚼片等)以外,一般的口服片剂需做崩解时限检查。崩解时限的检查采用"吊篮法"。方法如下:取供试品6片,分别置吊篮的玻璃管中,启动崩解仪进行检查,各片均应在规定时间内全部崩解。如有1片不能完全崩解(糖衣片如有1~2片不能完全崩解),应另取6片复试,均应符合规定见表10-3。

表 10-3　中国药典规定的片剂的崩解时限

片剂	崩解时限(分钟)
普通片	15
含片	30
浸膏片	60
糖衣片	60
薄膜衣片	30
肠溶衣片	人工胃液中 2 小时不得有裂缝、崩解或软化等
	人工肠液中 1 小时全部溶散或崩解并通过筛网

(5)溶出度或释放度　溶出度检查用于一般的片剂,测定溶出度的方法有:转篮法、浆法等。而释放度检查用于缓、控释片剂和肠溶片剂。《中国药典》规定了许多药物要进行溶出度检查或释放度检查。

通常采用溶出度或释放度试验代替体内试验。只有在体内吸收与体外溶出存在相关性时,溶出度或释放度的检查结果才能真实地反映体内的吸收情况,并达到控制片剂质量的目的。

(6)含量均匀度　含量均匀度系指小剂量药物在每个片剂中的含量是否偏离标示量以及偏离的程度。一般片剂的含量测定易掩盖小剂量药物由于混合不匀而造成的每片含量差异。为此规定了含量均匀度的检查方法及其判断标准。取供试品 10 片,照各品种项下规定的方法,分别测定每片以标示量为 100 的相对含量 X,求其均值 $\bar{X}$ 和标准差 S,以及标示量与均值之差绝对值 A,根据标准进行判断,应符合规定。

此外,阴道片应进行融变时限检查;阴道泡腾片应进行发泡量检查;分散片应进行分散均匀性检查;口腔贴片、阴道片、阴道泡腾片和外用可溶片应进行微生物限度检查。

2. 衣膜物理性质的评价

(1)测定片剂直径、厚度、重量及硬度　比较包衣前后的数据,以检查包衣是否均匀。

(2)残存溶剂检查　对非水溶剂包衣,需从安全方面进行有机溶剂残留量的检查;若以水为分散介质,亦应检查包衣片中含水量,因为残留水分会影响药物稳定性和包衣片的质量。

(3)冲击强度试验

(4)耐湿耐水试验

(5)外观检查

(六)片剂的处方设计举例

1. 性质稳定、易成形药物的片剂

例1:复方磺胺甲基异噁唑片(复方新诺明片)。

处方:磺胺甲基异噁唑(SMZ)　　400 g　　三甲氧苄氨嘧啶(TMP)　　80 g
　　　淀粉　　　　　　　　　　 40 g　　干淀粉　　　　　　　　　 23 g(4%左右)
　　　10%淀粉浆　　　　　　　　24 g　　硬脂酸镁　　　　　　　　 3 g(0.5%左右)
　　　制成　　　　　　　　　　 1 000 片(每片含 SMZ 0.4 g)。

制法:将 SMZ、TMP 过 80 目筛,与淀粉混匀,加淀粉浆制成软材,以 14 目筛制粒后,置 70~80 ℃干燥后于 12 目筛整粒,加入干淀粉及硬脂酸镁混匀后,压片,即得。

注:处方中 SMZ 为主药,TMP 为抗菌增效剂,常与磺胺类药物联合应用以使药物对革兰阴性杆菌(如痢疾杆菌、大肠杆菌等)有更强的抑菌作用。淀粉主要作为填充剂,同时也兼有内加崩解剂的作用;干淀粉为外加崩解剂;淀粉浆为黏合剂;硬脂酸镁为润滑剂。

2. 不稳定药物的片剂

例2:复方乙酰水杨酸片。

处方:乙酰水杨酸(阿司匹林) 268 g　　对乙酰氨基酚(扑热息痛) 136 g
　　　咖啡因　　　　　　　33.4 g　　淀粉　　　　　　　　　266 g
　　　淀粉浆(15%~17%)　　85 g　　 滑石粉　　　　　　　　25 g(5%)
　　　轻质液体石蜡　　　　2.5 g　　 酒石酸　　　　　　　　2.7 g
　　　制成　　　　　　　　1 000片

制法:将咖啡因、对乙酰氨基酚与1/3量的淀粉混匀,加淀粉浆(15%~17%)制软材10~15分钟,过14目或16目尼龙筛制湿颗粒,于70℃干燥,干颗粒过12目尼龙筛整粒,然后将此颗粒与乙酰水杨酸混合均匀,最后加剩余的淀粉(预先在100~105℃干燥)及吸附有液体石蜡的滑石粉,共同混匀后,再过12目尼龙筛,颗粒经含量测定合格后,用12 mm冲压片,即得。

注:1)处方中的液体石蜡为滑石粉的10%,可使滑石粉更易于黏附在颗粒的表面上,在压片震动时不易脱落。车间中的湿度亦不宜过高,以免乙酰水杨酸发生水解。淀粉的剩余部分作为崩解剂而加入,但要注意混合均匀。

2)在本品中加其他辅料的原因及制备时应注意的问题如下:①乙酰水杨酸遇水易水解成对胃黏膜有较强刺激性的水杨酸和醋酸,长期应用会导致胃溃疡。因此,本品中加入相当于乙酰水杨酸量1%的酒石酸,可在湿法制粒过程中有效地减少乙酰水杨酸的水解。②本品中三种主药混合制粒及干燥时易产生低共熔现象,所以采用分别制粒的方法,并且避免乙酰水杨酸与水直接接触,从而保证了制剂的稳定性。③乙酰水杨酸的水解受金属离子的催化,因此必须采用尼龙筛网制粒,同时不得使用硬脂酸镁,因而采用5%的滑石粉作为润滑剂。④乙酰水杨酸的可压性极差,因而采用了较高浓度的淀粉浆(15%~17%)作为黏合剂。⑤乙酰水杨酸具有一定的疏水性(接触角 $\theta=73°~75°$),因此必要时可加入适宜的表面活性剂,如吐温80等,加快其崩解和溶出(一般加入0.1%即可有显著的改善)。⑥为了防止乙酰水杨酸与咖啡因等的颗粒混合不匀,可采用液压法或重压法将乙酰水杨酸制成干颗粒,然后再与咖啡因等的颗粒混合。总之,当遇到像乙酰水杨酸这样理化性质不稳定的药物时,要从多方面综合考虑其处方组成和制备方法,从而保证用药的安全性、稳定性和有效性。

3. 小剂量药物的片剂

例3:硝酸甘油片。

处方:乳糖　　　　　88.8 g　　　　　糖粉　　　　　　　　　　38.0 g
　　　17%淀粉浆　　适量　　　　　　10%硝酸甘油乙醇溶液　　0.6 g(硝酸甘油量)
　　　硬脂酸镁　　　1.0 g
　　　制成1 000片(每片含硝酸甘油0.5 mg)

制法:首先制备空白颗粒,然后将硝酸甘油制成10%的乙醇溶液(按120%投料)拌于空白颗粒的细粉中(30目以下),过10目筛二次后,于40℃以下干燥50~60分钟,再与事先制成的空白颗粒及硬脂酸镁混匀,压片,即得。

注:这是一种通过舌下吸收治疗心绞痛的小剂量药物的片剂,不宜加入不溶性的辅料(除微量的硬脂酸镁作为润滑剂以外);为防止混合不匀造成含量均匀度不合格,采用主药溶于乙醇再加入(当然也可喷入)空白颗粒中的方法。在制备中还应注意防止振动、受热和吸入,以免造成爆炸以及操作者的剧烈头痛。另外,本品属于急救药,片剂不宜过硬,以免影响其舌下的速溶性。

4. 薄膜衣片

例4:吲哚美辛肠溶衣片。

片芯处方:吲哚美辛　　　250 g　　　乳糖　　　　　530 g
　　　　　羧甲基淀粉钠　15 g　　　 硬脂酸镁　　　5 g
　　　　　50%乙醇　　　 适量　　　 制成　　　　 10 000片

包衣液处方:丙烯酸树脂Ⅱ号　17.2 g　　丙烯酸树脂Ⅲ号　17.2 g
　　　　　蓖麻油　　　　　17.3 g　　邻苯二甲酸二乙酯　05.5 g
　　　　　聚山梨酯80　　　 5.5 g　　90%乙醇　　　　　585 g

制法:1)将吲哚美辛、乳糖、羧甲基淀粉钠混匀,用50%乙醇适量作润湿剂制成软材,过20目筛制湿颗粒,60~80℃干燥,整粒,加硬脂酸镁混匀后压片得片芯。

2)将丙烯酸树脂Ⅱ号、Ⅲ号加入处方规定浓度的乙醇中溶解,再加入其他成分,搅拌溶解得包衣液。

3)将上述吲哚美辛片芯置包衣锅中,转动包衣锅,吹热风,将片芯预热至约40℃,进行包衣,即得。

注:1)制备片芯过程中,由于药物含量小,应使用等量递增法将药物与辅料混匀。

2)制软材时,乙醇宜分次加入,边加边搅拌,速度要快,以免乙醇分散不匀,造成局部过松或过黏。

3)包衣操作时,喷速和吹风温度应合适,以免成膜不均匀或片面粘连。

习题

(一)名词解释

1.糖衣片　2.薄膜衣片　3.肠溶衣片　4.口腔贴片　5.分散片　6.口含片　7.植入片　8.稀释剂　9.黏合剂　10.崩解剂

(二)选择题

单项选择题

1.淀粉浆作黏合剂的常用浓度为
　A.8%~15%　　B.5%以下　　C.5%~10%　　D.20%~40%　　E.50%以上

2.有关片剂质量检查说法不正确的是
　A.糖衣片、薄膜衣片应在包衣前检查片芯的重量差异,包衣后不再检查片重差异　B.已规定检查含量均匀度的片剂,不必进行片重差异检查　C.混合不均匀和可溶性成分的迁移是片剂含量均匀度不合格的主要原因　D.片剂的硬度不等于脆碎度　E.咀嚼片不进行崩解度检查

3.《中国药典》对片重差异检查有详细规定,下列叙述错误的是
　A.取20片,精密称定片重并求得平均值　B.片重小于0.3 g的片剂,重量差异限度为±7.5%　C.片重大于或等于0.3 g的片剂,重量差异限度为±5%　D.超出规定差异限度的药片不得多于2片　E.不得有2片超出限度1倍

4.以下辅料可作为片剂崩解剂的是
　A.乙基纤维素　B.羟丙基甲基纤维素　C.滑石粉　D.羧甲基淀粉钠　E.糊精

5.片剂辅料中既可以做填充剂又可做黏合剂与崩解剂的物质是
　A.糊精　B.微晶纤维素　C.羧甲基纤维素钠　D.微粉硅胶　E.甘露醇

6.下列关于肠溶片的叙述错误的是
　A.强烈刺激胃的药物可包肠溶衣　B.胃内不稳定的药物可包肠溶衣　C.在胃内不崩解,而在肠中必须崩解　D.肠溶衣片服用时不宜嚼碎　E.必要时也可将肠溶片粉碎服用

7.下列叙述错误的是
　A.糖衣片应在包衣后检查片剂的重量差异　B.栓剂应进行融变时限检查　C.凡检查含量均匀度的制剂,不再检查重量差异　D.凡检查溶出度的制剂,不再进行崩解时限检查　E.对一些遇胃液易破坏或需在肠内释放的药物,制成片剂后应包肠溶衣

8.湿法制粒的工艺流程为
A.原辅料→粉碎→混合→制软材→制粒→整粒→压片   B.原辅料→混合→粉碎→制软材→制粒→整粒→干燥→压片   C.原辅料→粉碎→混合→制软材→制粒→干燥→压片   D.原辅料→粉碎→混合→制软材→制粒→干燥→整粒→压片   E.原辅料→粉碎→混合→制软材→制粒→干燥→压片

9.关于咀嚼片的叙述,错误的是
A.常加入蔗糖、薄荷油等甜味剂调整口味   B.不进行崩解时限检查   C.一般仅在胃肠道中发挥局部作用   D.口感良好,较适于小儿服用   E.对于崩解困难的药物,做成咀嚼片后可提高药效

10.按崩解时限检查法检查,普通片剂应在多长时间内崩解
A.15分钟   B.30分钟   C.60分钟   D.20分钟   E.10分钟

11.处方中药物的剂量很小,制备片剂可以采用下列何种工艺
A.结晶压片法   B.干法制粒法   C.粉末直接压片   D.湿法制粒压片   E.空白颗粒法

12.复方磺胺甲基异噁唑片(复方新诺明片)的处方如下

磺胺甲基异噁唑(SMZ)　　400 g　　　　三甲氧苄氨嘧啶(TMP)　　80 g
淀粉　　　　　　　　　　40 g　　　　　10%淀粉浆　　　　　　24 g
干淀粉　　　　　　　　　23 g(4%左右)　硬脂酸镁　　　　　　　3 g(0.5%左右)
制成　　　　　　　　　　1 000片(每片含SMZ 0.4 g)

干淀粉的作用为
A.崩解剂   B.稀释剂   C.黏合剂   D.吸收剂   E.润滑剂

13.小剂量药物硝酸甘油片的处方如下

乳糖　　　　88.8 g　　　　糖粉　　　　　38.0 g
17%淀粉浆　　适量　　　　　10%硝酸甘油乙醇溶液　0.6 g(硝酸甘油量)
硬脂酸镁　　1.0 g
制成　　　　1 000片(每片含硝酸甘油 0.5 mg)

硬脂酸镁的作用为
A.崩解剂   B.稀释剂   C.黏合剂   D.润滑剂   E.颗粒剂

14."轻握成团,轻压即散"是指片剂制备工艺中哪一个单元操作的标准
A.压片   B.粉末混合   C.制软材   D.包衣   E.包糖衣

15.适合于干燥对热敏感药物和无菌操作的方法是
A.常压箱式干燥器   B.流化床干燥   C.喷雾干燥   D.红外干燥器   E.微波干燥

16.湿法制粒压片工艺中制粒的目的是改善药物的
A.可压性和流动性   B.崩解性和溶出性   C.防潮性和稳定性   D.润滑性和抗黏着性   E.抗静电性

17.丙烯酸树脂Ⅲ号为药用辅料,在片剂中的主要用途为
A.胃溶包衣   B.肠胃都溶型包衣   C.肠溶包衣   D.糖衣   E.水溶衣

18.下列各组辅料中,可以作为泡腾颗粒剂的发泡剂的是
A.聚维酮-淀粉   B.碳酸氢钠-硬脂酸   C.氢氧化钠-枸橼酸   D.碳酸钙-盐酸   E.碳酸氢钠-枸橼酸

19.下列可作为肠溶衣材料的是
A.羟丙甲纤维素酞酸酯、羧甲基纤维素   B.醋酸纤维素酞酸酯、丙烯酸树脂L型   C.聚维酮、羟丙甲纤维素   D.聚乙二醇、醋酸纤维素酞酸酯   E.聚维酮、醋酸纤维素酞酸酯

20.薄膜衣中加入增塑剂的机理
A.提高衣层的柔韧性,增加其抗撞击的强度   B.降低膜材的晶型转变温度   C.降低膜材的流动

性 D.增加膜材的表观黏度 E.使膜材具有挥发性

21.下列以产气作用为崩解机理的片剂崩解剂为
 A.淀粉及其衍生物 B.纤维素类衍生物 C.羧甲基淀粉钠 D.枸橼酸+碳酸钠 E.交联聚维酮

22.以下措施不能克服压片时出现松片现象的是
 A.将颗粒增粗 B.调整压力 C.细粉含量控制适中 D.选黏性较强的黏合剂或湿润剂重新制粒 E.颗粒含水量控制适中

23.微晶纤维素为常用片剂辅料,其缩写为
 A. CMC B. CMS C. CAP D. MCC E. HPC

24.复方乙酰水杨酸片中不适合添加的辅料为
 A.淀粉浆 B.滑石粉 C.淀粉 D.液体石蜡 E.硬脂酸镁

25.单冲压片机的片重调节器可调节
 A.下冲在模孔中下降深度 B.下冲上升的高度 C.上冲下降深度 D.上冲上升高度 E.加料斗的高度

26.可在一台设备中实现混合、制粒、干燥工艺的有
 A.挤出造粒 B.干法制粒 C.流化制粒 D.摇摆制粒 E.液晶造粒

27.压片力过大,黏合剂过量,疏水性润滑剂用量过多均可能造成哪种片剂质量问题
 A.裂片 B.松片 C.崩解迟缓 D.黏冲 E.硬度过小

28.关于难溶性药物在片剂中的溶出,下列哪种说法是错误的
 A.亲水性辅料促进药物的溶出 B.药物被辅料吸附则阻碍药物溶出 C.硬脂酸镁作为片剂润滑剂用量过多则阻碍药物的溶出 D.适量的表面活性剂促进药物的溶出 E.药物崩解时间不一样,溶出度不一定有差别

29.下列辅料中,可作为片剂的水溶性润滑剂的是
 A.十二烷基硫酸钠 B.淀粉 C.羧甲基淀粉钠 D.预胶化淀粉 E.滑石粉

30.关于片剂包衣的叙述错误的是
 A.包隔离层是为了形成一道不透水的屏障 B.用PVP包肠溶衣,具有包衣容易、抗酸性强的特点 C.可以控制药物在胃肠道的释放速度 D.滚转包衣法适用于包薄膜衣 E.乙基纤维素可作成水分散体应用

31.在片剂的薄膜包衣液中加入蓖麻油作为
 A.增塑剂 B.致孔剂 C.助悬剂 D.乳化剂 E.成膜剂

32.下列材料包衣后,片剂可以在胃中崩解的是
 A.羟丙甲纤维素 B.虫胶 C.邻苯二甲酸羟丙基纤维素 D.丙烯酸树脂Ⅱ E.邻苯二甲酸醋酸纤维素

33.关于湿法制粒压片制备乙酰水杨酸片的工艺下列哪种说法是错误的
 A.黏合剂中应加入乙酰水杨酸1%量的酒石酸 B.颗粒的干燥温度应在50℃左右 C.可使用硬脂酸镁为润滑剂 D.应选尼龙筛网制粒 E.乙酰水杨酸易水解

34.下列哪组全部为片剂中常用的崩解剂
 A.淀粉 L-HPC CMC-Na B. HPMC PVP L-HPC C. PVPP HPC CMS-Na D. CCNa PVPP CMS-Na E. HPEC PPVP HPCyD

35.一步制粒机可完成的工序是
 A.粉碎→混合→制粒→干燥 B.混合→制粒→干燥→整粒 C.混合→制粒→干燥→压片 D.混合→制粒→干燥 E.过筛→混合→制粒→干燥

36.以下各种片剂中,可以避免药物的首过效应的为

A.泡腾片　　　B.含片　　　C.舌下片　　　D.肠溶片　　　E.分散片
37.某片剂标示量为200 mg,测得颗粒中主药含量50%,则每片颗粒重为
　　A. 500 mg　　B. 400 mg　　C. 350 mg　　D. 300 mg　　E. 250 mg
38.以下关于干法制粒的表述错误的是
　　A.干法制粒是把药物颗粒粉末直接压缩成较大的片状物后再粉碎成所需大小颗粒　　B.该法靠压缩力的作用使颗粒间产生结合力　　C.干法制粒有重压法(压大片法)和滚压法　　D.干法制粒常用于热敏性物料和水不稳定物料制粒　　E.该法无须黏合剂,用该法制粒时不会引起药物晶型改变及药物活性降低
39.片剂包糖衣工序的先后顺序为
　　A.隔离层→粉衣层→糖衣层→有色糖衣层　　B.隔离层→糖衣层→粉衣层→有色糖衣层　　C.粉衣层→隔离层→糖衣层→有色糖衣层　　D.粉衣层→糖衣层→隔离层→有色糖衣层　　E.糖衣层→隔离层→粉衣层→有色糖衣层
40.下列关于制粒叙述错误的是
　　A.制粒是把粉末、熔融液、水溶液等状态的物料加工制成一定性质与大小的粒状物的操作　　B.湿法制粒就是指以水为润湿剂制备颗粒　　C.传统的摇摆式颗粒机属于挤压制粒　　D.流化床制粒又称一步制粒　　E.喷雾制粒适合于热敏性物料的处理
41.在片剂处方中加适量的微粉硅胶,作用是
　　A.填充剂　　B.干燥黏合剂　　C.崩解剂　　D.助流剂　　E.润湿剂
42.下列辅料中不属于肠溶衣材料的是
　　A.羟丙甲纤维素酞酸酯　　B.醋酸纤维素酞酸酯　　C.聚维酮　　D.丙烯酸树脂L100　　E.甲醛明胶
43.下列各项中,不是造成片重差异超限的原因是
　　A.颗粒的流动性不好　　B.颗粒过硬　　C.颗粒大小不匀　　D.加料斗中颗粒过多或过少　　E.下冲升降不灵活
44.下列关于片剂润滑剂作用的叙述,错误的是
　　A.使片剂易于从冲模中推出　　B.防止颗粒黏附于冲头上　　C.减少冲头、冲模的损失　　D.增加颗粒的流动性　　E.促进片剂在胃中的润湿
45.丙烯酸树脂Ⅳ号为药用辅料,在片剂中的主要用途为
　　A.胃溶包衣材料　　B.肠胃都溶型包衣材料　　C.肠溶包衣材料　　D.糖衣材料　　E.水溶包衣材料
46.《中国药典》规定,泡腾片的崩解时限为
　　A.5分钟　　B.10分钟　　C.15分钟　　D.20分钟　　E.30分钟
47.以下各项中,不影响片剂成型的因素是
　　A.药物的可压性和药物的熔点　　B.颗粒的流动性的好坏　　C.润滑剂用量的大小　　D.黏合剂用量的大小　　E.水分含量
48.以下关于压片时造成黏冲原因的叙述错误的是
　　A.润滑剂用量不当　　B.颗粒含水量过多　　C.压力过大　　D.冲头表面粗糙　　E.颗粒吸湿
49.丙烯酸树脂Ⅲ号为药用辅料,在片剂中的主要用途为
　　A.胃溶包衣材料　　B.肠胃都溶型包衣材料　　C.肠溶包衣材料　　D.糖衣材料　　E.崩解剂

配伍选择题(备选答案在前,试题在后;每组均对应一组备选答案,每题只有一个正确答案;每个备选答案可重复选用,也可不选用。)
　　A.结合水　　B.自由水　　C.平衡水　　D.非结合水　　E.去离子水
1.与物料主要以机械方式结合的水分,结合力很弱,物料表面产生的水蒸气压等同温度下纯水的饱和蒸汽压,为

2.在一定空气状态下,当物料表面产生的水蒸气压与空气中水蒸气分压相等时,物料中所含水分叫

下列各物质在片剂生产中的作用:
A.聚维酮　　　B.乳糖　　　C.交联聚维酮　　　D.水　　　E.硬脂酸镁
3.片剂的润滑剂　　　　　　　4.片剂的填充剂
5.片剂的崩解剂　　　　　　　6.片剂的黏合剂

【7—10】
片剂生产中可选用的材料:
A.聚乙二醇　　　B.蔗糖　　　C.碳酸氢钠　　　D.甘露醇　　　E.羟丙基甲基纤维素
7.片剂的泡腾崩解剂　　　　　8.薄膜衣片剂的成膜材料
9.润滑剂　　　　　　　　　　10.制备咀嚼片常用的辅料

以下片剂剂型的特点:
A.缓释片　　　B.舌下片　　　C.多层片　　　D.肠溶衣片　　　E.控释片
11.可避免药物的首过效应　　　　　12.可避免复方制剂中不同药物之间的配伍变化
13.药物在胃中不溶而在肠中溶解的片剂　14.可使药物恒速释放或近似恒速释放的片剂

根据不同的情况选择最佳的片剂生产工艺:
A.结晶压片法　B.干法制粒法　C.粉末直接压片　D.湿法制粒压片　E.空白颗粒法
15.药物的可压性不好,在湿热条件下不稳定者　　16.药物呈结晶型,流动性和可压性均较好
17.辅料具有相当好的流动性和可压性,与一定量药物混合后仍能保持上述特性
18.性质稳定,受湿遇热不起变化的药物

片剂制备中可能产生问题的原因是:
A.裂片　B.黏冲　C.片重差异不合格　D.含量均匀度不符合要求　E.崩解超限迟缓
19.混合不均匀或可溶性成分的迁移　　　20.片剂的弹性复原及压力分布不均匀
A.润滑剂　　　B.黏合剂　　　C.崩解剂　　　D.填充剂　　　E.主药

指出SMZ片剂处方中各成分的作用:
磺胺甲基异噁唑(SMZ)　500 g;乳糖　40 g;
21.淀粉浆　24 g　　　　22.羧甲基淀粉钠　30 g
23.硬脂酸镁　3 g　　　　制成　1 000片

按崩解时限检查法检查,下列片剂应在多少时间内崩解:
A.30分钟　　B.15分钟　　C.60分钟　　D.5分钟　　E.20分钟
24.普通片剂　　　　　　　25.泡腾片
26.肠溶衣片(于人工肠液中)　　　27.糖衣片

包糖衣过程中,不同包层过程应选择的材料:
A.L-HPC、微粉硅胶　　　B.色素、糖浆　　　C.虫胶、玉米朊
D.滑石粉、糖浆　　　　　E.川蜡、虫蜡
28.隔离层　　　　29.粉衣层　　　　30.打光

下列有关片剂包衣:A.片面不平　B.色泽不匀　C.粘锅　D.薄膜衣起泡　E.排片
31.糖浆过多及搅拌不及时　　　　32.撒粉过多而撒粉次数少
33.固化条件不当或干燥速度过快　　34.衣层太厚或包衣材料致密
A.CMS-Na　　B.CMC-Na　　C.PVA　　D.CAP　　E.PLA
35.羧甲纤维素钠　　　　　　　36.羧甲基淀粉钠
37.邻苯二甲酸醋酸纤维素　　　38.醋酸纤维素酞酸酯

下列5个缩写名代表的高分子辅料:

A. HPC　　B. HPMC　　C. PVP　　D. EC　　E. CAP
39. 羟丙基甲基纤维素　　40. 邻苯二甲基醋酸纤维素
41. 羟丙基纤维素　　42. 聚乙烯吡咯烷酮

以下辅料可作为：
A. 山梨酸　　B. HPMC　　C. 泊洛沙姆　　D. 交联聚维酮　　E. PEG-400
43. 液体制剂中的防腐剂　　44. 片剂中的崩解剂
45. 片剂中的薄膜衣材料　　46. 注射剂溶剂

A. 羟丙甲纤维素　B. 聚乙烯吡咯烷酮　C. 微晶纤维素　D. 聚乙烯醇　E. 十二烷基磺酸钠
47. HPMC 是　　　　　　　　48. PVA 是
49. PVP 是　　　　　　　　　50. MCC 是

分析下述各处方组成的作用：
A. 乙酰水杨酸　250 g；B. 乳糖　250 g；C. 10%淀粉浆　适量；D. 滑石粉　15 g；E. 羧甲基淀粉钠　适量　制成 500 片
51. 填充剂是　　52. 崩解剂是　　53. 黏合剂是　　54. 润滑剂是

A. 挤出造粒　B. 干法制粒　C. 流化制粒　D. 摇摆制粒　E. 液晶造粒
55. 可在一台设备实现混合、制粒、干燥工艺的是　　56. 对湿热不稳定的药物可采用

下列原因可以造成：
A. 裂片　B. 黏冲　C. 崩解迟缓　D. 片重差异过大　E. 色斑
57. 含水量过大或冲头表面粗糙　　58. 片剂的弹性复原与压力分布不均匀
59. 颗粒大小不匀，流动性不好　　60. 混料不匀或模具被油污污染

下列说法对应的高分子材料是：
A. EC　B. 丙烯酸树脂Ⅳ　C. 丙烯酸树脂Ⅱ　D. 丙烯酸树脂Ⅲ　E. PVP
61. 在酸、碱性水溶液中均可溶解的材料
62. 用作水溶性固体分散物体载体，促进药物的溶出

下列说法对应的片剂是
A. 肠溶片　B. 糖衣片　C. 口含片　D. 双层片　E. 舌下片
63. 硝酸甘油应制成　　64. 可以避免复方药物之间的配伍反应
65. 主要用于口腔及咽喉疾病的治疗

多项选择题
1. 造成流化床死床的原因有
A. 物料潮湿、结块　B. 物料粒度过细　C. 物料的粒度分布不均匀　D. 物料床层过薄　E. 流化床中气体分布板开孔率不均匀

2. 压片过程中片剂重量差异不合格的原因可能是
A. 颗粒流动性不好　B. 颗粒内的细粉太多　C. 颗粒的大小相差悬殊　D. 颗粒硬度过大　E. 加料斗内颗粒物料的量不固定

3. 下列对片剂崩解度的叙述，错误的是
A. 所有的片剂都应在胃肠道中崩解　B. 药典对普通口服片剂、包衣片剂以及肠溶衣片剂规定了不同的崩解时限　C. 水分的透入是片剂崩解的首要条件　D. 辅料中黏合剂的黏合力越大，片剂的崩解时间越长　E. 片剂经过长时间贮存后，崩解时间往往会缩短

4. 影响片剂成形的主要因素有
A. 药物的可压性与药物的熔点　B. 黏合剂的用量的大小　C. 颗粒的流动　D. 压片时压力的大小与加压的时间　E. 药物含量的高低

5. 关于片剂包衣的目的，正确的叙述是

A.增加药物的稳定性　　B.减轻药物对胃肠道的刺激　　C.改变药物生物半衰期　　D.避免药物的首过效应　　E.掩盖药物的不良气味

6.口含片应符合以下要求

A.所含药物与辅料均应是可溶的　　B.应在30分钟内全部崩解　　C.所含药物应是易溶的　　D.口含片的硬度可大于普通片　　E.药物在口腔内缓慢溶解吸收而发挥全身作用

7.下列关于肠溶衣片剂的叙述,正确的是

A.用EC包衣的片剂属于肠溶衣片剂　　B.用HPMC包衣的片剂属于肠溶衣片剂　　C.按崩解时限检查法检查,在pH 1的盐酸溶液中2小时不应崩解　　D.可检查释放度来控制片剂质量　　E.必须检查含量均匀度

8.下列关于分散片的叙述,正确的是

A.为能迅速崩解,均匀分散的片剂　　B.应进行溶出度检查　　C.所含药物应是易溶的　　D.应加入泡腾剂　　E.应检查分散均匀度

9.下列片剂应进行含量均匀度检查的是

A.主药含量小于10 mg　　B.主药含量小于5 mg　　C.主药含量小于2 mg　　D.主药含量小于每片片重的5%　　E.主药含量小于每片片重的10%

10.以下有关控释片的叙述,正确的是

A.口服后,应缓慢恒速或接近恒速释放药物　　B.每48小时用药1次　　C.应检查释放度　　D.必须进行崩解时限检查　　E.进行一个时间点的释放度检查

11.可不做崩解时限检查的片剂是

A.控释片　　　B.植入片　　　C.咀嚼片　　　D.肠溶衣片　　　E.舌下片

12.粉末制粒的目的是

A.改善物料的流动性　　B.改善物料的可压性　　C.防止各组分间的离析　　D.减少原料粉尘飞扬和损失　　E.有利于片剂的崩解

13.微晶纤维素可用作片剂的

A.填充剂　　　B.干燥黏合剂　　　C.崩解剂　　　D.包衣材料　　　E.润湿剂

14.可作为片剂干燥黏合剂的是

A.羧甲基纤维素钠　　　B.糖粉　　　C.淀粉　　　D.糊精　　　E.微晶纤维素

15.崩解剂促进片剂崩解的机理是

A.水分渗入,产生润湿热,使片剂崩解　　B.产气作用　　C.吸水膨胀作用　　D.毛细管作用　　E.薄层绝缘作用

16.下列关于物料中水分的说法正确的是

A.物料中的平衡水只与物料的性质有关　　B.物料的临界相对湿度只与物料的性质有关　　C.物料中自由水的多少与空气的相对湿度有关　　D.物料中的结合水的蒸汽压等于同温下纯水的饱和蒸汽压　　E.物料中的结合水是除不去的

17.下列关于干燥的表述正确的是

A.传热过程中,环境温度应大于物料温度　　B.传质过程中,物料中水蒸气分压应小于环境水蒸气分压　　C.平衡水分与物料性质及空气状况有关,结合水仅与物料性质有关　　D.恒速干燥阶段,干燥速率取决于水分在物料表面汽化速率　　E.降速干燥阶段,干燥速率取决于水分在物料表面汽化速率

18.在片剂处方中兼有稀释和崩解性能的辅料为

A.硬脂酸镁　　　B.滑石粉　　　C.可压性淀粉　　　D.微晶纤维素　　　E.淀粉

19.粉末直接压片可以选用的辅料

A.干淀粉　　　B.微晶纤维素　　　C.预胶化淀粉　　　D.糖粉　　　E.喷雾干燥乳糖

20.分散片的质检项目包括
　A.崩解度　　B.溶出度　　C.发泡量　　D.释放度　　E.分散均匀性
21.造成片剂黏冲的原因有
　A.润滑剂用量不足　B.崩解剂加量过少　C.压力过大　D.颗粒含水量过多　E.冲模表面粗糙
22.属于水不溶型片剂薄膜衣材料的为
　A.羟丙基甲基纤维素　B.羟丙基纤维素　C.聚乙烯缩乙醛二乙胺乙酯　D.乙基纤维素　E.醋酸纤维素
23.主要作肠溶包衣材料的是
　A. Eudragit L　　B. HPMC　　C. HPMCP　　D. CAP　　E. PVP
24.属于胃溶型片剂薄膜衣材料的为
　A.羟丙基纤维素　B.醋酸纤维素酞酸酯　C.乙基纤维素　D.聚维酮　E.羟丙基甲基纤维素
25.以下属于湿法制粒的操作是
　A.将大片碾碎,整粒　B.软材过筛制成湿颗粒　C.湿颗粒干燥　D.制软材　E.结晶过筛选粒加润滑剂
26.可以避免肝首过效应的片剂类型有
　A.植入片　　B.咀嚼片　　C.舌下片　　D.分散片　　E.泡腾片
27.压片时可因以下哪些因素而造成片重差异超限
　A.颗粒细粉多　B.颗粒干燥不足　C.颗粒流动性差　D.压力过大　E.加料斗内的颗粒过多或过少

(三)是非题

1.片剂在包衣前、后,均需进行片重差异检查。(　　)
2.片剂包糖衣过程中常用虫蜡作打光的材料。(　　)
3.片剂颗粒中加入滑石粉的量越大,颗粒的流动性越好。(　　)
4.硫酸钙常用作片剂的润滑剂。(　　)
5.片剂中最常用的润滑剂是轻质氧化镁。(　　)
6.CMS-Na 表示羧甲基纤维素钠。(　　)
7.环糊精是常用的片剂稀释剂。(　　)

(四)填空题

1.片剂的辅料包括_____、_____、_____和_____四大类。
2.淀粉可作为片剂的_____、_____和_____。
3.包衣片剂分为_____和_____。
4.微晶纤维素在片剂中可作为_____、_____、_____和助流剂。
5.崩解剂的作用机理有_____、_____、_____、_____和酶解作用。
6.片剂的制备方法有_____、干法制粒压片和_____。
7.直接压片法包括_____和_____两种。
8.常用的包衣方法有_____、_____和压制包衣法。
9.湿法制粒压片中,崩解剂可采用_____、_____和_____方法加入。
10.《中国药典》二部中收载的溶出度测定的方法有_____、_____和_____。
11.凡规定检查_____的片剂,可不进行片重差异检查。

(五)问答题

1.试述增加片剂中难溶性药物溶出度的方法。

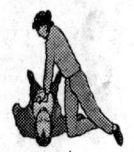

2.什么是片剂制备中的空白颗粒法,有何用途?
3.片剂的薄膜包衣与糖衣比较,有何优点?
4.片剂压片中常见的问题及原因是什么?
5.粉末直接压片的优点是什么?
6.简述湿法制粒压片的工艺过程。
7.影响片剂成形的因素包括哪些?
8.片剂包衣的目的是什么?
9.复方乙酰水杨酸片

处方:乙酰水杨酸　　　268 g　　　对乙酰氨基酚　　136 g
　　　咖啡因　　　　　33.4 g　　　淀粉　　　　　266 g
　　　淀粉浆(17%)　　 适量　　　 滑石粉　　　　15 g
　　　轻质液状石蜡 0.25 g
　　　共制 1 000 片

①处方中淀粉、淀粉浆分别起何种作用?
②处方中何种辅料为润滑剂,能否用硬脂酸镁作为润滑剂,为什么?
③三种主药为何采用分别制粒的方法?

(六)综合工艺设计题

1.麦迪霉素口服制剂工艺设计(要求:a.确定剂型;b.拟定处方并说明理由,标明辅料用量;c.写出制剂的完整制备工艺)

1)药物性质:无臭、味苦;在水中极微溶解;易溶于乙醇、丙酮、氯仿中,不溶于石油醚;pH 大于6.5时吸收差。

2)药物剂量:0.1 g。

3)辅料:淀粉、蔗糖粉、PEG6000、PEG 4000、PEG 400 柠檬酸三乙酯、硬脂酸镁、HPMC、Eudragit S100、Eudragit E100、L-HPC、CMC-Na、丙烯酸树脂Ⅱ、丙烯酸树脂Ⅲ、丙烯酸树脂Ⅳ、凡士林、微晶纤维素、糖浆、虫胶、滑石粉、色淀、EC、邻苯二甲酸甘油酯、蓖麻油。

4)溶剂:氟里昂、水、甲醇、乙醇、丙酮、氯仿、植物油。

2.阿司匹林片工艺设计

要求:a.拟定片剂的处方(用于预防心肌梗死、动脉血栓、粥样硬化,需长期用药);b.简述理由;c.标明辅料用量;d.写出制剂的完整制备工艺。

条件:

1)药物性质,白色结晶或结晶性粉末;无臭或微带醋酸味,味微酸,遇湿气即缓缓水解。在水中微溶,易溶于乙醇。长期大剂量服用可刺激胃,引起胃黏膜出血。

2)药物剂量,0.1 g。

3)辅料,淀粉、蔗糖粉、PEG6000、PEG 4000、柠檬酸三乙酯、硬脂酸镁、HPMC、Eudragit S100、Eudragit E100、L-HPC、CMC-Na、丙烯酸树脂Ⅱ、丙烯酸树脂Ⅲ、丙烯酸树脂Ⅳ、凡士林、微晶纤维素、糖浆、虫胶、滑石粉、色淀、EC、柠檬酸、酒石酸。

4)溶剂,氟里昂、水、甲醇、乙醇、丙酮、氯仿、植物油。

3.维生素 B_2 片剂的工艺处方设计

1)要求:a.药物剂量5 mg/片;b.粉末直接压片;c.拟定处方;d.写出制备工艺。

2)药物性质:橙黄色结晶性粉末,稍有臭及苦味,难溶于水,几乎不溶于乙醇。遇光、热、碱易被破坏。

3)辅料:淀粉、蔗糖粉、柠檬酸三乙酯、硬脂酸镁、HPMC、EudragitS100、Eudragit E100、L-HPC、

CMC-Na、CMS-Na、微粉硅胶、交联聚维酮、可压性淀粉、丙烯酸树脂Ⅱ、泊洛沙姆、丙烯酸树脂Ⅲ、丙烯酸树脂Ⅳ、凡士林、微晶纤维素、糖浆、Tween 80、虫胶、滑石粉、色淀、EC、柠檬酸、酒石酸、十二烷基硫酸钠、乳糖。

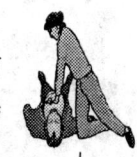

习题答案及要点

(一)名词解释

1. 糖衣片：系指以蔗糖为主要包衣材料进行包衣而制得的片剂。
2. 薄膜衣片：系指以高分子成膜材料为主要包衣材料进行包衣而制得的片剂。根据高分子成膜材料性质的不同，可以分为普通薄膜衣片、胃溶薄膜衣片。
3. 肠溶衣片：系指以在胃液中不溶、但在肠液中可以溶解的物质为主要包衣材料进行包衣而制得的片剂。
4. 口腔贴片：系指粘贴于口腔，经黏膜吸收后起局部或全身作用的速释或缓释制剂。
5. 分散片：系指遇水迅速崩解并均匀分散的片剂(在 21±1 ℃的水中 3 分钟即可崩解分散并通过 180 μm 孔径的筛网)，可口服或加水分散后饮用，也可咀嚼或含服。
6. 口含片：系指含在口腔内缓缓溶解而发挥治疗作用的片剂，可在局部产生较高的药物浓度从而发挥较好的治疗作用，主要用于口腔及咽喉疾病的治疗。
7. 植入片：系指埋植到人体皮下缓缓溶解、吸收的片剂。
8. 稀释剂：也称为填充剂，系指用来填充片剂的重量或体积，从而便于压片的辅料。
9. 黏合剂：系指能使无黏性或黏性较小的物料聚集黏结成颗粒或压缩成型的具有黏性的固体粉末或黏稠液体。
10. 崩解剂：系指促使片剂在胃肠液中迅速碎裂成细小颗粒的辅料。

(二)选择题

单项选择题 1.A 2.A 3.E 4.D 5.B 6.E 7.A 8.D 9.C 10.A 11.E 12.A 13.D 14.C 15.C 16.A 17.C 18.E 19.B 20.A 21.D 22.C 23.D 24.E 25.A 26.C 27.C 28.B 29.A 30.B 31.A 32.A 33.C 34.D 35.D 36.C 37.B 38.C 39.A 40.B 41.D 42.C 43.B 44.E 45.C 46.A 47.C 48.C 49.C

配伍选择题 1.D 2.C 3.E 4.C 5.C 6.A 7.C 8.E 9.A 10.B 11.C 12.C 13.D 14.E 15.B 16.A 17.C 18.D 19.D 20.A 21.D 22.C 23.C 24.B 25.D 26.C 27.C 28.C 29.D 30.C 31.C 32.C 33.D 34.C 35.C 36.A 37.D 38.D 39.B 40.E 41.A 42.C 43.A 44.C 45.B 46.C 47.C 48.D 49.D 50.C 51.B 52.B 53.C 54.D 55.C 56.B 57.B 58.A 59.D 60.E 61.E 62.E 63.E 64.D 65.C

多项选择题 1.ABCDE 2.ABCE 3.AE 4.ABD 5.ABE 6.BCD 7.CD 8.ABE 9.AD 10.AC 11.ABC 12.ABCD 13.ABC 14.DE 15.ABCD 16.BC 17.ACD 18.CDE 19.BCE 20.BE 21.ADE 22.DE 23.ACD 24.ADE 25.BCD 26.AC 27.ACE

(三)是非题

1. ×(一般包衣片剂应在包衣前检查片芯的重量差异，符合规定后方可包衣。糖衣片包衣后不再检查重量差异) 2. √ 3. ×(片剂颗粒中加入滑石粉的量应适宜，并不是加入量越大，颗粒的流动性越好) 4. ×(硫酸钙常用作片剂的稀释剂) 5. ×(片剂中最常用的润滑剂是硬脂酸镁) 6. ×

(CMS-Na表示羧甲基淀粉钠) 7.×(糊精是片剂常用的稀释剂,环糊精是制备包合物的材料)

(四)填空题

1.稀释剂;黏合剂;崩解剂;润滑剂 2.稀释剂;黏合剂;崩解剂 3.糖衣片;薄膜衣片 4.稀释剂;黏合剂;崩解剂 5.毛细管作用;膨胀作用;润湿热;产气作用 6.湿法制粒压片;直接压片 7.结晶直接压片;粉末直接压片 8.滚转包衣法;悬浮包衣法 9.内加法;外加法;内外加法 10.转篮法;浆法;小杯法 11.含量均匀度

(五)问答题

1.可采取以下措施提高药物的溶出度:①药物经粉碎减小粒径增大药物的溶出面积;②加入优良的崩解剂;③提高药物的溶解度,改变晶型,制成固体分散体或药物的包合物,加入表面活性剂等;④在处方中加入亲水性辅料如乳糖。

2.空白颗粒法的概念:可以先制备不含药的空白颗粒,将药物溶解到乙醇等有机溶剂中喷洒到干颗粒中,混匀,干燥压片的方法。

空白颗粒法的应用:主药的剂量很小;药物对湿、热不稳定;挥发性成分(如中药挥发油、香精等)的加入也可采用空白颗粒法。

3.薄膜包衣与糖衣比较的优点为:①工艺简单,工时短,生产成本较低;②片增重小,仅增加2%~4%;③对崩解及药物溶出的不良影响较糖衣小;④可以实现药物的缓控释;⑤具有良好的防潮性能;⑥压在片芯上的标识,例如片剂名称、剂量等在包薄膜衣后仍清晰可见。

4.片剂压片中常见的问题及原因有:

①裂片和顶裂:压力分布的不均匀以及由此而带来的弹性复原率的不同,是造成裂片的主要原因。另外,物料塑性差、颗粒中细粉太多、颗粒过干、黏合剂黏性较弱或用量不足、片剂过厚以及加压过快也可造成裂片。②松片:物料的可压性、水分、压力、晶型、黏合剂种类和用量、润滑剂的种类和用量,决定了片剂是否会松片。③粘冲:颗粒不够干燥、物料较易吸湿、润滑剂选用不当或用量不足、冲头表面锈蚀或刻字粗糙不光、药物熔点低或与辅料出现低共熔现象等均会造成粘冲。应采取针对性措施。④片重差异超限:颗粒流动性不好;颗粒内的细粉太多或颗粒的大小相差悬殊;加料斗内的颗粒时多时少(应保持加料斗内始终有1/3量以上的颗粒);冲头与模孔吻合性不好都可能导致片重差异超限。⑤崩解迟缓:原辅料的可压性、颗粒的硬度、压片力、表面活性剂、润滑剂、黏合剂的用量、崩解剂的种类和用量、片剂贮存条件等因素与片剂崩解迟缓有关。⑥溶出超限:片剂不崩解,颗粒过硬,药物的溶解度差等均会导致片剂的溶出超限。⑦片剂中的药物含量不均匀:所有造成片重差异过大的因素,皆可造成片剂中药物含量的不均匀,此外,对于小剂量的药物来说,混合不均匀和可溶性成分的迁移是片剂含量均匀度不合格的两个主要原因。

5.粉末直接压片的优点是:物料不进行制粒,而由粉末状物料直接进行压片,它有许多突出的优点,如省时节能、工艺简便、工序减少,适用于湿热条件下不稳定的药物等等。

6.湿法制粒压片的工艺过程:①原料、辅料的前处理;②混合;③加入黏合剂制软材;④挤压或其他方法制粒;⑤湿颗粒的干燥;⑥干颗粒的整粒;⑦加入崩解剂(外加)、润滑剂,总混;⑧压片。

7.影响片剂成形的主要因素有:①药物、辅料的可压性;②药物的熔点及结晶形态;③黏合剂和润滑剂;④颗粒含有的水分或结晶水;⑤压片压力和时间。

8.片剂包衣的目的为:①控制药物在胃肠道的释放部位,如肠溶衣片,避免了胃酸、胃酶对药物的破坏;②控制药物在胃肠道中的释放速率,达到缓释、控释、长效的目的;③掩盖苦味或不良气味;④防潮、避光,隔离空气以增加药物的稳定性;⑤防止药物的配伍变化;⑥改善片剂的外观。

9.1)淀粉主要起崩解剂作用,淀粉浆起黏合剂的作用。

2)滑石粉和少量轻质液体石蜡为润滑剂,硬脂酸镁不能作为润滑剂使用,因其能促使乙酰水杨酸

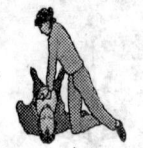

水解。

3) 三种主药(乙酰水杨酸、对乙酰氨基酚、咖啡因)混合制粒会产生熔点下降的现象,压片时则出现熔融和再结晶现象,故采用分别制粒的方法。

(六)综合工艺设计题

1. 麦迪霉素口服制剂工艺设计

答案要点:①药物味苦,应包胃溶薄膜衣或糖衣;②薄膜衣可选用 HPMC、Eudragit E100(或丙烯酸树脂Ⅳ)等胃溶材料;③麦迪霉素有一定疏水性,为保证药物的释放完全,处方中应加入优良的崩解剂;④采用湿法制粒;⑤包衣处方中应包括:胃溶材料、增塑剂、抗黏着剂、溶剂。

2. 阿司匹林片工艺设计

答案要点:①用于预防心肌梗死等的片剂需长期用药,为防止药物刺激胃,引起胃黏膜出血,制备肠溶片剂,采用肠溶高分子材料包衣;②润滑剂不宜用硬脂酸镁,因为阿司匹林与之有配伍反应,所以采用滑石粉作为润滑剂;③可加入酒石酸或枸橼酸抑制阿司匹林水解;④可用湿法(应加入有机酸防止水解)或干法制粒;⑤包衣处方中应包括:肠溶材料、增塑剂、抗黏着剂、溶剂。

3. 维生素 B_2 片剂的工艺处方设计

答案要点:①处方(100 片)

维生素 B_2 0.5 g;微晶纤维素 48.5 g;硬脂酸镁 0.5 g;微粉硅胶 0.5 g

②工艺:将维生素 B_2 研细,按等量递加稀释法,与微晶纤维素混合,再加入硬脂酸镁、微粉硅胶,混匀,直接压片。

注:可压性淀粉、乳糖也常用于粉末直接压片中。

(丁平田)

第十一章

半固体制剂

教学大纲要求

①掌握软膏剂、眼膏剂与凝胶剂的概念。②掌握软膏剂、眼膏剂与凝胶剂的质量要求。③掌握软膏剂与凝胶剂的常用基质与制备方法。④熟悉眼膏剂的常用基质与制备方法。⑤了解软膏剂、眼膏剂及凝胶剂的质量检查项目与方法。

教学内容精要

(一)软膏剂

软膏剂(ointments)系指药物与适宜基质混合制成的有一定稠度的半固体外用制剂。因药物在基质中分散状态不同,有溶液型、乳剂型和混悬型之分。其中药物溶解或分散于乳液型基质中形成均匀的半固体外用制剂称为乳膏剂(cream),大量的固体粉末(一般25%以上)均匀地分散在适宜的基质中所组成的半固体外用制剂称糊剂(paste)。软膏剂可在局部发挥作用,亦可产生全身作用。

软膏剂的质量要求:均匀、细腻、软滑、稠度适宜;易涂布于皮肤或黏膜,无粗糙感;性质稳定,贮存时应无酸败、变质、分层等现象;所含药物有良好的释放、穿透性,能保证药物疗效的发挥;应无刺激性、过敏性及其他不良反应;用于创面的软膏剂应无菌;美观,容易洗除。

1. 软膏剂常用基质

(1)油脂性基质 目前以烃类基质凡士林为常用,其余多用于调节软膏剂的稠度。此类基质涂布在皮肤上能形成封闭性油膜,可保护皮肤和裂损的伤面,并能减少皮肤水分蒸发,促进皮肤水合作用,使皮肤柔润,防止干裂或软化痂皮。但油腻性及疏水性大,不易与水性液体混合,也不易用水洗除。

1)烃类

凡士林:又称软石蜡,凡士林仅能吸收5%的水,故不适于渗出液多的创面,可加入适量羊毛脂、胆固醇、某些高级醇或表面活性剂增加其吸水性。吸水性用水值表示,即常温下每100 g基质所能吸收的水的克数。

液体石蜡:主要用于调节软膏的稠度。

2)油脂类:如猪油以及花生油、芝麻油、棉子油、杏仁油、玉米油、橄榄油等植物油。使用油脂作为基质时一般要加入少量抗氧剂及防腐剂。

3)类脂

羊毛脂:又称无水羊毛脂,吸水性强,可吸收约2倍其重量的水并形成W/O型乳剂;羊毛脂具有强黏性,很少单独用作基质,常与凡士林合用,并可改善凡士林的吸水性与渗透性。含有30%水分的羊毛脂称为含水羊毛脂,其黏度低,便于应用。

二甲基硅油:俗称硅油或硅酮,在非极性溶剂中易溶,具有优良的疏水性和较小的表面张力,有很好的润滑作用。对皮肤无刺激性,能与羊毛脂、硬脂酸、鲸蜡醇、硬脂酸甘油酯、聚山梨酯类、山梨坦类等混合,常在乳膏中作润滑剂,最大用量可达10%~30%。不宜用作眼膏基质。

蜂蜡与鲸蜡:蜂蜡的主要成分为棕榈酸蜂蜡醇酯,鲸蜡主要成分为棕榈酸鲸蜡醇酯,两者均属弱

W/O型乳化剂,在O/W乳剂型基质中起稳定作用。常用于取代乳剂型基质中的部分脂肪性物质以调节稠度或稳定性。

(2)乳剂型基质　乳剂型基质与乳剂相似,由水相、油相及乳化剂3种组分组成,也分W/O型与O/W型2类,但其油相物质多为半固体或固体如硬脂酸、石蜡、蜂蜡、高级醇等,故形成半固体状态的乳膏基质。遇水不稳定的药物一般不宜用乳剂型基质制备软膏。

乳剂型基质对油水均有一定亲和力,可与创面渗出物或分泌物混合,对皮肤的正常功能影响小。W/O乳剂基质(俗称冷霜)不易洗除;但较不含水的油脂性基质容易涂布,油腻性小,且水分从皮肤表面蒸发时有和缓的冷却作用。O/W型乳剂基质无油腻性,易用水洗除,雪花膏即属此型。

O/W型乳膏基质需加入防腐剂和保湿剂。常用于乳剂基质的防腐剂有羟苯酯类、氯甲酚、三氯叔丁醇。常用的保湿剂有甘油、丙二醇、山梨醇等。

乳剂型基质常用的乳化剂及稳定剂有以下几类:

1)肥皂类

一价皂系以钠、钾、铵的氢氧化物、硼酸盐、碳酸盐或三乙醇胺等有机碱与脂肪酸(如硬脂酸或油酸)相作用而成的新生肥皂,HLB值一般为15～18,为O/W型乳化剂。硬脂酸可作为生成新生肥皂的组成,也可为油相。单用硬脂酸为油相制成的乳剂型基质润滑作用小,故常加入凡士林、液体石蜡调节基质的稠度和涂展性。

例1　含有机铵皂的乳剂型基质

处方:硬脂酸　　　120 g　　蓖麻油　　　100 g
　　　羟苯乙酯　　1 g　　　液体石蜡　　100 g
　　　三乙醇胺　　40 g　　　甘油　　　　40 g
　　　蒸馏水　　　加至1 000 g

制法:将硬脂酸、蓖麻油、液体石蜡置蒸发皿中,加热至75～80℃使熔化,另取三乙醇胺、羟苯乙酯、甘油与水混匀,加热至同温度,将油相缓缓加入水相中,搅拌至乳化完全,放冷即得。

注:①三乙醇胺与部分硬脂酸形成有机铵皂起乳化作用,HLB值为12;羟苯乙酯为防腐剂。

②必要时可加入适量单硬脂酸甘油酯,以增加油相的吸水能力,达到稳定O/W型基质的目的。

多价皂系二或三价的金属(钙、镁、锌、铝)氧化物与脂肪酸作用生成的皂,HLB值一般<6,是W/O型乳化剂,如硬脂酸钙、硬脂酸镁等,其制法简便,原料易得,但耐酸性差。

例2　含多价钙皂的乳剂型基质

处方:硬脂酸　　　13 g　　　单硬脂酸甘油酯　17 g
　　　蜂蜡　　　　5 g　　　 地蜡　　　　75 g
　　　液体石蜡　　450 g　　 白凡士林　　70 g
　　　双硬脂酸铝　10 g　　　氢氧化钙　　1 g
　　　羟苯乙酯　　1 g　　　 蒸馏水　　　加至1 000 g

制法:取硬脂酸、单硬脂酸甘油酯、蜂蜡、地蜡加热熔化,再加入液体石蜡、白凡士林、双硬脂酸铝,加热至85℃,另将氢氧化钙、羟苯乙酯溶于蒸馏水中,加热至85℃,逐渐加入油相中,边加边搅,直至冷凝。

注:处方中氢氧化钙为过饱和溶液,可取上清液加入。氢氧化钙与部分硬脂酸作用形成的钙皂及处方中的铝皂均为W/O型乳化剂。

2)脂肪烷基硫酸钠类

常用的有十二烷基硫酸钠,属阴离子型乳化剂,用于配制O/W型乳剂软膏。本品HLB值为40,因此常与其他W/O型乳化剂合用调节油相所需HLB值。常用的辅助W/O型乳化剂有十六醇或十八醇、单硬脂酸甘油酯、山梨坦等。其乳化作用最适宜pH为6～7,不应小于4或大于8。本品与阳离子表面活性剂作用形成沉淀并失效。

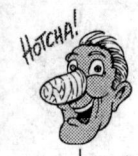

例3 含十二烷基硫酸钠的乳剂型基质

处方：硬脂醇　　　220 g　　十二烷基硫酸钠　15 g
　　　白凡士林　　 250 g　　羟苯乙酯　　　 0.25 g
　　　羟苯丙酯　　 0.75 g　　甘油　　　　　 120 g
　　　蒸馏水　　加至1 000 g

制法：取硬脂醇与白凡士林熔化，加热至80℃，加入预先溶在水中并加热至80℃的其他成分，边加边搅，直至冷凝。

注：①处方中十二烷基硫酸钠作主乳化剂。②硬脂醇与白凡士林同为油相，前者还起辅助乳化及稳定作用，后者防止基质水分蒸发并形成油膜，利于角质层水合而产生润滑作用。③甘油为保湿剂，羟苯乙酯、丙酯为防腐剂。

3）高级脂肪醇及多元醇酯类

十六醇及十八醇：十六醇即鲸蜡醇，十八醇即硬脂醇，均不溶于水，但有一定的吸水能力，吸水后可形成W/O型乳剂基质，可增加乳剂的稳定性和稠度。新生皂为乳化剂的乳剂基质中，加适量十六醇和十八醇可使基质细腻光亮。

硬脂酸甘油酯：不溶于水，溶于热乙醇及乳剂型基质的油相中。是一种较弱的W/O型乳化剂，与较强的O/W型乳化剂合用时，可制得稳定的O/W型乳剂基质，产品细腻润滑。

脂肪酸山梨坦与聚山梨酯类：均为非离子型表面活性剂，脂肪酸山梨坦即司盘类，HLB值在4.3～8.6，为W/O型乳化剂，聚山梨酯类即吐温类，HLB值在10.5～16.7，为O/W型乳化剂。非离子型表面活性剂与碱类、重金属、酚类及鞣质均有配伍变化。非离子型表面活性剂能严重抑制一些防腐剂的效能。

例4 含聚山梨酯类乳化剂的乳剂型基质

处方：硬脂酸　　　50 g　　聚山梨酯80　　44 g
　　　油酸山梨坦　16 g　　硬脂醇　　　　70 g
　　　液体石蜡　　100 g　 白凡士林　　　60 g
　　　甘油　　　　100 g　 山梨酸　　　　2 g
　　　蒸馏水　　加至1 000 g

制法：将油相成分（即硬脂酸、油酸山梨坦、硬脂醇、液体石蜡及白凡士林）与水相成分（聚山梨酯80、甘油、山梨酸及水）分别加热至85℃，将油相加入水相中，边加边搅拌至冷凝。

注：①处方中聚山梨酯80为主乳化剂，油酸山梨坦为反型乳化剂（W/O型），以调节适宜的HLB值而形成稳定的O/W型乳剂基质。②硬脂醇为增稠剂，且使基质较光亮细腻，也可用单硬脂酸甘油酯代替。

例5 以油酸山梨坦为主乳化剂的乳剂型基质

处方：单硬脂酸甘油酯　120 g　　蜂蜡　　　　50 g
　　　石蜡　　　　　　25 g　　 白凡士林　　75 g
　　　液体石蜡　　　　350 g　　油酸山梨坦　20 g
　　　聚山梨酯80　　　10 g　　 羟苯乙酯　　1 g
　　　蒸馏水　　　加至1 000 g

制法：将油相成分（单硬脂酸甘油酯、蜂蜡、石蜡、白凡士林、液体石蜡、油酸山梨坦）与水相成分（聚山梨酯80、羟苯乙酯、水）分别加热至85℃，将水相加入油相中，边加边搅拌至冷凝即得。

注：①处方中油酸山梨坦为主乳化剂，因此最后形成W/O型乳剂基质，聚山梨酯80、单硬脂酸甘油酯用以调节适宜的HLB值。②单硬脂酸甘油酯、蜂蜡、石蜡均为固体，有增稠作用，硬脂酸甘油酯用量较大，制得的乳膏光亮细腻。蜂蜡中含有蜂蜡醇也能起到较弱的乳化作用。

4）聚氧乙烯醚的衍生物类

平平加O(peregol O)HLB值为15.9,属非离子O/W型乳化剂,用本品不能单独制成乳剂型基质,可加不同辅助乳化剂提高其乳化效率。

乳化剂OP亦为非离子O/W型乳化剂,HLB值为14.5,可溶于水。本品耐酸、碱、还原剂及氧化剂,性质稳定,常与其他乳化剂合用。本品不宜与酚羟基类化合物如苯酚、间苯二酚、麝香草酚、水杨酸等配伍。

(3)水溶性基质 聚乙二醇类(polyethyleneglycol,PEG),固体PEG与液体PEG以适当比例配合,可制得稠度适宜的软膏基质。此类基质无水而有强烈的亲水性,易溶于水,能与渗出液混合,易洗除、耐高温、不易霉败。但对皮肤的润滑、保护作用较差,长期应用可引起皮肤干燥。与季铵盐类、山梨醇及羟苯酯类有配伍变化。

2. 软膏剂的制备

(1)基质的处理 油脂性基质若质地纯净可直接取用,若混有异物或在大量生产时都要加热过滤后再用。一般在加热熔融后须通过数层细布或120目铜丝筛趁热过滤,然后加热至150℃1小时灭菌并除去水分。

(2)药物加入的方法

1)可溶于基质中的药物宜溶解在基质中制成溶液型软膏。

2)不溶性药物应先用适宜方法磨成细粉,再与处方中液体组分研成糊状后与其余基质混匀。

3)处方中含量较小的药物,可用少量适宜的溶剂溶解,再加至基质中混匀。水溶性药物用水溶解后,若与油脂性基质混合可先用羊毛脂或吸水性基质混匀,然后与其余基质混匀。

4)半固体黏稠性药物,如鱼石脂中某些极性成分不易与凡士林混匀,可先加等量蓖麻油和羊毛脂混匀,再加入基质中。中草药煎剂、流浸膏等可先浓缩至糖浆状,再与基质混合。固体浸膏可加少量溶剂如水、稀醇等使之软化并研成糊状,再与基质混匀。

5)樟脑、薄荷脑、麝香草酚等挥发性共熔成分共存时,可先研磨至共熔后再与冷至45℃以下的基质混匀;单独使用时可用少量适宜溶剂溶解,再加入基质中混匀,或溶于约40℃的基质中。

6)易氧化、水解的药物和挥发性药物加入时,基质温度不宜过高(60℃以下),以减少药物的破坏和损失。

(3)制备方法

1)研磨法:凡由半固体和液体组分组成的基质,在常温下通过研磨即能与药物均匀混合者可用此法。药物不溶于基质时,可先取药物与部分基质或适宜液体研磨成细腻糊状,再递加其余基质研匀至无颗粒感觉为止。此法适用于少量制备,大量生产时可用电动研钵进行。

2)熔融法:凡由熔点较高的组分组成的软膏基质,常温下不能均匀混合者用此法。一般应将熔点高的基质先熔化,再将低的加入。若主药可溶于基质者直接混溶于上述基质。不溶性药物细粉筛入熔化或软化的基质中,用搅拌混合机混合。含不溶性固体粉末的软膏,经一般搅拌、混合往往还不够细腻,需要通过研磨机进一步研匀至无颗粒感。常用三滚筒软膏研磨机。

3)乳化法:将油溶性物质(如凡士林、羊毛脂、硬脂酸、高级脂肪醇、单硬脂酸甘油酯等)在一起加热(水浴或夹层锅)至80℃左右使熔融,用细布过滤;另将水溶性成分(如硼砂、氢氧化钠、三乙醇胺、十二烷基硫酸钠及保湿剂、防腐剂等)溶于水,加热至较油相温度略高时(防止两相混合时油相中的组分过早析出或凝结),将水溶液慢慢加入油相中,边加边搅,并搅拌至冷凝,制成乳剂型基质。

例1 清凉油

处方:樟脑　　160 g　　薄荷脑　　160 g　　薄荷油　　100 g

　　　桉叶油　100 g　　石蜡　　　210 g　　蜂蜡　　　90 g

　　　氨溶液(10%)　60 ml　凡士林　200 g

制法:将樟脑、薄荷脑混合研磨使其共熔,再与薄荷油、桉叶油混匀;另将石蜡、蜂蜡、凡士林加热至110℃,必要时过滤,冷却至70℃,加入氨溶液,混匀即得。

注:本品较一般油脂性软膏稠度大,近于固态,处方中石蜡、蜂蜡、凡士林三者用量应随原料的熔点不同进行调整。

例2 水杨酸乳膏

处方:水杨酸　　　　50 g　　硬脂酸甘油酯　70 g　　硬脂酸　　100 g
　　　白凡士林　　　120 g　　液体石蜡　　　100 g　　甘油　　　120 g
　　　十二烷基硫酸钠　10 g　　羟苯乙酯　　　 1 g　　蒸馏水　　480 ml

制法:将水杨酸研磨后过60目筛,备用。取硬脂酸甘油酯、硬脂酸、白凡士林、液体石蜡加热熔化作为油相。另将甘油及蒸馏水加热至90 ℃,再加入十二烷基硫酸钠、羟苯乙酯溶解后作为水相。然后将水相缓缓加入油相中,边加边搅拌,直至冷却,即得乳剂型基质;再将过筛后的水杨酸加入搅匀,即得。

3. 软膏剂的质量检查、包装和贮存

软膏剂的药物含量、物理性质、刺激性、稳定性以及药物释放与吸收等均应符合要求。此外,《中国药典》规定,软膏剂需进行装量、微生物限度检查,均应符合规定;混悬型软膏剂应进行粒度检查,不得检出大于180 μm的粒子;用于烧伤或严重损伤的软膏剂与乳膏剂均需进行无菌检查,应符合规定。

(1)基质与软膏的物理性状

1)熔点:一般软膏以接近凡士林的熔点较适宜。

2)酸碱度:O/W型乳剂基质或软膏可以1:(3～5)的蒸馏水稀释后用pH计直接测定之,如W/O型乳剂基质要求pH值不大于8.5,O/W型乳剂基质pH值不大于8.3。

3)黏度与稠度:对牛顿流体可用黏度检查控制其质量;对非牛顿流体常用插度计测定其稠度。方法为:在一定温度下将重150 g的金属锥体的锥尖放在供试品的凝固表面上,然后使锥体在5秒钟内自由垂直落入试管中,以插入的深度评定供试品的稠度,以0.1 mm的深度为一单位称为插入度。如凡士林在0 ℃时插入度不得小于100,在37 ℃时不得大于300;O/W型基质的插入度25 ℃时多在200～300之间。

4)物理外观:要求软膏和基质色泽均匀一致,无污物,质地细腻均匀,无粗糙感。

(2)稳定性　采用加速试验法,将软膏均匀装入密闭容器中填满,分别置恒温箱(39±1 ℃)、室温(25±3 ℃)及冰箱(5±2 ℃)中至少贮存1～3个月,检查其稠度、酸碱度、性状、均匀性、霉败等现象及药物含量的改变等。乳膏剂耐热、耐寒试验,分别于55 ℃恒温6小时或-15 ℃放置24小时应无油水分离。

(3)刺激性　将供试品涂在去毛的家兔皮肤上、眼黏膜上,或黏敷在人体手臂、大腿内侧皮肤上,观察24小时有无发红、起泡、充血或其他过敏现象。

(4)药物释放穿透及吸收的测定方法

1)体外试验法:有离体皮肤法、凝胶扩散法、半透膜扩散法和微生物法等,其中常用的是离体皮肤法和凝胶扩散法,以离体皮肤法较接近应用的实际情况。

2)体内试验法:将软膏涂于人或动物的皮肤上,经一定时间测定血浆或其他生物样品中的药物浓度或生理反应,估计药物通过皮肤的速度或被吸收量。

软膏剂常用的包装容器有金属盒、塑料盒、蜡纸盒等,药厂大量生产时多采用软膏管(锡管、铝管或塑料管)包装。包装后的软膏剂一般在30 ℃以下,避光、密闭条件贮存。

(二)眼膏剂

眼膏剂(eye ointments)系指药物与适宜基质制成的供眼用的灭菌软膏剂。适用于配制对水不稳定的药物,如某些抗生素。眼膏剂较一般滴眼剂的疗效持久,并能减轻眼睑对眼球的摩擦。制成的眼膏剂应均匀、细腻,易涂布于患部,对眼部无刺激性,稠度适当,无微生物污染。

眼膏剂常用凡士林与羊毛脂的混合油性基质,典型基质为黄凡士林8份,液体石蜡、羊毛脂各1

份混合而成。基质加热熔合后用绢布或适当滤材保温滤过,并在150 ℃干热灭菌1~2小时,放冷备用。

1. 眼膏剂的制备

眼膏剂的制备与一般软膏剂制法基本相同,但必须在净化条件下进行,所用基质、药物、器械与包装材料等均应严格灭菌。

眼膏配制时,如主药易溶于水而且性质稳定,可先用少量灭菌蒸馏水溶解,再分次加入灭菌基质研匀制成。主药不溶于水或不宜用水溶解又不溶于基质时应研成极细粉末,并通过九号筛,将药粉与少量眼膏基质或灭菌液体石蜡研成糊状,然后加入其余基质制成眼膏剂,灌装于灭菌容器中,严封。

2. 眼膏剂的质量检查

《中国药典》规定应检查的项目有:装量差异(单剂量包装)、装量(多剂量包装)、金属性异物、粒度(混悬型眼膏)、微生物限度等,供手术、伤口、角膜穿通伤用的眼用制剂应进行无菌检查。

(1)装量差异检查 取供试品20个,分别秤量内容物,计算平均重量,超过平均重量±10%者不得过2个,并不得有超过平均重量±20%者。凡规定检查含量均匀度的眼用制剂,可不进行装量差异检查。

(2)金属性异物检查 取供试品10个,分别将全部内容物置于底部平整光滑、无可见异物和气泡、直径为6 cm的平底培养皿中,加盖,除另有规定外,在85 ℃保温2小时,使供试品摊布均匀,室温放冷至凝固后,倒置于适宜的显微镜台上,用聚光灯从上方以45°角的入射光照射皿底,放大30倍,检视不小于50 μm且具有光泽的金属性异物数。10个中每个内含金属性异物超过8粒者,不得超过1个,且其总数不得过50粒;如不符合上述规定,应另取20个复试;初试、复试结果合并计算,30个中每个内含金属性异物超过8粒者,不得超过3个,且其总数不得过150粒。

(3)粒度检查 取供试品10个,将内容物全部挤于合适的容器中,搅拌均匀,取适量(相当于主药10 μg)置于载玻片上,涂成薄层,薄层面积相当于盖玻片面积,共涂3片,照《中国药典》"粒度测定法"检查,每个涂片中大于50 μm的粒子不得过2个,且不得检出大于90 μm的粒子。

(三)外用凝胶剂

凝胶剂(gels)系指药物与能形成凝胶的辅料制成均一、混悬或乳液型的稠厚液体或半固体制剂。凝胶剂一般限局部用于皮肤及体腔如鼻腔、阴道和直肠。乳液型凝胶剂又称为乳胶剂。

凝胶剂基质属单相分散系统,有水性与油性之分。水性凝胶基质一般由水、甘油或丙二醇与纤维素衍生物、卡波姆和海藻酸盐、西黄芪胶、明胶、淀粉等构成;油性凝胶基质由液体石蜡与聚乙烯或脂肪油与胶体硅或铝皂、锌皂构成。在临床上较多应用的是水凝胶为基质的凝胶剂。

凝胶剂应符合下列有关规定:混悬型凝胶剂中胶粒应分散均匀,不应下沉结块;凝胶剂应均匀、细腻,在常温时保持胶状,不干涸或液化;凝胶剂根据需要可加入保湿剂、防腐剂、抗氧剂、乳化剂、增稠剂和透皮促进剂等;凝胶剂基质不应与药物发生理化作用。此外,《中国药典》规定,凝胶剂需进行装量、微生物限度检查;混悬型凝胶剂应进行粒度检查,用于严重损伤的凝胶剂应进行无菌检查。

常用水性凝胶基质:

1)卡波沫(carbomer):商品名为卡波普(Carbopol),可在水中迅速溶胀,但不溶解。水分散液呈酸性,1%水分散液的pH值为2.5~3.0,黏度较低。用碱中和时,在低浓度时形成澄明溶液,在浓度较大时形成半透明状的凝胶,在pH6~11有最大的黏度和稠度。盐类电解质可使卡波沫凝胶的黏性下降,碱土金属离子以及阳离子聚合物均可与之结合成不溶性盐,强酸也可使卡波沫失去黏性,在配伍时必须避免。本品制成的基质无油腻感,使用润滑舒适。

例 卡波普基质处方

处方:卡波普940　　10 g　　　　乙醇　　　　50 g
　　　丙二醇　　　　50 g　　　　聚山梨酯80　2 g

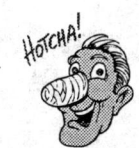

羟苯乙酯　　　　1 g　　　　氢氧化钠　　　　4 g
蒸馏水　　　　加至 1 000 g

制法：将卡波普与聚山梨酯 80 及 300 ml 蒸馏水混合，氢氧化钠溶于 100 ml 水后与上液搅匀，再将羟苯乙酯溶于乙醇后逐渐加入，加丙二醇搅匀，加蒸馏水至全量，搅拌均匀，即得透明凝胶。

2) 纤维素衍生物：某些纤维素衍生物可在水中溶胀或溶解为胶性物，调节适宜的稠度可形成水溶性凝胶基质。常用的有甲基纤维素(MC)和羧甲基纤维素钠(CMC-Na)，本类基质涂布于皮肤时有较强的黏附性，较易失水，常需加入约 10%～15%甘油。制成的基质中需加入防腐剂。

凝胶剂的制备：

水性凝胶剂的制备可先制备凝胶基质，再加入药物。水溶性药物可溶于水，水不溶性药物可先与少量水或甘油研磨，再加入基质中搅匀。

例　吲哚美辛凝胶剂

处方：吲哚美辛　　　10 g　　　交联聚丙烯酸钠(SDB-L-400)　　10 g
　　　PEG 4000　　　80 g　　　甘油　　　　　　　　　　　　100 g
　　　苯扎溴铵　　　　8 g　　　蒸馏水　　加至　　　　　　 1 000 g

制法：①称取 PEG 4000 和甘油，置烧杯中微热使完全溶解，加入吲哚美辛混匀。
②取交联聚丙烯酸钠，加水 800 g 于研钵中研匀。
③将①与②混匀，加水至 1 000 g，即得。

注：交联聚丙烯酸钠是一种高吸水性的树脂材料，可吸水膨胀成胶状半固体。具有保湿、增稠、皮肤浸润等作用。

习题

(一)名词解释

1.软膏剂　2.眼膏剂　3.凝胶剂　4.水值

(二)选择题

单项选择题

1.下列基质中属于油脂性软膏基质的是
A.聚乙二醇　　B. 甘油明胶　　C. 羊毛脂　　D. 纤维素衍生物　　E. 卡波普

2.油脂性软膏基质的水值是指
A.1 g 基质所吸收水的克数　B.常温下 100 g 基质所吸收水的克数　C.一定量的基质所吸收水的克数　D.100 g 基质所吸收水的克数　E.常温下 1 g 基质所吸收水的克数

3.下列关于乳剂型软膏基质的叙述错误的是
A.O/W 型乳剂基质软膏剂也称为"冷霜"　B.O/W 型乳剂基质软膏中的药物释放与透皮吸收较快　C.钠肥皂为 O/W 型乳剂基质的乳化剂　D.乳剂基质的油相多为固体　E.乳剂型基质有水包油(O/W)型和油包水(W/O)型两种

4.以下物质中，不能形成水溶性凝胶基质的是
A.卡波沫　　B.十六醇　　C. CMC-Na　　D.明胶　　E. MC

5.以下关于眼膏剂的叙述错误的是
A.成品不得检出金黄色葡萄球菌与绿脓杆菌　B.眼膏剂的基质应在 150 ℃ 干热灭菌 1～2 小时　C.眼膏剂较滴眼剂作用持久　D.应在无菌条件下制备眼膏剂　E.常用基质是黄凡士林：液体石蜡：羊毛脂为 5:3:2 的混合物

6.通常在凡士林软膏基质中加入以下哪种物质以改善凡士林的吸水性
A.石蜡　　　B. 硅酮　　　C. 单软膏　　　D.羊毛脂　　　E.乙醇

7.油脂性软膏基质灭菌温度为
A. 115 ℃　　　B. 121 ℃　　　C. 150 ℃　　　D. 100 ℃　　　E. 110 ℃

8.下列关于凡士林特点的叙述,错误的是
A.有适宜的黏性和涂展性　　　B.稳定性好、无刺激性,呈中性　　　C.吸水性差
D.通常释放药物的能力比较好　　　E.凡士林是由多种分子量的烃类组成的半固体状混合物

9.羊毛脂具有较强的吸水性,可吸水
A.20%　　　B. 120%　　　C. 130%　　　D. 150%　　　E.80%

10.下列关于软膏基质的叙述,错误的是
A.油脂性基质润滑性好　　　B.油脂性基质释药性好　　　C.乳剂型基质穿透性好
D.水溶性基质吸水性好　　　E.水溶性基质易洗除

11.以下软膏基质中,适用于大量渗出性的患处的基质是
A.凡士林　　B. 羊毛脂　　　C. 乳剂型基质　　　D. 水溶性基质　　　E.液体石蜡

12.下列物质中,不是乳剂型软膏基质的乳化剂的是
A.十二烷基硫酸钠　　B. 吐温类　　C. 三乙醇胺　　D. 硬脂酸钠　　E.司盘类

13.以下属于水溶性软膏基质的是
A.十八醇　　　B.硅酮　　　C.硬脂酸　　　D.聚乙二醇　　　E.甘油

14.按下列处方配制的软膏,其基质应属于
处方:硬脂酸120 g　单硬酸甘油酯35 g　液体石蜡60 g　凡士林10 g　羊毛脂50 g　三乙醇胺4 g　羟苯乙酯1 g　蒸馏水适量　制成1 000 g
A.油脂性基质　　　B.水溶性基质　　　C. O/W 型乳剂基质　　　D.W/O 型乳剂基质　　　E.凝胶

15.以下关于熔融法制备软膏剂的注意事项中,错误的是
A.熔融时,熔点高的先加,熔点低的后加　　　B.药物加入基质搅拌均匀后,要迅速冷凝
C.夏季可适量增加基质中石蜡的用量　　　D.冬季可适量增加基质中液体石蜡用量
E.可用于熔点不同的基质制备软膏剂

16.最有助于药物穿透、吸收的软膏基质是
A.乳剂型基质　　　B. 水溶性基质　　　C. 动物油脂　　　D. 植物油脂　　　E. 液体石蜡

17.以下油脂性软膏基质中,吸水性最强的是
A.凡士林　　　B. 蜂蜡　　　C. 液体石蜡　　　D.单硬脂酸甘油酯　　　E.羊毛脂

配伍选择题(备选答案在前,试题在后;每组均对应同一组备选答案,每题只有一个正确答案;每个备选答案可重复选用,也可不选用。)

A.油脂性软膏基质　　　B. 水溶性软膏基质　　　C. 栓剂基质
D. 乳化剂　　　E. 气雾剂的抛射剂

以下各种物质可作为
1.二甲基硅油　　　　　　　　　　　2.氟氯烷烃

A.硅酮类　　B.羊毛脂　　C.液体石蜡　　D.花生油　　E.单硬脂酸甘油酯

在软膏中:
3.常用作辅助乳化剂的是　　　　　　4.本身是聚合物且不污染衣服的是
5.常与凡士林合用以改善其吸水性的是

A. 山梨醇　　　B.羟苯酯类　　C.鲸蜡醇　　　D. 聚乙二醇 4000　　　E.液体石蜡

在软膏剂中:
6.常用于调节软膏剂稠度的是　　　　　　7.作乳剂型软膏剂的防腐剂

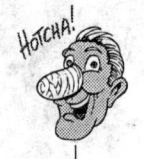

8.属于弱的 W/O 型乳化剂　　　　9.具有保湿作用
A.油脂性基质　　B.促渗剂　　C.水溶性基质　　D.稠度调节剂　　E.保湿剂
下列物质在软膏剂中的作用为：
10.凡士林　　　　11.聚乙二醇　　　　12.甘油

多项选择题
1.下列软膏基质处方组分，经配制后属于乳剂型基质的是
　A.豚脂、蜂蜡、花生油　　B.羊毛脂、凡士林、水　　C.羧甲基纤维素钠、甘油、水
　D.硬脂酸、三乙醇胺、水　　E.聚乙二醇 1000、聚乙二醇 4000、水
2.组成乳膏基质的三个基本要素是
　A.保湿剂　　B.水相　　C.油相　　D.乳化剂　　E.防腐剂
3.O/W 型乳剂型软膏基质中常需加入
　A.润滑剂　　B.保湿剂　　C.填充剂　　D.防腐剂　　E.助悬剂
4.以下可在乳剂型软膏基质中作为油相的是
　A.二甲基硅油　　B. PEG 400　　C.十八醇　　D.固体石蜡　　E.蜂蜡
5.以下软膏基质中属于类脂类基质的有
　A.凡士林　　B.羊毛脂　　C.石蜡　　D.蜂蜡　　E.硅酮
6.以下需进行无菌检查的是
　A.用于大面积烧及皮肤严重损伤的软膏
　B.一般软膏　　C.一般眼膏　　D.用于创伤的眼膏　　E.滴眼剂
7.下列关于软膏基质的叙述，错误的是
　A.凡士林中加入羊毛脂可增加吸水性　　B.液体石蜡主要用于调节软膏稠度　　C.乳剂型基质中因含有表面活性剂，对药物的释放和穿透均较油质性基质差　　D.基质主要作为药物载体，对药物释放影响不大　　E.水溶性基质能吸收组织渗出液，释放药物较快，无刺激
8.下列属于油脂性软膏基质的是
　A.石蜡　　B.皂土　　C.硅油　　D.羊毛脂　　E.凡士林
9.软膏剂的制备方法有
　A.研和法　　B.化学反应法　　C.乳化法　　D.冷压法　　E.熔和法
10.一般眼膏基质的组成为
　A. 1 份羊毛脂　　B.1 份固体石蜡　　C.8 份黄凡士林　　D.8 份白凡士林　　E.1 份液体石蜡
11.软膏基质分为以下哪几种类型
　A.乳剂型基质　　B.亲水胶体　　C.疏水胶体　　D.油脂性基质　　E.水溶性基质
12.以下可在软膏剂中作为保湿剂的是
　A.乙醇　　B.丙二醇　　C.山梨醇　　D.液体石蜡　　E.甘油

（三）是非题
1.软膏中含有的基质熔点不同，在常温下不能均匀混合者应采用研磨法制备。（　　）
2.眼膏剂应进行无菌检查。（　　）
3.以凡士林为基质的软膏适用于有多量渗出液的皮肤患部。（　　）
4.糊剂具有较高稠度和吸水性，主要用作保护剂。（　　）
5.羊毛脂吸水性好，有利于药物的渗透，可单独作软膏基质使用。（　　）
6.O/W 型乳剂型软膏基质、水溶性软膏基质皆要加入保湿剂和防腐剂。（　　）

（四）填空题
1.常用的软膏剂基质可分为_____、_____ 及 _____三种类型。

2.O/W型乳膏基质的外相为水,在贮存过程中容易霉变,故需加入_____;又因水分易蒸发散失而使乳膏变硬,故需加入_____。

3.软膏基质中、油脂性基质以烃类基质中的_____为最常用,类脂中以羊毛脂应用较多,其余的几乎均用于调节软膏剂的软硬度。

4.硅酮常与油脂性基质合用制成防护性软膏,本品对眼有刺激性,不宜作为_____基质。

5.软膏基质凡士林不适用于_____创面,以免引起发炎;羊毛脂过于黏稠,故不宜_____。

6.含水羊毛脂的含水量约为_____,系_____型乳剂,黏性较羊毛脂小,易取用。

7.乳剂型基质由_____、_____及_____三种组分组成,分为_____与_____二类,但其油相物质多为半固体或固体如硬脂酸、石蜡、蜂蜡、高级醇等,故形成半固体状态的乳膏基质。

8.软膏剂的制法可分为_____、_____及_____三种。

(五)问答题

1.眼膏剂在制备及质量上有什么特殊要求?
2.软膏剂的质量要求有哪些?
3.乳化法制备乳膏剂的操作步骤如何?

(六)处方分析题

1.醋酸氟轻松软膏
处方:醋酸氟轻松 0.25 g　三乙醇胺 20 g　甘油 50 g　硬脂酸 150 g　羊毛脂 20 g　白凡士林 250 g　羟苯乙酯 1 g　蒸馏水加至 1 000 g
①本品为何种类型的软膏基质,为什么?②写出处方中各成分的作用及本品的用途。

2. 指出下列处方制成的制品属于什么类型的软膏基质,分析处方中各组分的作用,设计一种制备方法。
处方:单硬脂酸甘油酯 100 g　硬脂酸 200 g　白凡士林 200 g　液体石蜡 250 g　甘油 100 g　十二烷基硫酸钠 1 g　三乙醇胺 5 g　羟苯乙酯 0.5 g　蒸馏水加至 2 000 g

3.红霉素软膏
处方:红霉素 1000 万单位　液体石蜡 50 g　凡士林加至 1 000 g
①本品为何种类型的软膏基质,为什么?②写出处方中各成分的作用及制备方法。

4.处方:白蜂蜡 120.5 g　硼砂 5.0 g　石蜡 120.5 g　液体石蜡 560.0 g　纯化水　适量　制成 1 000 g
1)本品为何种类型的软膏基质,为什么?
2)制备过程的操作要点是什么?

5.水杨酸凝胶
处方:水杨酸 1.0 g　羧甲基纤维素钠 1.2 g　甘油 2.0 g　苯甲酸钠 0.1 g　蒸馏水 16.8 ml
①本品为何种类型的凝胶基质?②写出处方中各成分的作用及制备方法。

习题答案及要点

(一)名词解释

1. **软膏剂**:系指药物与适宜基质混合制成的有一定稠度的半固体外用制剂。因药物在基质中分散状态不同,有溶液型、乳剂型和混悬型之分。

2. **眼膏剂**:系指药物与适宜基质制成的供眼用的灭菌软膏剂。

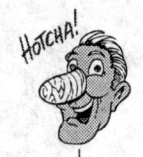

3.凝胶剂:系指药物与能形成凝胶的辅料制成均一、混悬或乳液型的稠厚液体或半固体制剂。

4.水值:常温下每100 g油脂性软膏基质所能吸收的水的克数。

(二)选择题

单项选择题 1.C 2.B 3.A 4.B 5.E 6.D 7.C 8.D 9.D 10.B 11.D 12.C 13.D 14.C 15.B 16.A 17.E

配伍选择题 1.A 2.E 3.E 4.A 5.B 6.E 7.B 8.C 9.A 10.A 11.C 12.E

多项选择题 1.BD 2.BCD 3.BD 4.ACDE 5.BD 6.AD 7.CD 8.ACDE 9.ACE 10.ACE 11.ADE 12.BCE

(三)是非题

1.×(软膏中含有的基质熔点不同,在常温下不能均匀混合者应采用熔融法制备) 2.×(用于有眼外伤的眼膏剂应进行无菌检查) 3.×(凡士林油腻性大,吸水能力较差,仅能吸收其重量5%的水,故不适用于有多量渗出液的皮肤患部) 4.√ 5.×(羊毛脂吸水性好,可吸水150%,但因过于黏稠,故不宜单独使用) 6.√

(四)填空题

1.油脂性基质;乳剂型基质;水溶性基质 2.防腐剂;保湿剂 3.凡士林 4.眼膏 5.渗出液多的创面;单独用作基质 6.30%;W/O 7.水相;油相;乳化剂;W/O型;O/W型 8.研磨法 熔融法;乳化法

(五)问答题

1.眼膏剂是灭菌制剂,在制备上要求:①应在无菌条件下制备;②所用基质、药物、配制器械及包装容器等应严格灭菌,避免细菌污染;③基质加热熔融后用细布保温滤过,置于150 ℃干热灭菌1~2小时;④不溶性药物应粉碎成极细粉,减少刺激性。

眼膏剂的质量要求为:均匀、细腻,易涂布于眼部,对眼部无刺激性,无细菌污染,不得检出金黄色葡萄球菌和绿脓杆菌,用于手术、伤口、角膜穿通伤的眼膏应无菌。

2.软膏剂的质量要求有:①均匀、细腻、软滑、稠度适宜;②性质稳定,贮存时应无酸败、变质、分层等现象;③易涂布于皮肤或黏膜,无粗糙感;④无刺激性、过敏性及其他不良反应;⑤用于大面积烧伤及严重损伤皮肤的软膏应无菌;⑥所含药物有良好的释放、穿透性,能保证药物疗效的发挥;⑦美观,容易洗除。

3.乳化法制备乳膏剂的操作步骤为:①油脂性基质灭菌时忌用直火加热,以防局部过热起火。②熔点较高的基质如蜂蜡、石蜡等应先加热熔化;熔点较低的基质如凡士林、羊毛脂等应后加入熔化;液体成分最后加入。③能溶于基质的药物,可直接加入熔融基质中,搅拌均匀,冷却即可。不溶性药粉应分次加入熔化的基质中,并不断搅拌,直至冷凝,同时应注意搅拌速率。④基质的冷凝过程不宜太快,以免高熔点基质呈块状析出。

(六)处方分析题

1.①本品是O/W型乳剂基质。因处方中三乙醇胺与部分硬脂酸生成的胺皂为主要的O/W型乳化剂。②氟轻松为主药,糖皮质激素;三乙醇胺与部分硬脂酸生成的胺皂作乳化剂;甘油为保湿剂;硬脂酸部分为生成胺皂乳化剂的原料,其余为油相成分,作为润滑剂、增稠剂;羊毛脂为油相成分,调节稠度与吸水性;白凡士林为油相成分;羟苯乙酯为防腐剂;蒸馏水为水相。

2.基质类型:本品属于O/W型乳剂基质。

处方分析：油相为单硬脂酸甘油酯、硬脂酸、白凡士林、液体石蜡、羟苯乙酯；水相为甘油、十二烷基硫酸钠、三乙醇胺、蒸馏水；乳化剂为十二烷基硫酸钠(O/W 型)和部分硬脂酸与三乙醇胺反应生成的硬脂酸胺皂(O/W 型)；单硬脂酸甘油酯(W/O 型)起辅助乳化剂作用；防腐剂为羟苯乙酯；保湿剂为甘油；稠度调节剂为凡士林和液体石蜡。

制备方法：取单硬脂酸甘油酯、硬脂酸、白凡士林与液体石蜡和羟苯乙酯置蒸发皿中，加热至 75～80 ℃使熔化。另取甘油、十二烷基硫酸钠和三乙醇胺溶于蒸馏水，加热至同温度。将油相缓缓加入水相中，边加边搅拌直至乳化完全，放冷即得。

3.①本品是油脂性基质。因处方中的液体石蜡和凡士林均为油脂性基质。②红霉素为主药，液体石蜡、凡士林为油脂性基质。

制法：取红霉素置研钵中，加入经 150 ℃干热灭菌 1 小时并冷至室温的液体石蜡研成糊状。另取经 150 ℃干热灭菌 1 小时的凡士林置于夹层配料桶中，冷却至 40 ℃左右，加入上述混合物，搅匀，即得。

4.①本品属 W/O 型乳剂基质。本处方有两类乳化剂：一类是蜂蜡中少量游离高级脂肪酸与硼砂水解生成的氢氧化钠作用形成的钠皂，为 O/W 型乳化剂；另一类是蜂蜡中的少量高级脂肪醇及其脂肪酸酯类，为 W/O 型乳化剂。由于处方中油相占 80%，比例远大于水相，故最后形成的是 W/O 型乳剂型基质。

②油相、水相分别在水浴上加热至 70 ℃左右，在同温下将水相缓缓注入油相中，向同一方向不断搅拌至冷凝。

5.①本品是水性凝胶基质。②水杨酸为主药，羧甲基纤维钠为水溶性高分子，形成凝胶，，甘油为保湿剂，苯甲酸钠为防腐剂，蒸馏水为溶剂。

制法：取羧甲基纤维素钠置研钵中，加入甘油研匀，边研边加入溶有苯甲酸钠的水溶液，待溶胀后研匀，即得水性凝胶基质。再取药物置研钵中，分次加入该基质研匀，即得。

（蒋曙光）

第十二章

栓剂

教学大纲要求

①掌握栓剂的定义、特点。②掌握栓剂的制备方法,和置换价的计算。③熟悉栓剂基质的分类及其特点。④熟悉影响栓剂中药物吸收的因素。⑤了解栓剂的质量评价及包装与贮存。

教学内容精要

(一)概述

药物与适宜基质制成的具有一定形状的供人体腔道给药的固体制剂。栓剂在常温下为固体,塞入人体腔道后,在体温下迅速软化、熔融或溶解于分泌液中,逐渐释放药物,从而产生局部或全身的作用。

常用栓剂的种类有:肛门栓(直肠栓),多为圆锥形、圆柱形、鱼雷型,可发挥局部作用,也可发挥全身作用。阴道栓,多为球形、卵形、鸭舌形,主要发挥局部作用。尿道栓,一般为棒状。除普通栓剂外,根据释药速率不同,有快速释药的栓剂如中空栓和持续释药的缓释栓之分。

栓剂的质量要求:①药物与基质应混合均匀,外形应完整光滑。②塞入腔道后应无刺激性,应能融化、软化或溶解,逐步释放出药物,发挥局部或全身的作用。③应有适宜的硬度,以便于包装与贮存。

栓剂的作用与吸收:

1)局部作用 通便、止痛、止痒、抗菌消炎等。

2)全身作用 药物经直肠吸收的途径主要有三种:①门肝系统(栓剂塞入距肛门6 cm处),药物经过上直肠静脉进入门静脉,经过肝脏代谢后,运行全身;②非门肝系统(栓剂塞入距肛门2 cm处时,大部分药物仅以此途径吸收),药物通过中、下直肠静脉和肛管静脉,绕过肝脏,从下腔静脉直接进入血液体循环,作用全身;③淋巴系统,药物经过直肠黏膜进入淋巴系统,作用全身。

发挥全身作用栓剂的特点:①药物避免被胃肠道pH或酶破坏;②避免了药物对胃肠道的刺激;③可减少药物肝脏的首过效应;④直肠吸收比口服干扰因素少;⑤对不能吞服的患者,栓剂给药较方便;⑥栓剂的作用时间比一般口服片剂长。

(二)栓剂基质

1. 栓剂基质的基本要求

(1)熔点适宜,即室温时具有适宜的硬度与韧性;而在体温下易软化、熔化或溶解。

(2)具有润湿或乳化的能力,水值较高,即能容纳较多的水。

(3)油脂性基质的酸值应在0.2以下,皂化价应在200~245,碘价低于7,熔点与凝固点的间距较小。

(4)适用于热熔法和冷压法制备栓剂,且易于脱模。

(5)性质稳定,不易生霉变质。

(6)与药物混合后不起反应,亦不妨碍药物的作用与含量测定,其释放速度符合治疗要求。
(7)对黏膜无刺激性、无毒性、无过敏性。

2. 油脂性基质
(1)可可豆脂 是较好的栓剂基质,熔点为30~35℃。可可豆脂吸水量少,加表面活性剂可大大增加其吸水量。
(2)半合成脂肪酸甘油酯 具有适宜的熔点,可取代天然油脂,常用半合成椰油酯、半合成山苍子油酯、半合成棕榈油酯、硬脂酸丙二醇酯等。

3. 水溶性基质
(1)甘油明胶 是用明胶、甘油和水制成,通常水:明胶:甘油配比为10:20:70。多用作阴道栓剂基质。故药物作用缓和而持久。需加抑菌剂。
(2)聚乙二醇类(polyethylene glycols,PEG) 将不同分子量的PEG以一定的比例加热融合,可制得理想的基质。聚乙二醇类遇体温不熔化但能缓慢溶于体液中,能释放水溶性药物,亦能释放油溶性药物。本品对黏膜有一定刺激性,加入20%以上的水可减少其刺激性。
(3)吐温61 熔点为35~39℃,可单独使用或与其他基质混合使用。
(4)泊洛沙姆(poloxamer,商品名 pluronic) 以188型较常用。
(5)聚氧乙烯(40)单硬脂酸酯类 商品代号为"S-40",熔点为39~45℃。本品还可与PEG合用,制得性质较稳定,融变、释放均较好的栓剂。

4. 附加剂
(1)硬化剂 若制得的栓剂过软,可加入适量的白蜡或硬脂酸等调节。
(2)增稠剂 常用的有:氢化蓖麻油、单硬脂酸甘油酯、硬脂酸铝等。
(3)乳化剂 当栓剂处方中含有与基质不能相混合的液相,可加适量的乳化剂。
(4)吸收促进剂 可用表面活性剂、月桂氮䓬酮(azone)等。
(5)抗氧剂 易氧化药物应加入抗氧剂,如没食子酸酯类、叔丁基对甲酚(BHT)、叔丁基羟基茴香醚(BHA)等。
(6)防腐剂 含有植物浸膏或水性溶液时,可使用防腐剂。
(7)着色剂

(三)影响栓剂中药物吸收的因素

(1)生理因素 用药部位距肛门2cm为宜,可避免首过效应,有利于吸收。一般直肠液的pH约为7.4,无缓冲能力,药物进入直肠后的pH值由溶解的药物决定。同时,无粪便、保留时间长,有利于吸收。
(2)药物的理化性质
1)溶解度:增加药物溶解度可增加药物吸收。
2)粒径:粒子愈小,愈易溶解,吸收愈快。
3)脂溶性与解离度:脂溶性好、不解离的药物吸收好。
(3)基质与附加剂的作用 栓剂中药物吸收的限速过程是基质中药物释放到体液中的速度,当基质的溶解特性与药物相反时,有利于药物的释放与吸收。

(四)栓剂的制备

1. 制备方法
油溶性药物可直接混入基质使之溶解;不溶于油脂而溶于水的药物,可加少量的水制成浓溶液;不溶性药物可先制成粉末,再与基质混合均匀。
(1)冷压法

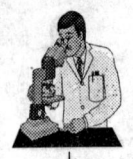

(2)热熔法 此法应用最广泛。将计算量的基质锉末在水浴上加热熔化(勿使温度过高),然后按药物性质以不同方式加入药物,使药物均匀分散于基质中,然后倾入冷却并涂有润滑剂的栓模中至稍有溢出模口为止,放冷,至完全凝固后,用刀削去溢出部分,开启模具推出栓剂,晾干,包装即得。此法制备时应注意,为避免过热,一般在基质熔化达2/3时即应停止加热,适当搅拌。熔融的混合物在注模时应迅速,并一次注完,以免发生液层凝固。

油脂性基质制栓可采用任何一种方法,水溶性基质多采用热熔法。

例1 吡罗昔康栓

处方:吡罗昔康　　　10 g
　　　S-40　　　　　500 g　　共制成1 000枚

制法:取S-40于水浴上熔化,吡罗昔康研细后加入上述熔化的基质中研匀,保温灌模即得。

例2 鞣酸肛门栓

处方:鞣酸　　　　20 g
　　　可可豆脂　　适量　　共制成100枚

制法:根据鞣酸的置换价1.6,计算所需的可可豆脂量为187.5 g。将可可豆脂置于适宜的容器中,在水浴上缓缓加热使之熔化,将过筛后的鞣酸细粉加入基质中,混匀,倾入模中,冷凝后,取出即得。

例3 洗必泰栓

处方:醋酸洗必泰　　　20 g
　　　甘油明胶基质　　适量　　共制成1 000枚

制法:取基质在水浴上加热熔化,加入洗必泰细粉,搅匀,注入鸭舌形阴道栓模中,冷却后脱模,即得。

2. 栓剂的置换价

置换价(displacement value, DV)是指药物的重量与同体积基质的重量之比。

置换价的计算公式:

$$DV = \frac{W}{G-(M-W)} \tag{12-1}$$

式中:G为纯基质栓的平均重量,M为含药栓的平均重量,W为每粒含药栓的平均含药量。用测定的置换价可以方便地计算该种栓剂所需基质的重量(X):

$$X = \left(G - \frac{W}{DV}\right) \times n \tag{12-2}$$

式中:n表示拟制备栓剂的枚数。

(五)栓剂的质量评价及包装与贮存

(1)重量差异 取栓剂10粒,精密称出总重量,求得平均粒重后,再分别精密称出各粒的重量。每粒重量与平均粒重相比较,超出重量差异的药粒不得多于1粒,并不得超出限度1倍。栓剂重量差异限度如表12-1。凡规定检查含量均匀度的栓剂,可不进行重量差异检查。

表12-1 栓剂重量差异限度表

平均重量	重量差异限度
≤1.0 g	±10%
1.0~3.0 g	±7.5%
>3.0 g	±5.0%

(2)融变时限 取栓剂3粒,在室温放置1小时后,依法检查,除另有规定外,油脂性基质的栓剂

3粒均应在30分钟内全部融化、软化或触压时无硬心;水溶性基质的栓剂3粒在60分钟内全部溶解,如有1粒不合格,应另取3粒复试,均应符合规定。缓释栓剂应进行释放度检查,不再进行融变时限检查。

(3)药物溶出度与吸收试验 体外溶出速率试验常用方法是将待测栓剂置于透析管的滤纸筒中或适宜的微孔滤膜中,并将其放入盛有介质并附有搅拌器的容器中,于37℃每隔一定时间取样测定,每次取样后应补充同体积的溶出介质,求出介质中的药物量,作为在一定条件下基质中药物溶出速度的参考指标。体内吸收试验可用家兔或狗等动物进行试验,描绘血药浓度-时间曲线或尿中药量-时间曲线,计算药动学参数。

(4)稳定性和刺激性试验 稳定性试验是将栓剂置于室温25℃和4℃贮存,定期检查外观变化和软化点,以及主药含量等。刺激性试验一般是将栓剂的粉末施于家兔眼黏膜或纳入动物的直肠、阴道,观察有无异常反应。

此外,还应进行外观检查、微生物限度检查。

栓剂常用蜡纸、锡纸或塑料包裹后置于盒内。栓剂之间要有间隔,不得互相接触。一般栓剂应贮存于30℃以下。油脂性基质的栓剂最好在冰箱中保存,甘油明胶类水溶性基质的栓剂应密闭、低温贮存,以免吸湿、变形、变质等。

习题

(一)名词解释

1.栓剂 2.置换价

(二)选择题

单项选择题

1.栓剂在常温下为
A.固体   B.液体   C.半固体   D.气体   E.无定形

2.某栓剂每粒含药物0.2 g,可可豆脂空白栓重2 g,已知药物的DV=1.6,则每粒含药栓需可可豆脂为
A.1.975 g   B. 1.687 g   C. 1.715 g   D. 1.800 g   E. 1.875 g

3.对于水溶性基质的栓剂规定融变时限为
A.6粒应在30分钟内融变   B.无数量要求,时限为30分钟   C.3粒均应在60分钟内融变
D.3粒应在30分钟内融变   E.6粒均应在30分钟内融变

4.下列哪种方法属于栓剂的制备方法
A.干法制粒   B.乳化法   C.热熔法   D.研和法   E.喷雾干燥法

5.要制备起全身作用的栓剂,以下说法正确的是
A.水溶性药物选择脂溶性基质   B.脂溶性药物选择脂溶性基质
C.脂溶性药物选择中性基质   D.水溶性药物选择水溶性基质
E.药物与基质无关

6.以下不可作为栓剂基质的是
A.可可豆脂   B.凡士林   C.甘油明胶   D.泊洛沙姆   E. PEG

7.下列哪个可作起全身作用的油溶性药物栓剂的基质
A.聚氧乙烯   B.泊洛沙姆   C.可可豆脂   D.聚乙二醇   E.瓜耳胶

8.下列关于局部作用栓剂的叙述正确的为

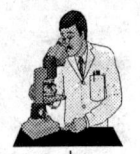

A.熔化速度应较快 C.需加入吸收促进剂 C.应具有缓慢持久作用 D.脂溶性药物应选择水性基质

9.以下有关栓剂置换价的正确表述为
A.同体积不同基质的重量比值   B.同体积不同主药的重量比值
C.主药重量与基质重量比值   D.药物体积与同体积栓剂基质重量比值
E.药物的重量与同体积栓剂基质重量比值

10.要使栓剂中的药物吸收后起作用,应将栓剂塞入距肛门口
A. 2 cm   B. 3 cm   C. 5 cm   D. 2.5 cm   E. 3.5 cm

11.有关热熔法制备栓剂的操作错误是
A.主药可溶解、乳化或混悬在基质中 B.应先将基质熔化,温度不宜过高 C.药物与基质的混合物应分次注入模内 D.注模时混合物的温度在40℃左右为好 E.应在栓剂完全凝固后才可开启栓模

12.下列有关栓剂的叙述正确的是
A.应做崩解时限检查 B.栓剂使用时塞得深,生物利用度好 C.局部作用的栓剂应选择释药慢的基质 D.常用的制法是研磨法 E.栓剂刺激胃肠黏膜

13.甘油明胶栓剂中水:明胶:甘油的配比应该是
A.10:30:60   B.25:25:50   C.20:20:60   D.20:30:50   E.10:20:70

14.下列关于全身作用的栓剂的叙述错误的是
A.全身作用栓剂要求迅速释放药物 B.药物的溶解度对直肠吸收有影响 C.全身作用的肛门栓剂用药的最佳部位应距肛门约2 cm D.水溶性药物应选择脂溶性基质,有利于药物的释放 E.水溶性药物应选择水溶性基质,有利于药物的释放

15.以下吐温类表面活性剂中,可作为栓剂基质的是
A.吐温80   B.吐温85   C.吐温60   D.吐温61   E.吐温65

16.对于油脂性基质的栓剂规定融变时限为
A.10粒应在10分钟内融变   B.10粒应在10分钟内融变   C.无数量要求,时为60分钟
D.3粒应在30分钟内融变   E.3粒应在30分钟内融变

配伍选择题(备选答案在前,试题在后;每组均对应同一组备选答案,每题只有一个正确答案;每个备选答案可重复选用,也可不选用。)

A. 凡士林   B.可可豆脂   C. PVA   D.甘油明胶
E. 8份黄凡士林、1份羊毛脂、1份液体石蜡

1.油脂性栓剂基质   2.水溶性栓剂基质
3.成膜材料   4.眼膏基质   5.软膏基质

A. ±6.5%   B. ±5%   C. ±10%   D. ±8%   E. ±7.5%

6.平均粒重≤1 g栓剂的重量差异限度
7.平均粒重>3.0 g栓剂的重量差异限度
8.平均粒重1.0~3.0 g栓剂的重量差异限度

A.油溶性软膏基质   B.乳膏基质   C.水溶性栓剂基质
D.油脂性栓剂基质   E.水溶性软膏基质

9.羊毛脂吸水后可形成   10.羊毛脂为
11.凡士林为   12.甘油明胶为   13.可可豆脂为

多项选择题

1.下列关于栓剂的说法正确的是
A.完全避免了药物的首过效应   B.特别适合于小儿及老人患者

C.直肠吸收比口服干扰因素少　　　　D.不宜口服的药物可以制成栓剂
E.栓剂根据应用部位可分为肛门栓和阴道栓

2.下列关于甘油明胶基质的叙述正确的是
　A.常用作阴道栓基质　　B.常用作肛门栓基质　　C.水∶明胶∶甘油为10∶20∶70
　D.体温下不熔化　　　E.甘油与水的含量越高,释药越慢

3.下列哪些属于栓剂常用的基质
　A.可可豆脂　　B.硬脂酸丙二醇酯　　C.甘油明胶　　D.阿拉伯胶　　E.乙二胺

4.下列关于栓剂叙述正确的是
　A.置入肛门2cm处有利于药物避免首过作用　　B.油水分配系数的大小与药物吸收有密切关系
C.粪便的存在与否对药物的吸收没有影响　　D.在油脂性基质的栓剂中加入HLB值大于11的表面
活性剂有利于药物的吸收　　E.处方中加入表面活性剂不利于药物的吸收

5.栓剂的制备方法有
　A.乳化法　　B.研和法　　C.熔和法　　D.冷压法　　E.热熔法

6.栓剂的质量要求有
　A.药物与基质应混合均匀　　B.有适宜的硬度　　C.外形应完整光滑,无刺激性
　D.塞入腔道后,应能融化、软化和溶解　　E.无菌,无热源,等渗

7.栓剂的特点是
　A.使用方便　　B.避免药物对胃黏膜刺激　　C.药物不受胃肠pH或酶的破坏
　D.适用于不愿口服给药的患者　　E.可避免药物的肝脏代谢

8.影响栓剂直肠吸收的因素有
　A.插入直肠的深度　　B.表面活性剂的影响　　C.粪便的存在　　D.药物性质　　E.基质性质

9.以下属于栓剂油脂性基质的是
　A.可可豆脂　　B.液体石蜡　　C.棕榈酸酯　　D.椰油酯　　E.凡士林

10.以下有关栓剂的叙述正确的是
　A.栓剂在常温下为固体,塞入腔道后应迅速软化、融化或溶化　　B.栓剂的制备方法有冷压法、
热熔法和乳化法　　C.栓剂直肠给药,可减少肝脏的首过效应　　D.可可豆脂可与多数药物配伍使用
E.可可豆脂制备栓剂时,需用液体石蜡作脱模剂

11.可用于制备栓剂的脱模剂有
　A.液体石蜡　　B.聚乙二醇　　C.肥皂∶甘油∶95%乙醇(1∶1∶5)　　D.水　　E.乙醇

12.以下属于水溶性栓剂基质的是
　A.泊洛沙姆　　B.可可豆脂　　C.甘油明胶　　D.半合成脂肪酸酯　　E.聚乙二醇

13.下列关于栓剂中药物吸收的叙述错误的是
　A.直肠黏膜的pH值影响药物吸收速度　　B.pKa大于10的碱性药物吸收快　　C.直肠粪便存在有利于药物吸收　　D.不解离的药物易吸收　　E.药物的吸收与其塞入直肠的深度无关

14.栓剂应进行的质量检查项目是
　A.水分　　B.装量差异　　C.均匀度　　D.融变时限　　E.重量差异

15.药典规定栓剂融变时限为
　A.水溶性基质3粒栓剂应在60分钟内全部溶解　　B.水溶性基质6粒栓剂均应在30分钟内全部溶解　　C.油脂性基质3粒栓剂均应在30分钟内全部熔化、软化或触压时无硬芯　　D.油脂性基质3粒栓剂应在30分钟内全部熔化、软化或触压时无硬芯　　E.水溶性基质3粒栓剂应在60分钟内全部溶解

16.在药剂中,PEG类可用作
　A.肠溶衣材料　　B.栓剂基质　　C.软膏基质　　D.薄膜衣材料　　E.滴丸剂基质

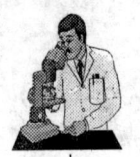

(三)填空题

1. 栓剂的基质可分为_____和_____两种。
2. 栓剂的制备方法主要有_____、_____。
3. 栓剂按其作用可分为两种:一种是发挥_____作用,一种发挥_____作用。
4. 栓剂中药物经直肠吸收的途径主要有_____、_____、_____。
5. 药物制成栓剂给药后,不受胃肠道_____或_____的破坏。
6. 局部作用的栓剂应选择融化、释药_____的基质;全身作用的栓剂应选择释药_____的基质。
7. 栓剂系指_____与适宜_____制成供_____给药的制剂。

(四)是非题

1. 栓剂和软膏都是半固体外用制剂。( )
2. 栓剂只能起局部治疗作用。( )
3. 栓剂通过直肠吸收,全部的药物都可避免肝首过效应。( )

(五)问答题

1. 栓剂的一般质量要求是什么?
2. 栓剂中药物的吸收途径有哪些,影响栓剂直肠吸收的因素有哪些?
3. 理想的栓剂基质应符合哪些要求?
4. 栓剂作全身治疗应用与口服制剂相比较有何特点?
5. 热熔法制备栓剂的注意事项有哪些?

(六)处方分析与制备

1. 呋喃西林栓

处方:呋喃西林粉　　1 g　　　　50%乙醇　　50 ml　　维生素A　20万u
　　　羟苯乙酯　　　0.5 g　　　聚山梨酯80　10 ml　　维生素E　10 g
　　　甘油明胶　　　加至1 000 g　　　共制成240粒

2. 阿司匹林栓

处方:阿司匹林　　　1.0 g
　　　酒石酸　　　　适量
　　　半合成脂肪酸酯　适量　共制成10枚

习题答案及要点

(一)名词解释

1. 栓剂:药物与适宜基质制成的具有一定形状的供人体腔道给药的固体制剂。
2. 置换价:是药物的重量与同体积基质的重量之比。

(二)选择题

单项选择题　1.A　2.E　3.C　4.C　5.A　6.B　7.C　8.C　9.E　10.A　11.C　12.C　13.E　14.E　15.D　16.E

配伍选择题 1.B 2.D 3.C 4.E 5.A 6.C 7.B 8.E 9.B 10.A 11.A 12.C 13.D

多项选择题 1.BCD 2.ACD 3.ABC 4.ABD 5.DE 6.ABCD 7.BCDE 8.ABCDE 9.ACD 10.ACD 11.AC 12.ACE 13.BCE 14.DE 15.CE 16.BCDE

(三)填空题

1.油脂性基质;水溶性基质 2.冷压法 热熔法 3.局部;全身 4.门肝系统;非门肝系统;淋巴系统 5.pH;酶 6.慢;快 7.药物;基质;人体腔道

(四)是非题

1.×(栓剂为药物与适宜基质制成的具有一定形状的供人体腔道给药的固体制剂) 2.×(栓剂可起局部作用和全身的作用) 3.×(栓剂通过直肠吸收,通过门肝系统吸收的药物不能避免肝首过效应)

(五)问答题

1.栓剂的一般质量要求有:①药物与基质应混合均匀,外形应完整光滑。②塞入腔道后应无刺激性,应能融化、软化或溶解,逐步释放出药物,发挥局部或全身的作用。③应有适宜的硬度,以便于包装与贮存。

2.栓剂中药物的吸收途径为:①门肝系统(栓剂塞入距肛门 6 cm 处),药物向直肠黏膜扩散,经过上直肠静脉进入门静脉,经过肝脏代谢后,运行全身;②非门肝系统(栓剂塞入距肛门 2 cm 处时,大部分药物仅以此途径吸收),药物通过中、下直肠静脉和肛管静脉,绕过肝脏,从下腔静脉直接进入血液体循环,作用全身;③淋巴系统,药物经过直肠黏膜进入淋巴系统,作用全身。

影响栓剂直肠吸收的因素主要如下。

1)生理因素:用药部位距肛门 2 cm 为宜,可避免首过效应,有利于吸收。直肠内的 pH 值对药物吸收起重要作用,一般直肠液的 pH 约为 7.4,无缓冲能力,药物进入直肠后的 pH 值由溶解的药物决定,通常有机弱酸、弱碱比强酸、强碱、强电解质更容易吸收。同时,无粪便、保留时间长,有利于吸收。

2)药物的理化性质:①溶解度,增加药物溶解度可增加药物吸收。②粒径,粒子愈小,愈易溶解,吸收愈快。混悬型栓剂中药物宜微粉化。③脂溶性与解离度,直肠黏膜属类脂屏障,脂溶性好、不解离的药物吸收好。

3)基质与附加剂的作用:栓剂中药物吸收的限速过程是基质中药物释放到体液中的速度,而不是药物在体液中的溶解度。当基质的溶解特性与药物相反时,有利于药物的释放与吸收。可加入适宜的表面活性剂,促进药物的释放与吸收。

3.理想栓剂基质应符合:① 熔点适宜,即室温时具有适宜的硬度与韧性;而在体温下易软化、熔化或溶解。② 具有润湿或乳化的能力,水值较高,即能容纳较多的水。③油脂性基质的酸值应在 0.2 以下,皂化价应在 200~245,碘价低于 7,熔点与凝固点的间距较小。④适用于热熔法和冷压法制备栓剂,且易于脱模。⑤性质稳定,不易生霉变质。⑥与药物混合后不起反应,亦不妨碍药物的作用与含量测定,其释放速度符合治疗要求。⑦对黏膜无刺激性、无毒性、无过敏性。

4.栓剂作全身治疗应用与口服制剂相比较的特点:①药物不受胃肠 pH 或酶的破坏而失去活性;②对胃有刺激性的药物可用直肠给药;③药物制成栓剂给药,其中占总药量一半以上的药物不通过肝脏直接进入体循环,可避免肝脏的首过效应,又可减少药物对肝脏的毒副作用;④对不能口服或不愿吞服给药的患者用此法给药较为方便。

5.热熔法制备栓剂的注意事项有:①加热应采用水浴或蒸汽浴以免局部过热;②温度不宜过高;③加热时间不宜太长,有 2/3 量基质熔融时即可停止加热;④药物与基质的混合物灌注温度在

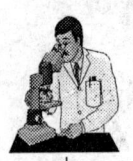

40℃左右为好,以免不溶性药物因相对密度不同在模孔内沉降;⑤一次性倾入经冷却并涂有润滑剂的模具中,至稍微溢出模口;⑥待完全凝固后,用刀削去溢出部分,开启模具推出栓剂,晾干,包装即得。

(六)处方分析与制备

1.

处方分析:呋喃西林粉　　　　主药
　　　　50%乙醇　　　　　　溶剂
　　　　维生素A、维生素E　　抗氧剂
　　　　聚山梨酯80　　　　　乳化剂
　　　　羟苯乙酯　　　　　　防腐剂
　　　　甘油明胶　　　　　　水溶性基质

制法:取呋喃西林粉加乙醇煮沸溶解,加入羟苯乙酯搅拌溶解,再加适量甘油搅匀,缓缓加入甘油明胶基质中,保温待用。另取维生素A、维生素E混合后加入聚山梨酯80,搅拌均匀后,缓缓搅拌下加至上述保温基质中,充分搅拌,保温55℃,灌模,每枚重4克。

2.

处方分析:阿司匹林　　　　　主药
　　　　酒石酸　　　　　　　稳定剂(防止阿司匹林水解)
　　　　半合成脂肪酸酯　　　油脂性基质

制法:取阿司匹林粉碎,置于研钵中,加入酒石酸,倒入少量的熔融基质,研匀后加入其余熔融的基质,混匀,注入栓模中,冷却后,脱模即得。

(杨　帆)

第十三章

气雾剂、粉雾剂与喷雾剂

教学大纲要求

①掌握气雾剂的概念、分类、特点。②掌握药物在肺部吸收的特点。③掌握气雾剂的组成与制备方法。④熟悉粉雾剂的概念与特点。⑤了解喷雾剂的概念。

教学内容精要

(一)概述

气雾剂(aerosol)、粉雾剂和喷雾剂系药物以特殊装置给药,经呼吸道、腔道、黏膜或皮肤等发挥全身或局部作用的一类制剂。该类制剂的用药途径分为吸入、非吸入和外用。吸入气雾剂、吸入粉雾剂和吸入喷雾剂可以单剂量或多剂量给药。该类制剂应对皮肤、呼吸道与腔道黏膜和纤毛无刺激性、无毒性。

气雾剂系指含药溶液、乳液或混悬液与适宜的抛射剂共同装封于具有特制阀门系统的耐压容器中,使用时借助抛射剂的压力将内容物呈雾状物喷出,用于肺部吸入或直接喷至腔道黏膜、皮肤及空间消毒的制剂。按医学用途可分为呼吸道吸入用气雾剂、皮肤和黏膜用气雾剂以及空间消毒用气雾剂。按分散系统可分为溶液型、混悬型以及乳剂型。按处方组成可分为二相气雾剂和三相气雾剂。按给药定量与否,气雾剂还可分为定量气雾剂和非定量气雾剂。

气雾剂的特点:①可直达作用(或吸收)部位,速效定位作用明显优于其他剂型;②药物装于密封容器中,提高了药物的稳定性;③使用方便,可避免胃肠道的副作用,防止药物在胃肠道内被破坏,避免药物的首过效应;④可以用定量阀门准确控制剂量;⑤使用时对创面的机械刺激小。但是气雾剂成本高;抛射剂多次使用于受伤皮肤上可引起不适与刺激;抛射剂毒性虽小,但吸入对心脏病患者不适宜。

(二)呼吸系统对药物的吸收

吸入气雾剂主要通过肺部吸收,药物到达肺泡囊后可被迅速吸收,发挥局部或全身治疗作用。

影响药物在呼吸道分布的因素:①呼吸道的气流。②微粒的大小,吸入气雾剂的微粒大小在 0.5~5 μm 范围内最适宜。《中国药典》规定吸入气雾剂的雾粒或药物微粒细度应控制在 10 μm 以下,大多数应为 5 μm 以下。③药物的性质,药物最好能溶解于呼吸道的分泌液中,否则对呼吸道有刺激性。药物的油水分配系数越大,越易被吸收;分子量小易通过肺泡囊表面细胞壁的小孔被吸收。若药物吸湿性大,将妨碍药物进入深部。

(三)气雾剂的组成

1. 抛射剂

抛射剂是气雾剂的喷射动力来源,可兼作药物的溶剂或稀释剂。抛射剂多为液化气体,在常压下沸点低于室温,蒸气压高。理想的抛射剂在常温下的蒸气压应大于大气压;应无毒、无致敏反应和刺

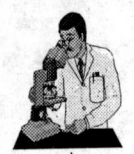

激性;应无色、无嗅、无味;应性质稳定,不易燃易爆,不与药物、容器发生相互作用;价廉易得。

抛射剂可分为液化气体和压缩气体两类,液化气体包括氟碳化合物和碳氢化合物。

(1)氟碳化合物 是药用气雾剂中使用最广的一类抛射剂。例如氟氯烷烃类(氟里昂,freon),具有比大气压高的蒸气压,沸点低,毒性小,性质稳定,不易燃,但破坏大气中臭氧层。常见的有三氯一氟甲烷(CCl_3F,F_{11})、二氯二氟甲烷(CCl_2F_2,F_{12})、二氯四氟乙烷($CClF_2CClF_2$,F_{114})。氟氯烷烃类在有碱性或金属存在时不稳定。

(2)碳氢化合物 主要品种有丙烷、异丁烷和正丁烷。

(3)压缩气体 如二氧化碳或氮气等,压缩气体常用于喷雾剂。

抛射剂的用量及其蒸气压,决定气雾剂的喷射能力(喷射力及持续时间)的强弱,可直接影响雾粒的大小、干湿及泡沫状态。吸入气雾剂要求雾滴细,故需要喷射能力强的抛射剂。皮肤用气雾剂喷射能力可稍弱。

2. 耐压容器

气雾剂的容器必须不与药物和抛射剂起作用,且耐压、轻便、价廉等。耐压容器常用金属容器和玻璃容器。

3. 药物与附加剂

液体药物、固体药物都可制成气雾剂,药物涉及呼吸道系统、心血管系统、烧伤及解痉等用药,近年来还有多肽类药物。通常可加入附加剂,包括潜溶剂、乳化剂、抗氧剂、稳定剂等。

4. 阀门系统

定量吸入气雾剂阀门系统主要由以下部件组成:①封帽;②推动钮,用于开启和关闭阀门;③阀杆,上端有内孔和膨胀腔,下端有一段细槽或缺口供药液进入定量室;④定量室,亦称定量小杯,起定量喷雾的作用;⑤橡胶封圈;⑥弹簧;⑦浸入管,若不用浸入管,则在使用时应将容器倒置。

(四)气雾剂的制备与质量检查

1. 气雾剂的处方设计

气雾剂的处方应根据临床用药的方式,结合药物的理化性质和工艺要求来设计。

(1)溶液型气雾剂 药物应溶于抛射剂中,但多数药物需要加恰当比例的潜溶剂。

例1 盐酸异丙肾上腺素气雾剂

处方:盐酸异丙肾上腺素   2.5 g   维生素C   1.0 g
     乙醇   296.5 g   二氯二氟甲烷   适量
     共制成   1 000g

制法:将药物溶于乙醇制成溶液,分装于气雾剂的耐压容器中,安装阀门,轧紧封帽,充装抛射剂二氯二氟甲烷,即得。

注:盐酸异丙肾上腺素易氧化,处方中加入维生素C作抗氧剂。

(2)混悬型气雾剂 常用于吸入治疗。化学稳定性比溶液型好,不溶性药物可采用。混悬型气雾剂的处方设计要求如下:①药物粒径应在 5 μm 以下,不得超过 10 μm;②水分含量应在 300 ppm 以下,通常控制在 50 ppm 以下;③选用的抛射剂应不溶解药物或选溶解度最小的药物衍生物;④调节抛射剂和(或)混悬固体的密度,尽量使二者相等。

例2 利福平气雾剂

处方:利福平(微粉)   1 g.   司盘85   0.28 g
     油酸乙酯   0.28 g F_{11} 3.5 g
     F_{12} 7.0 g F_{114} 3.5 g

制法:将利福平与司盘85、油酸乙酯研成糊状,分装于气雾剂的耐压容器中,安装阀门,轧紧封帽,充装混合抛射剂,即得。

注:司盘85与油酸乙酯作为分散剂。若单用司盘85药液黏度大、流动性差,可阻塞阀门而影响喷雾。

(3)乳剂型气雾剂 通常采用混合抛射剂,喷出孔直径应较大。抛射剂的用量高时可形成黏稠的弹性泡沫,用量低时可形成湿润柔软的泡沫。

例3 滴霉净气雾剂

处方:大蒜素　　　　　10 ml　　　十二烷基硫酸钠　20 g
　　　甘油　　　　　　250 ml　　　油酸山梨坦　　　35 g
　　　聚山梨酯80　　　30 g　　　蒸馏水　加至 1 400 ml
　　　二氯二氟甲烷　　适量　　　共制成　　　　　175 瓶

制法:将药物与乳化剂混匀,加水至 1 400 ml,分装于耐压容器中,安装阀门,每瓶填充二氯二氟甲烷 5.5 g,即得。

注:本品为 O/W 型泡沫气雾剂,油酸山梨坦、聚山梨酯80、十二烷基硫酸钠为乳化剂,甘油作为泡沫稳定剂。

2. 气雾剂的制备工艺

气雾剂应在避菌环境下配制,各种用具、容器等须用适宜的方法清洁、灭菌,在整个操作过程中应注意防止微生物的污染。

(1)容器与阀门系统的处理与装配

容器的处理:洗净烘干玻璃瓶、预热至 120～130 ℃,趁热浸入搪塑液中,使瓶颈以下黏附一层浆液,倒置,在 150～170 ℃烘干约 15 分钟。

阀门的各种零件的处理:橡胶制品、塑料及尼龙零件可在 95%乙醇中浸泡,烘干。不锈钢弹簧在 1%～3%碱溶液中煮沸 10～30 分钟,用水洗至无油腻为止,蒸馏水冲洗,甩去水,浸在 95%乙醇中,烘干。

阀门的装配:定量杯与橡胶垫圈套合,阀门杆装上弹簧与橡胶垫圈及封帽等按阀门结构装配。

(2)药物的配制和分装 溶液型气雾剂应制成澄清溶液;混悬型气雾剂应将药物微粉化,并严格防止药物微粉吸附水蒸气;乳剂型气雾剂应制成稳定的乳剂。

(3)抛射剂的填充

1)压灌法:先将配好的药液在室温下灌入容器内,再将阀门装上,轧紧封帽,先抽去容器内空气,然后通过压装机压入一定量抛射剂。压入法的设备简单,不需要低温操作,抛射剂损耗较少,但使用过程中压力的变化幅度较大。

2)冷灌法:先将冷却的药液灌入容器中,随后加入已冷却的抛射剂(也可两者同时灌入),立即将阀门装上并轧紧,须迅速操作,以减少抛射剂损失。冷灌法速度快,成品压力较稳定,但抛射剂损失较多。

3. 气雾剂的质量检查

《中国药典》要求气雾剂应进行泄漏和爆破检查,雾滴(粒)分布检查以及微生物限度检查;非定量气雾剂应检查喷出总量、喷射速率;定量气雾剂应检测每瓶的装量、主药含量、总揿次、每揿主药含量;用于烧伤、严重损伤或溃疡的气雾剂应进行无菌检查。

(1)泄漏率 取供试品12瓶,用乙醇将表面清洗干净,室温垂直放置24小时,分别精密称重(w_1),再在室温放置72小时(精确至30分钟),分别精密称重(w_2),置4～20℃冷却后,迅速在铝盖上钻一小孔,放置至室温,待抛射剂完全气化挥尽后,将瓶与阀分离,用乙醇洗净,干燥,分别精密称重(w_3),按下式计算每瓶年泄漏率。平均年泄漏率应小于 3.5%,并不得有 1 瓶大于 5%。

$$年泄漏率 = 365 \times 2472 \times (w_1 - w_2)/(w_1 - w_3) \times 100\%$$

(2)雾滴(粒)分布 除另有规定外,吸入气雾剂应检查雾滴(粒)大小分布。照《中国药典》"吸入气雾剂雾滴(粒)分布测定法"检查,雾滴(粒)药物量应不少于每揿主药含量标示量的 15%。

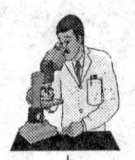

(3) 每瓶总揿次 取供试品4瓶,分别除去帽盖,精密称重(w_1),充分振摇,在通风橱内,向已加入适量吸收液的容器内喷射最初10喷,用溶剂洗净套口,充分干燥后,精密称重(w_2);振摇后向上述容器内连续喷射10次,用溶剂洗净套口,充分干燥后,精密称重(w_3);在铝盖上钻一小孔,待抛射剂完全气化挥尽后,弃去药液,用溶剂洗净供试品容器,充分干燥后,精密称重(w_4),按下式计算每瓶总揿次,均应不少于每瓶标示总揿次。

$$总揿次 = 10 \times (w_1 - w_4)/(w_2 - w_3)$$

(4) 每瓶主药含量 取供试品1瓶,充分振摇,除去帽盖,试喷5次,用溶剂洗净套口,充分干燥后,倒置于已加入一定量吸收液的适宜烧杯中,将套口浸吸收液面下(至少25 mm),喷射10次或20次(注意每次喷射间隔5秒并缓缓振摇),取出供试品,用吸收液洗净套口内外,合并吸收液,转移至适宜量瓶中并稀释至刻度后,按各品种含量测定项下的方法测定,所得结果除以10或20,即为平均每揿主药含量。每揿主药含量应为每揿主药含量标示量的80%~120%。

(5) 喷射速率 取供试品4瓶,除去帽盖,分别喷射数秒后,擦净,精密称定,将其浸入恒温水浴(25℃±1℃)中半小时,取出,擦干,除另有规定外,连续喷射5秒钟,擦净,分别精密称重,然后放入恒温水浴(25℃±1℃)中,按上法重复操作3次,计算每瓶的平均喷射速率(g/s),均应符合各品种项下的规定。

(6) 喷出总量 取供试品4瓶,除去帽盖,精密称定,在通风橱内,分别连续喷射于1 000 ml或2 000 ml锥形瓶中,直至喷尽为止,擦净,分别精密称定,每瓶喷出量均不得少于标示装量的85%。

(五) 粉雾剂

粉雾剂按用途可分为吸入粉雾剂、非吸入粉雾剂和外用粉雾剂。吸入粉雾剂(aerosol micropowders for inspiration),又称干粉吸入剂(dry powder inhale, DPI),系指微粉化药物或与载体以胶囊、泡囊或多剂量贮库形式,采用特制的干粉吸入装置,由患者主动吸入雾化药物至肺部的制剂。非吸入粉雾剂系指药物或与载体以胶囊或泡囊形式,采用特制的干粉给药装置,将雾化药物喷至腔道黏膜的制剂。外用粉雾剂系指药物或与适宜的附加剂罐装于特制的干粉给药器具中,使用时借助外力将药物喷至皮肤或黏膜的制剂。

吸入粉雾剂的优点有:①无需抛射剂,其动力系统为患者的吸气气流,可避免因抛射剂带来的不利影响;②无喷量限制;③不存在协同困难的问题。

理想的吸入粉雾剂应为:装置内应预装足够多的单剂量,便于使用;装量准确;在较低的压差下也能被患者吸入;剂量准确,无过剂量的危险;药物微粉不聚集,易雾化,对湿不敏感;计量装置可提示使用情况;体积不大,易于携带;价格合理。

吸入粉雾剂的处方中主要包括微粉药物及其载体辅料。药物粒子大小是制备吸入粉雾剂的关键。一般认为理想的药物粒径为 0.5~8 μm。在处方设计中,常加入粒度较大的载体物质,以改善粉末的流动性,使自动填充时剂量准确。载体为可溶性物质,如乳糖、木糖醇、葡聚糖、甘露醇等。

《中国药典》规定:粉雾剂应进行微生物限度检查。外用粉雾剂应符合散剂项下有关的各项规定;胶囊型或泡囊型粉雾剂应检查含量均匀度、装量差异(凡规定检查含量均匀度的粉雾剂,可不进行装量差异的检查)、排空率;多剂量贮库型吸入粉雾剂应检查每瓶总揿次、每吸主药含量检查;吸入粉雾剂应检查雾滴(粒)分布。

例4 色甘酸钠粉雾剂
处方:色甘酸钠 20 g   乳糖 20 g   制成1 000粒
制法:将色甘酸钠制成极细粉末,与乳糖混匀,分装于空心胶囊中,即得。

(六) 喷雾剂

喷雾剂(spray)系指含药物溶液、乳浊液或混悬液填充于特制的装置中,使用时借助手动泵的压力、高压气体、超声振动或其他方法将内容物呈雾状物释出,用于肺部吸入或直接喷至腔道黏膜、皮肤及空间消毒的制剂。按用药途径可分为吸入喷雾剂、非吸入喷雾剂及外用喷雾剂。按给药定量与否,喷雾剂还可分为定量喷雾剂和非定量喷雾剂。

喷雾剂根据需要可加入溶剂、助溶剂、抗氧剂、防腐剂、表面活性剂等附加剂。溶液型喷雾剂药液应澄清;乳液型喷雾剂液滴在液体介质中应分散均匀;混悬型喷雾剂应将药物细粉和附加剂充分混匀,制成稳定的混悬剂。吸入喷雾剂的雾滴(粒)大小应控制在 10 μm 以下,其中大多数应为 5 μm 以下。

《中国药典》规定喷雾剂应检查微生物限度;多剂量喷雾剂应检查每瓶总喷次、装量,单剂量喷雾剂应检查装量差异(凡规定检查含量均匀度的单剂量喷雾剂,不进行装量差异的检查);定量喷雾剂应检查每喷喷量、每喷主药含量(凡规定测定每喷主药含量的喷雾剂,不再进行每喷喷量的测定);吸入喷雾剂应检查雾滴(粒)分布;用于烧伤、严重损伤或溃疡的喷雾剂应作无菌检查。

习题

(一)名词解释

1.气雾剂 2.吸入粉雾剂 3.喷雾剂

(二)选择题

单项选择题

1.吸入气雾剂中的雾化粒子若要迅速吸收发挥全身作用,最好粒径小到
  A. $0.1 \sim 0.5$ μm   B. $0.5 \sim 5$ μm   C. $5 \sim 15$ μm   D. $15 \sim 25$ μm   E. $0.01 \sim 0.1$ μm

2.气雾剂中药物能否深入肺泡囊,主要取决于
  A.大气压   B.粒子的大小   C.抛射剂的量   D.药物的分子量   E.药物的脂溶性

3.定量吸入气雾剂的阀门系统中阀杆包括
  A.推动钮   B.橡胶封圈和弹簧   C.出药孔和膨胀室   D.定量室   E.浸入管

4.氟氯烷烃类抛射剂 F_{114} 是指
  A.二氯四氟乙烷   B.一氯二氟丁烷   C.二氯二氟甲烷   D.三氯一氟甲烷   E.一氯一氟丁烷

5.下列有关气雾剂的叙述中,错误的是
  A.可避免药物在胃肠道中降解,无首过效应   B.药物呈微粒状,在肺内吸收完全   C.使用剂量小,药物的副作用也小   D.常用的抛射剂氟里昂对环保有害   E.气雾剂可发挥全身治疗或某些局部治疗作用

6.以下属于气雾剂阀门系统组成部件的是
  A.抛射剂   B.药物   C.橡胶封圈   D.耐压容器   E.附加剂

7.下列关于溶液型气雾剂的叙述错误的是
  A.常选择乙醇、丙二醇作潜溶剂   B.抛射剂汽化产生的压力使药液形成气雾   C.药物可溶于抛射剂(或加入潜溶剂)时,常配制成溶液型气雾剂   D.常用的抛射剂为 CO_2 气体   E.应根据药物的性质选择适宜的附加剂

8.吸入气雾剂药物的吸收主要在
  A.咽喉   B.鼻黏膜   C.气管   D.肺泡   E.口腔

9.下列关于混悬型气雾剂的叙述错误的是
  A.可选择加入适宜的润湿剂与助悬剂   B.药物在抛射剂中的溶解度越小越好   C.混悬药物微粒粒径应在 5 μm 以下,不得超过 10 μm   D.可采用混合抛射剂调节适宜的密度与蒸气压   E.抛射

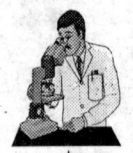

剂与混悬固体药物的密度差大,有利于制剂稳定

10.下列关于气雾剂的叙述正确的是

A.抛射剂是高沸点的物质　B.药物只能配成溶液　C.不能加防腐剂、抗氧剂　D.抛射剂常是气雾剂的溶剂　E.抛射剂用量少,喷出的雾滴细小

11.以下各项中,不影响气雾剂雾粒大小的因素是

A.容器的种类　B.抛射剂类型　C.抛射剂压力　D.阀门的类型

12.下列关于气雾剂质量检查的叙述错误的是

A.进行抛射剂用量检查　B.三相气雾剂喷射药物的粒度检查　C.安全、漏气检查　D.装有定量阀门的气雾剂进行喷射剂量与喷次检查　E.非定量阀门气雾剂应进行喷射速度检查

13.使用时需"倒喷"的气雾剂,其阀门系统中没有

A.定量室　B.橡胶封圈　C.内孔　D.膨胀室　E.浸入管

14.气雾剂中最常用的抛射剂是

A.氟氯烷烃　B.惰性气体　C.高级烷烃　D.氧气　E.空气

15.盐酸异丙肾上腺素气雾剂属于

A.吸入气雾剂　B.空间消毒用气雾剂　C.粉雾剂　D.阴道用气雾剂　E.喷雾剂

16.乳剂型气雾剂的组成中,不包括

A.潜溶剂　B.稳定剂　C.抛射剂　D.药物溶液　E.乳化剂

17.下列关于抛射剂的叙述错误的是

A.抛射剂可分为压缩气体与液化气体　B.压缩气体常用作喷雾剂动力　C.抛射剂在气雾剂中起动力作用　D.抛射剂可兼作药物的溶剂或稀释剂　E.气雾剂喷雾粒子大小、干湿与抛射剂用量无关

配伍选择题(备选答案在前,试题在后;每组均对应同一组备选答案,每题只有一个正确答案;每个备选答案可重复选用,也可不用。)

A.潜溶剂　B.湿润剂　C.抛射剂　D.稳定剂　E.乳化剂

下列物质可做气雾剂中的:

1.氟里昂　　2.丙二醇　　3.聚山梨酯80　　4.乙醇

A.吸入气雾剂　B.粉雾剂　C.喷雾剂　D.外用气雾剂

5.用于皮肤和黏膜及空间消毒的气雾剂是　　　6.供肺部吸入的气雾剂是

7.不含抛射剂、借助手动泵的压力将内容物以雾状等形态释出的制剂是

8.采用特制的干粉给药装置,将雾化药物喷出的制剂是

多项选择题

1.三相气雾剂容器内的三相是

A.液相　B.固相　C.泡沫　D.气相　E.乳化液滴或固相

2.气雾剂常用的耐压容器有

A.金属容器　B.塑料容器　C.橡胶　D.玻璃容器　E.木容器

3.可在溶液型气雾剂中作为潜溶剂的物质有

A.乙醇　B.丙二醇　C.甘油　D.聚乙二醇　E.水

4.下列与医用的气雾剂的抛射剂有关的条件有

A.常温下蒸气压大于大气压　B.不易燃,不易爆　C.无毒、无致敏性无刺激性　D.不与药物、容器发生相互作用　E.水质较多,能混入较多的水

5.设计混悬型气雾剂处方时,为提高分散系统的物理稳定性,可采取的正确措施有

A.控制较高的水分含量　B.在不影响生理活性的前提下,选用在抛射剂中溶解度最小的药物衍生物,以免药物微粉变粗　C.减少药物的粒度,最好在 5 μm 以下,一般不得超过 10 μm　D.调节抛射

剂和混悬固体的密度,尽量使二者相等   E.加入潜溶剂
6.冷灌法充填抛射剂的优点有
   A.抛射剂直接灌入容器,速度快   B.对阀门无影响   C.设备简单,不需低温操作   D.抛射剂耗损较少   E.成品压力较稳定
7.下列剂型不含抛射剂的是
   A.吸入气雾剂   B.吸入粉雾剂   C.外用气雾剂   D.喷雾剂   E.非吸入气雾剂
8.以下可作气雾剂抛射剂的是
   A.氮气   B.碳氢化合物   C.水蒸气   D.氟里昂   E.二氧化碳
9.下列有关气雾剂的叙述正确的是
   A.气雾剂按分散系统分为溶液型、混悬型及乳剂型   B.气雾剂由药物与附加剂、抛射剂、耐压容器和阀门系统组成   C.气雾剂用药剂量难以控制   D.抛射剂的用量可影响喷雾粒子的大小   E.气雾剂只能吸入给药
10.乳剂型气雾剂组成中可包括
   A.润湿剂   B.稳定剂   C.乳化剂   D.抛射剂   E.潜溶剂
11.气雾剂的组成包括
   A.阀门系统   B.耐压容器   C.抛射剂   D.药物与附加剂   E.灌装器
12.混悬型气雾剂的组成中可包括
   A.助悬剂   B.润湿剂   C.抛射剂   D.乳化剂   E.潜溶剂
13.下列关于吸入气雾剂的叙述正确的是
   A.应无刺激性,成膜性好   B.不得用二氧化碳压缩气体为抛射剂   C.供肺部吸入   D.药物能很快吸收,作用快   E.药物分子量、雾粒大小均直接影响药物的吸收

(三)是非题

1.制备气雾剂时使用的抛射剂是惰性气体。(   )
2.药物在肺部的吸收速度,与药物的脂溶性成正比,与药物的分子量成反比。(   )
3.气雾剂中的药物是否能到达肺泡中,主要取决于粒子的大小。(   )
4.支气管扩张药以气雾剂给药时,若含大量的大粒子,则到达主要作用部位的比例很大。(   )
5.制备三相气雾剂时常加入潜溶剂。(   )
6.气雾剂处方中包括三种主要成分:抛射剂、药物和惰性气体。(   )

(四)填空题

1.气雾剂、粉雾剂和喷雾剂系药物以特殊装置给药,经_____、_____、腔道或皮肤等体表发挥_____或_____作用的一类制剂。
2.填充抛射剂的方法有_____和_____两种。
3.《中国药典》规定吸入气雾剂的雾粒或药物微粒细度应控制在_____以下,大多数应为_____以下。
4.抛射剂可分为_____和_____两类。
5._____是气雾剂喷射药物的动力,并可兼作药物的溶剂或稀释剂。
6.定量阀门气雾剂应检查_____、_____等;非定量阀门气雾剂应检查_____、_____等。
7.当乳剂型气雾剂经阀门喷出后,分散相中的抛射剂立即膨胀气化,使乳剂呈泡沫状喷出。当抛射剂的用量高时可形成_____,用量低时可形成湿润柔软的泡沫。
8.《中国药典》二部附录要求气雾剂应进行_____检查、_____检查以及微生物限度检查;非

定量气雾剂应检查_____、_____;定量气雾剂应检测每瓶的装量、主药含量、总揿次、每揿主药含量;用于烧伤、严重损伤或溃疡的气雾剂应进行_____检查。

9.吸入粉雾剂处方中常加入粒度较大的载体物质,其作用是_____、_____。

10.药物到达肺泡囊即可被迅速吸收,是因为_____、肺泡囊壁有极好的通透性、肺血流量大。

11.气雾剂的制备工艺包括_____、_____、_____及质量检查。

12.气雾剂由_____、_____、_____和_____四部分组成。

13.气雾剂的阀门系统由封帽、浸入管、阀门杆、弹簧、封圈和_____等组成。

14.供制备气雾剂用的药物可以是液体、固体等,根据药物的性质可添加适宜的附加剂制成稳定性良好的_____型、_____型和_____型气雾剂。

15.气雾剂按医疗用途,可分为_____、_____和_____三类。

(五)问答题

1.混悬型气雾剂为提高分散系统的物理稳定性,在处方设计时可采取哪些措施?

2.如何设计气雾剂的处方?

3.吸入粉雾剂的优点有哪些?

4.气雾剂的制备工艺流程如何?

5.抛射剂有何作用,分为哪几类?

6.气雾剂的质量检查项目有哪些?

7.乳剂型气雾剂的设计要点是什么?

(六)分析处方中各成分的作用

1.盐酸异丙肾上腺素气雾剂

处方:盐酸异丙肾上腺素 2.5 g;维生素 C 1.0 g;乙醇 296.5 g;二氯二氟甲烷 适量;共制成 1 000 g

2.沙丁胺醇气雾剂

处方:沙丁胺醇 26.4 g;F_{11} 适量;F_{12} 适量;油酸 适量;制成 1 000 瓶

习题答案及要点

(一)名词解释

1.气雾剂:系指含药物溶液、乳液或混悬液与适宜的抛射剂共同装封于具有特制阀门系统的耐压容器中,使用时借助抛射剂的压力将内容物呈雾状物喷出,用于肺部吸入或直接喷至腔道黏膜、皮肤及空间消毒的制剂。

2.吸入粉雾剂:又称干粉吸入剂,系指微粉化药物或与载体以胶囊、泡囊或多剂量贮库形式,采用特制的干粉吸入装置,由患者主动吸入雾化药物至肺部的制剂。

3.喷雾剂:系指含药溶液、乳液或混悬液填充于特制的装置中,使用时借助手动泵的压力、高压气体、超声振动或其他方法将内容物呈雾状物释出,用于肺部吸入或直接喷至腔道黏膜、皮肤及空间消毒的制剂。

(二)选择题

单项选择题　1.B　2.B　3.C　4.A　5.B　6.C　7.D　8.D　9.E　10.D　11.A　12.A　13.E　14.A　15.A　16.A　17.E

配伍选择题 1.C 2.A 3.E 4.A 5.E 6.A 7.C 8.B
多项选择题 1.ADE 2.AD 3.ABD 4.ABCD 5.BCD 6.ABE 7.BD 8.ABDE 9.ABD 10.BCD 11.ABCD 12.ABC 13.CDE

(三)是非题

1.×(制备气雾剂时使用的抛射剂有氟氯烷烃类、碳氢化合物、压缩气体) 2.√ 3.√ 4.×(支气管扩张药以气雾剂给药时,若含大量的大粒子,则到达主要作用部位的比例很小) 5.×(制备二相气雾剂时常加入潜溶剂) 6.×(气雾剂处方中包括三种主要成分:抛射剂、药物和附加剂)

(四)填空题

1.呼吸道深部 黏膜;全身;局部 2.压灌法;冷装法 3.10 μm;5 μm 4.液化气体;压缩气体 5.抛射剂 6.每瓶总揿次 每揿主药含量;喷射速率 喷出总量 7.黏稠的弹性泡沫 8.泄漏和爆破;雾滴(粒)分布;喷出总量;喷射速率;无菌 9.改善粉末的流动性;作为药物的稀释剂 10.肺部具有巨大吸收面积 11.容器与阀门系统的处理 药液的配制与分装 抛射剂的填充 12.药物与附加剂 抛射剂 阀门系统;耐压容器 13.推动钮 14.溶液;乳剂;混悬 15.呼吸道吸入用气雾剂 皮肤和黏膜用气雾剂;空间消毒用气雾剂

(五)问答题

1.混悬型气雾剂的处方设计必须考虑提高非均相分散体系的物理稳定性,其要求如下:①药物粒径应在 5 μm 以下,不得超过 10 μm;②水分含量应在 300 ppm 以下,通常控制在 50 ppm 以下;③选用的抛射剂应不溶解药物或选用溶解度最小的药物衍生物;④调节抛射剂和(或)混悬固体的密度,尽量使二者相等。

2.气雾剂的处方应根据临床用药的方式,结合药物的理化性质和工艺要求来设计。①溶液型气雾剂,最简单的方法是将药物溶解在抛射剂中,但多数需加恰当比例的潜溶剂或其他附加剂。处方组成中抛射剂多,压力高,所以喷出的雾粒小;否则,雾粒大。抛射剂的选择与用量,应当视产品的用途而定。②混悬型气雾剂,是药物的微粉分散在抛射剂中成为比较稳定的混悬液。一般抛射剂的含量高,压力较大。凡在液化气体中及溶剂中均不溶解的药物,或者溶解后不稳定的药物,宜于制成混悬型气雾剂。③乳剂型气雾剂,此类气雾剂的喷出物是泡沫,用在皮肤或阴道等局部表面。此类气雾剂在容器内成乳浊液系统。乳浊液喷出后,分散相中的抛射剂立即膨胀气化,使乳剂成为泡沫状态。根据用药的需要,使泡沫稳定持久或快速崩裂而成药物薄层。

3.吸入粉雾剂的主要优点有:①无需抛射剂,其动力系统为患者的吸气气流,可避免因抛射剂带来的不利影响;②无喷量限制;③不存在协同困难的问题。

4.气雾剂的制备工艺流程为:容器与阀门系统的处理与装配→药物的配制与分装→填充抛射剂→质检→成品。

5.抛射剂是气雾剂的喷射动力来源,可兼作药物的溶剂或稀释剂。抛射剂可分为液化气体和压缩气体两类,液化气体包括氟碳化合物和碳氢化合物。

6.气雾剂的质量检查项目为:①泄漏和爆破检查,雾滴(粒)分布检查以及微生物限度检查;②非定量气雾剂应检查喷出总量、喷射速率;③定量气雾剂应检测每瓶的装量、主药含量、总揿次、每揿主药含量;④用于烧伤、严重损伤或溃疡的气雾剂应进行无菌检查。

7.乳剂型气雾剂的设计要点是:①应根据药物性质和治疗需要,选择合适的乳化剂;②抛射剂应具有适宜的蒸气压,使泡沫稳定持久或快速破裂成药物薄膜;③抛射剂用量一般为 8%~10%,若喷出孔直径小于 0.5 mm 时,用量为 30%~40%。

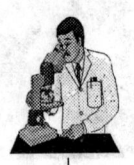

(六)分析处方中各成分的作用并写出制法

1. 盐酸异丙肾上腺素气雾剂

处方分析：
盐酸异丙肾上腺素	2.5 g	主药
维生素C	1.0 g	抗氧剂
乙醇	296.5 g	潜溶剂
二氯二氟甲烷	适量	抛射剂、溶剂、稀释剂
共制成	1 000 g	

制法：将药物溶于乙醇制成溶液，分装于气雾剂的耐压容器中，安装阀门，轧紧封帽，充装抛射剂二氯二氟甲烷，即得。

2. 沙丁胺醇气雾剂

处方：
沙丁胺醇	26.4 g	主药
F_{11}	适量	抛射剂、溶剂
F_{12}	适量	抛射剂、溶剂
油酸	适量	稳定剂
制成	1 000 瓶	

制法：将药物与油酸混匀，加入 F_{11} 充分混合得到均匀混悬液，分装于耐压容器中，安装阀门系统，充装 F_{12}，即得。

(蒋曙光)

第十四章

膜剂、涂膜剂

教学大纲要求

①熟悉膜剂与涂膜剂的概念、特点。②熟悉膜剂的成膜材料、制备方法和质量要求。③了解涂膜剂的处方组成、制备方法。

教学内容精要

(一)膜剂

膜剂系指药物溶解或均匀分散于成膜材料中加工成的膜状制剂。膜剂可供口服、含、舌下给药,也可用于眼、阴道、皮肤等部位。膜剂可制成单层膜、多层膜(复合)、夹心膜等。

膜剂的特点有:工艺简单,无粉末飞扬;成膜材料较其他剂型用量小;体积小,质轻,便于携带,使用方便;稳定性好,安全性好,可随时中断;可控制药物释放速度,具有长效性或速效性,毒副作用小;但载药量少,仅适用于剂量小的药物。

1. 成膜材料

成膜材料是膜剂成型的关键因素,且对膜剂的质量及药效有重要的影响。其一般要求:①生理惰性,无毒、无刺激性;②性质稳定,不降低药物活性,无不良臭味;③成膜、脱膜性能好,薄膜具有足够的强度和柔韧性;④来源丰富,价格低廉。

常用的成膜材料有:

1)聚乙烯醇(PVA)　PVA 的成膜性能、膜的抗拉强度、柔韧性、吸湿性和水溶性均较其他成膜材料好。PVA 对皮肤与黏膜无毒、无刺激性,口服后在消化道中很少吸收,随粪便排出。其中 PVA 05-88 和 PVA 17-88 最为常用,两者以适当比例混合使用可制得很好的膜剂。

2)乙烯-醋酸乙烯共聚物(EVA)　其性能与相对分子量和醋酸乙烯的含量关系密切,随相对分子量的增加,机械强度增大;在分子量相同时,随醋酸乙烯的增大,材料的溶解性、柔韧性和透明性越好。EVA 无毒、无刺激性,人体组织相容性好。不溶于水,能溶于二氯甲烷、氯仿等有机溶剂。EVA 成膜性好、膜柔软、强度大,常用于制备眼、阴道、子宫等控释膜剂。

2. 膜剂的制备工艺

膜剂的一般组成为:主药、成膜材料、增塑剂(甘油、山梨醇等)、表面活性剂(吐温 80、豆磷脂等)、填充剂($CaCO_3$、SiO_2、淀粉、糊精等)、着色剂(色素、TiO_2 等)、脱膜剂(液体石蜡等)。

1)匀浆制膜法　将成膜材料溶于水并滤过,加入主药,充分搅拌使之溶解,不溶于水的药物粉碎成细粉。然后将已配好的含药浆液倾于平板玻璃上,用推杆涂成宽厚一致的涂层,大量生产时可用涂膜机涂膜。烘干后,根据主药配制量计算单剂量的面积,剪成单剂量小格,用聚乙烯薄膜包装。

2)热塑制膜法　将药物细粉和成膜材料颗粒混匀,热压成膜;或将热融材料加入药物细粉,使混匀,冷却成膜。

3)复合制膜法　以不溶性的 EVA 为外膜,分别制成具有凹穴的下外膜带和上外膜带,另以水溶性的 PVA 制成含药的内膜带,置于外膜带的凹穴中,吹干后,盖上上外膜带,热封即得。此法适用于缓释膜剂的制备。

例 毛果芸香碱膜剂

处方:硝酸(或盐酸)毛果芸香碱　　　　15 g
　　　PVA(05-88)　　　　　　　　　　28 g
　　　甘油　　　　　　　　　　　　　 2 g
　　　蒸馏水　　　　　　　　　　　　30 ml

制法:称取 PVA,加蒸馏水、甘油搅拌溶胀后于 90 ℃水浴加热溶解,趁热将溶液用 80 目筛网过滤,滤液放冷后加入硝酸(或盐酸)毛果芸香碱,搅拌使溶解,然后涂膜,经含量测定后,划痕分格,每格含硝酸(盐酸)毛果芸香碱 2.5 mg。

3. 质量要求

膜剂一般要求成膜材料及其辅料应无毒、无刺激性,性质稳定。膜剂外观完整光洁,厚度一致,色泽均匀,无明显气泡。剂量准确,重量差异符合要求。药物均匀分散在成膜材料中,多剂量膜剂分格压痕清晰。除另有规定外,膜剂应密封保存,防止受潮变质。

(二)涂膜剂

涂膜剂系将药物溶解在含成膜材料的有机溶剂中制成的外用液体制剂。用时涂布在患处,有机溶剂迅速挥发,形成薄膜保护患处,并缓慢释放药物起到治疗作用。

涂膜剂的制备简单,使用方便;涂于患处形成薄膜,对患处既有保护作用,又能释放药物起治疗作用;一般用于治疗慢性无渗出液的皮损、过敏性皮炎、牛皮癣、神经性皮炎等;但有机溶媒易挥发、燃烧,制备和贮存中应减少挥发,防止燃烧。

涂膜剂常用的成膜材料有聚乙烯醇、聚乙烯吡咯烷酮、聚乙烯缩甲乙醛、火棉胶等。增塑剂有甘油、丙二醇、邻苯二甲酸二丁酯等。溶剂有乙醇、丙酮等。

涂膜剂的一般制法是将药物、成膜材料、增塑剂共同用溶剂溶解,混匀,分装于密闭的容器中,即得。如为中药,应先制成乙醇或乙醇-丙酮提取液,再加入到基质溶液中去。

习题

(一)名词解释

1. 膜剂　　2. 涂膜剂

(二)选择题

单项选择题

1. 甘油在膜剂中的主要作用是
　A. 增塑剂　　B. 促使溶化　　C. 黏合剂　　D. 增加胶液的凝结力　　E. 保湿剂

2. 涂膜剂的物理状态为
　A. 膜状固体　　B. 胶状溶液　　C. 混悬溶液　　D. 乳浊液　　E. 以上答案都不正确

3. 下列给药途径中哪一种不适合于膜剂
　A. 眼结膜囊内给药　　B. 口服给药　　C. 口含给药　　D. 吸入给药　　E. 舌下给药

4. 以下不属于膜剂优点的是
　A. 含量准确　　B. 稳定性好　　C. 配伍变化少　　D. 载药量大　　E. 应用方便

5. 对膜剂成膜材料的要求,不正确的是
　A. 生理惰性　　B. 性能稳定　　C. 眼用的、腔道用的膜材要有好的脂溶性　　D. 成膜脱膜性能好

E.来源丰富,价格便宜

6.下列膜剂的成膜材料中,在成膜性能及膜的抗拉强度、柔韧性、吸湿性和水溶性方面,最好的是
  A. PVA   B.药膜树脂04   C. HPC   D. HPMC   E.琼脂

7.膜材 PVA 05-88 中,05 表示
  A.聚合度   B.醇解度   C.水解度   D.酸解度   E.黏度

8.以下属于涂膜剂膜材的是
  A.火棉胶   B. HPC   C. EVA   D. HPMC   E.甘油

9.以下属于涂膜剂增塑剂的是
  A.火棉胶   B.甘油   C.乙醇   D.聚乙烯醇缩丁醛   E.丙酮

10.以下有关膜剂的叙述错误的是
  A.外观应完整光洁,无明显气泡   B.生产工艺简单   C. 适于剂量较大的药物
  D.给药途径广泛   E.膜剂是由药物与适宜的成膜材料经加工制成的薄膜状制剂

11.下列关于膜剂成膜材料的叙述错误的是
  A. PVA 对眼黏膜无刺激性,可制成眼用控释膜剂   B.膜材聚乙烯醇的英文缩写为 PVA
  C.乙烯-醋酸乙烯共聚物的英文缩写为 EVA   D. PVA 醇解度为 88%时水溶性最好
  E. PVA 与 EVA 均为天然膜材

12.口服的膜剂中加入二氧化钛的作用为
  A.遮光剂   B.增塑剂   C.润湿剂   D.脱膜剂   E.防腐剂

13.可作 PVA 膜剂脱膜剂的是
  A.液体石蜡或植物油   B.硬脂酸镁与滑石粉
  C.软肥皂:甘油:90%乙醇溶液(1:1:5)   D.聚乙二醇 400   E.水

14.下列有关聚乙烯醇的叙述错误的是
  A.对皮肤和眼黏膜无刺激性,无毒性   B.聚乙烯醇口服后在消化道很少吸收
  C.为天然高分子物质,其成膜、脱膜性能较好   D.抗拉强度、柔韧性和水溶性均较好
  E.聚乙烯醇的性质主要由其分子量和醇解度来决定

配伍选择题(备选答案在前,试题在后;每组均对应同一组备选答案,每题只有一个正确答案;每个备选答案可重复选用,也可不选用。)

  A. 二氧化钛   B. PVA   C.甘油   D.豆磷脂   E.碳酸钙
1.在膜剂制备中作为膜材的是   2.在膜剂制备中作为遮光剂的是
3.在膜剂制备中作为增塑剂的是   4.在膜剂制备中作为表面活性剂的是
5.在膜剂制备中作为填充剂的是
  A.内服膜剂   B.口腔用膜剂   C.眼用膜剂   D.阴道用膜剂   E.皮肤用膜剂
6.毛果芸香碱药膜属   7.硝酸甘油膜属   8.止血消炎药膜属

多项选择题

1.成膜材料成膜后强度与柔韧性均较好的膜材有
  A. PVA   B. EVA   C.琼脂   D.明胶   E. HPMC

2.膜剂制备中,用作填充剂的是
  A.液体石蜡   B.甘油   C.碳酸钙   D.二氧化硅   E.淀粉

3.下列关于膜剂质量要求的叙述正确的是
  A.外观应完整光洁,厚度一致或稍有差别   B.色泽均匀,无或者稍有气泡   C.多剂量的膜剂,分格压痕应均匀清晰,能按压痕撕开   D.应符合微生物限度及重量差异检查的规定   E.可以用于剂量较大的药物

4.膜剂的制备工艺流程哪些是错误的

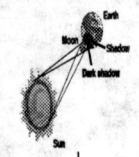

A.成膜材料浆液的配制→加入药物着色剂等→脱泡→涂膜→干燥→脱膜→含量测定→包装　B.成膜材料浆液的配制→加入药物着色剂等→涂膜→脱泡→干燥→脱膜→含量测定→包装　C.成膜材料浆液的配制→加入药物着色剂等→脱泡→涂膜→脱膜→干燥→含量测定→包装　D.成膜材料浆液的配制→加入药物着色剂等→脱泡→脱膜→干燥→涂膜→含量测定→包装　E.成膜材料浆液的配制→加入药物着色剂等→涂膜→脱膜→脱泡→干燥→含量测定→包装

5.下列关于聚乙烯醇作为成膜材料特点的叙述正确的是

A.口服后在消化道吸收好　B.毒性、刺激性小　C.不易被微生物破坏　D.对眼组织无刺激性　E.成膜、脱膜性能好

6.涂膜剂的主要优点有

A.为固体剂型,便于携带　B.制备工艺简单　C.对患处有保护作用　D.使用方便　E.能逐渐释放所含药物起治疗作用

(三)是非题

1.PVA、EVA都是合成的成膜材料。(　　)
2.PVA的成膜性、柔韧性等均较好,但是在体内分解是其缺点。(　　)
3.膜剂中除药物、成膜材料外常加甘油作为增塑剂。(　　)
4.涂膜剂是指用有机溶剂溶解药物并与成膜材料混溶制成的一种外用涂剂。(　　)
5.匀浆制膜法制备膜剂的工艺流程为:溶浆→加药→匀浆→涂膜→脱泡→干燥→灭菌→分剂量→包装。(　　)

(四)填空题

1.一般膜剂最常用的成膜材料为 _____ ,其英文缩写 _____ 。
2.膜剂常用的制备方法有 _____ 、 _____ 、 _____ 三种。
3.涂膜剂的处方是由 _____ 、 _____ 、增塑剂和溶剂组成。
4.在膜剂的制备过程中PVA一般用作 _____ ,甘油一般用作 _____ ,液体石蜡一般用作 _____ 。

(五)问答题

1.膜剂的优点与缺点是什么,质量要求有哪些?
2.理想的膜剂,成膜材料具备哪几方面的条件?

(六)分析下列膜剂处方中各成分的作用

处方:硝酸甘油乙醇溶液(10%)　100 ml;PVA(17-88)　78 g;聚山梨酯80　5 g;甘油　5 g;二氧化钛　3 g;纯化水　400 ml。

习题答案及要点

(一)名词解释

1.膜剂:系指药物溶解或均匀分散于成膜材料中加工成的膜状制剂。
2.涂膜剂:系将药物溶解在含成膜材料的有机溶剂中制成的外用液体制剂。

(二)选择题

单项选择题 1.A 2.B 3.D 4.D 5.C 6.A 7.A 8.A 9.B 10.C 11.E 12.A 13.A 14.C

配伍选择题 1.B 2.A 3.C 4.D 5.E 6.C 7.B 8.E

多项选择题 1.AB 2.CDE 3.ABCD 4.BCDE 5.BCDE 6.BCDE

(三)是非题

1.√ 2.×(PVA的成膜性、柔韧性等均较好,其口服后在消化道中很少吸收,随粪便排出)
3.√ 4.√ 5.×[匀浆制膜法制备膜剂的工艺流程为:溶浆→加药、匀浆(脱泡)→涂膜→干燥、灭菌→分剂量、包装]

(四)填空题

1.聚乙烯醇;PVA   2.匀浆制膜法;热塑制膜法;复合制膜法   3.药物;成膜材料   4.成膜材料;增塑剂;脱膜剂

(五)问答题

1.膜剂的特点有:工艺简单,无粉末飞扬;成膜材料较其他剂型用量小;体积小,质轻,便于携带,使用方便;稳定性好,安全性好,可随时中断;可控制药物释放速度,具有长效性或速效性,毒副作用小;但载药量少,仅适用于剂量小的药物。

膜剂的质量要求:膜剂外观完整光洁,厚度一致,色泽均匀,无明显气泡。剂量准确,重量差异符合要求。药物均匀分散在成膜材料中,多剂量膜剂分格压痕清晰。除另有规定外,膜剂应密封保存,防止受潮变质。

2.理想的成膜材料一般要求:①生理惰性,无毒、无刺激性;②性质稳定,不降低药物活性,无不良臭味;③成膜、脱膜性能好,薄膜具有足够的强度和柔韧性;④来源丰富,价格低廉。

(六)处方分析

处方:硝酸甘油乙醇溶液(10%)   100 ml   主药;PVA(17-88)   78 g   成膜材料;聚山梨酯 80   5 g   表面活性剂;甘油   5 g   增塑剂;二氧化钛   3 g   遮光剂;纯化水   400 ml   溶剂

(杨帆)

第十五章

缓释、控释制剂

教学大纲要求

①掌握缓释、控释制剂的定义、特点与类型。②掌握缓释、控释制剂的原理与方法。③掌握缓释、控释制剂的常用辅料与制备方法。④掌握缓释、控释制剂体外释放速率试验目的与方法。⑤熟悉设计缓释、控释制剂时应考虑的因素。⑥熟悉缓释、控释制剂的设计要求。

教学内容精要

(一)概述

《中国药典》对缓释、控释制剂和迟释制剂有明确规定。缓释制剂(sustained-release preparations)系指药物在规定溶剂中,按要求缓慢地非恒速释放、且每日用药次数与相应普通制剂比较至少减少一次或用药的间隔时间有所延长的制剂。控释制剂(controlled-release preparations)系指药物在规定溶剂中,按要求缓慢地恒速或接近恒速释放、且每日用药次数与相应普通制剂比较至少减少一次或用药的间隔时间有所延长的制剂。迟释制剂(delayed-release preparations)系指在给药后不立即释放药物的制剂,包括肠溶制剂、结肠定位制剂和脉冲制剂等。

肠溶制剂系指口服后在规定的酸性介质中不释放或几乎不释放药物,而在要求的时间内,于pH 6.8磷酸盐缓冲液中大部分或全部释放药物的制剂。结肠定位制剂系指在胃肠道上部基本不释放药物、在结肠内大部分释放药物的制剂,即在规定的酸性介质与pH 6.8磷酸盐缓冲液中不释放或几乎不释放药物,而在要求的时间内,于pH 7.5~8.0磷酸盐缓冲液中大部分或全部释放药物的制剂。脉冲制剂系指口服后不立即释放药物,而在某种条件下(如在体液中经过一定时间或一定pH值或某些酶作用下)一次或多次突然释放药物的制剂。

缓释与控释制剂主要有以下特点:①可以减少服药次数,方便患者长期服药,提高病人的顺应性。②血药浓度平稳,避免或减小峰谷现象,有利于降低药物的毒副作用和提高疗效。③对胃肠道刺激性大的药物,可减小刺激性。④有时可减少用药的总剂量。

剂量很大(>1 g)、生物半衰期很短或很长(<1小时或>24小时)、不能在小肠下段有效吸收的药物,一般不宜制成缓释、控释制剂。具有特定吸收部位的药物,制成口服缓、控释制剂的效果不佳。对于溶解度极差的药物,吸收受其溶出限制,制成缓、控释制剂也不一定有利。

缓释、控释制剂按给药途径主要分为口服、腔道黏膜、注射、植入、经皮吸收等几类。按组成单元主要分为单元剂型和多单元剂型,多单元剂型也称为剂量分散型剂型。口服缓释、控释制剂主要包括小丸、胶囊剂、骨架片、多层缓释片、包衣缓释制剂、胃内滞留漂浮制剂、定位控释片、控释液体制剂、口服缓释膜剂和缓释干混悬剂等。腔道和黏膜用缓释、控释制剂主要包括眼用控释膜、眼用控释微丸、口腔黏膜贴片、鼻腔黏膜控释制剂和宫颈粘贴片等。注射缓释、控释制剂主要包括微球和微囊等。植入制剂主要包括生物不可降解型植入剂、生物可降解型植入剂,有多种形式,如管形、小棒形、小丸形、片形或膜形,亦可以是微泵型。

(二)缓释、控释制剂的释药原理与方法

1. 溶出

根据 Noyes-Whitney 的溶解扩散理论,溶出速率(dC/dt)可用下式描述:

$$\frac{dC}{dt} = S \cdot k \cdot (C_s - C_t) \tag{15-1}$$

式中,S 是溶解固体的表面积,k 是溶出速率常数,C_s 是溶剂中药物的溶解度,C_t 为药物在溶剂中的浓度。通过减小药物的溶解度 C_s 或减少表面积 S,可降低药物的溶出速率。利用此原理达到缓释作用的方法包括:①制成药物溶解度较小的盐或酯;②与高分子化合物生成难溶性盐;③控制药物粒子大小等。

2. 扩散

包括通过包衣膜扩散(药库型)和通过聚合物骨架扩散(骨架型)两种情况。

水不溶性膜材(如乙基纤维素)包衣的缓释、控释制剂的药物释放可用 Fick 第一定律来描述。

可简化为:

$$\frac{dM}{dt} = \frac{D \cdot A \cdot K \cdot (C_s - C_t)}{L} \tag{15-2}$$

式中 D 为扩散系数,A 为扩散面积,K 为药物在扩散膜与制剂之间的分配系数,C_s 为固体药物的溶解度,C_t 为时间 t 时药物在介质中的浓度,L 为扩散膜的厚度。若 D、A、K、L 与 $(C_s - C_t)$ 保持恒定,则释放速率为常数,系零级释放过程。若其中一个或多个参数改变,则为非零级过程。

含水性孔道的膜,释药速率方程仍用式(15-2)表示,但式中 K 可略去。

水不溶性骨架片中药物通过骨架中许多弯曲的孔道扩散释放,该过程可用 Higuchi 方程描述:

$$Q = \left[D \cdot S \cdot \frac{P}{\lambda} \cdot (2A - S \cdot P) \cdot t \right]^{1/2} \tag{15-3}$$

式中,Q 是单位面积在 t 时间的释放量,D 是扩散系数,P 是骨架中的孔隙率,S 是药物在释放介质中的溶解度,λ 是骨架中孔道的曲率,A 是单位体积骨架中的药物含量。骨架的孔隙越多,药物释放越快;曲率越大,分子扩散所经路程越长,释放量也越小。

公式(15-3)基于以下假设:①药物释放时保持伪稳态;②A 远大于 S,即存在过量的溶质;③理想的漏槽条件;④药物颗粒比骨架小得多;⑤D 保持恒定,药物与骨架材料没有相互作用。假设方程右边除 t 外都保持恒定,则上式可简化为:

$$Q = K_H t^{1/2} \tag{15-4}$$

式中,K_H 为常数,即药物的释放量与时间的平方根成正比。

利用扩散原理达到缓、控释作用的方法包括增加黏度以减小扩散系数、包衣、制成微囊、不溶性骨架片、乳剂等等。

3. 溶蚀与扩散、溶出结合

溶蚀性骨架系统的释药是外层表面的磨蚀—分散—溶出过程。药物从骨架中扩散的同时,骨架本身也处于溶蚀之中,当骨架溶解并逐渐消失时,药物扩散路径的长度也在发生改变,因而释药过程较复杂。

亲水凝胶骨架片即水溶蚀性骨架片,其释药过程是骨架溶蚀和药物扩散的综合效应。亲水凝胶骨架片中水溶性药物的释放主要以扩散为主,难溶性药物则以骨架溶蚀为主。

4. 渗透压

利用渗透压原理可制成口服渗透泵片和渗透植入剂,它们均能在体内均匀恒速地释放药物。

单室口服渗透泵片由药物及具高渗透压的渗透促进剂或其他辅料构成固体片芯,外包一层半渗透膜(水可渗过此膜,但药物不能),然后用激光在包衣膜上开一个或多个的释药小孔。口服后水分通过半透膜进入片芯,使药物成饱和溶液或混悬液,加之具高渗透压辅料的溶解,故在片剂膜内形成高渗溶液。由于膜内外存在大的渗透压差,药物通过释药小孔持续泵出,其流出量与渗透进入膜内的水

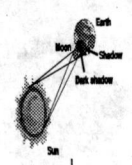

量相等。片芯中药物未完全溶解时,释药速率按恒速进行,当片芯中药物浓度逐渐低于饱和浓度,释药速率也逐渐下降至零。渗透泵片的释药速率与pH无关。药物从释药孔中向外释放的速率可表达为:

$$\frac{dm}{dt} = \frac{A}{h} L_p (\sigma \cdot \Delta\pi - \Delta P) \cdot C \tag{15-5}$$

上式中 dm/dt 为药物的释放速率,A 为膜的面积,h 为膜的厚度,L_p 为机械穿透系数,σ 为反射系数,$\Delta\pi$ 为膜内外的渗透压差,ΔP 为流体静压差,C 为片内溶解的药物浓度。

当 $\Delta\pi$ 远大于 ΔP 且膜内渗透压远大于膜外渗透压时可简化为:

$$\frac{dm}{dt} = \frac{A}{h} L_p \sigma \cdot \pi \cdot C \tag{15-6}$$

在片芯内的全部药物完全溶解之前,上式 C 和 π 分别为药物的溶解度 C_s 和饱和溶液的渗透压 π_s,上式右边为恒定值,药物以零级速率释放。

双层或双室渗透泵片的原理是利用下层或下室中的聚合物作推动剂,它溶胀并溶解时产生的溶胀压和渗透压,使上层药物混悬液在压力作用下被挤出。

5. 离子交换作用

离子交换树脂可与荷正电或荷负电药物结合形成不溶性聚合物(药物树脂)。药物树脂可进一步制成胶囊剂、片剂或混悬剂供口服,在胃肠液中与内源性离子发生离子交换反应,药物被交换而释放。药物树脂释药较快,为进一步控制其释放,可采用微囊化技术对药物树脂进行包衣。

离子交换型缓释、控释制剂的优点是:①药物的释放速率不受胃肠酶、温度等因素的影响;②因以多单元颗粒剂型给药,减少了胃排空对释药系统体内行为的影响;③易配成较为稳定的具缓释或控释特征的混悬剂型。

离子交换控释技术的不足之处是:仅适合可解离药物的控释;结合药量受树脂交换容量限制;长期口服可能产生胃肠道正常离子被交换后带来的生理紊乱;不同患者之间有比较大的差异。

(三)口服缓释、控释制剂的设计

缓释、控释药物制剂的最终疗效由三个基本因素决定:药物本身的性质、胃肠道的生理环境、缓和控释系统的特性。

1. 设计口服缓释、控释制剂应考虑的因素

(1)药物的理化性质:①pKa、解离度和水溶性:一般水溶性较大的药物比较合适,溶解度小于0.01 mg/ml的药物制成缓释、控释系统时,常需要同时考虑增加溶出及生物利用度问题。溶解度与胃肠道生理pH关系密切的药物不易制成良好的缓释、控释制剂。②油/水分配系数:药物的油/水分配系数大,脂溶性高,容易透过生物膜,但不易进一步渗入水性体液;相反,分配系数小的药物,水溶性大,容易渗入体液,但不易透过生物膜。③体内稳定性:在胃酸环境中不稳定的药物可采用保护手段,将药物设计成定位释药系统,使药物在小肠释放。一些在小肠生理环境下不稳定或经肠壁代谢的药物,不适于设计成缓释或控释制剂和定位释药系统。

此外,应考虑固体药物的晶型、粒度、溶解速率对释药特性的影响。

(2)药理学性质 应充分了解、谨慎考虑药物的局部刺激性、有效剂量与治疗指数等药理学性质。一般 0.5~1.0 g 的单个剂量是口服制剂的最大剂量。

(3)药动学性质:①生物半衰期:半衰期短的,可设计制成缓释或控释制剂延长作用时间、减少用药频率。生物半衰期很长的药物可能导致药物在体内蓄积而产生毒副作用。半衰期过短且剂量大的药物不宜制成缓控释制剂。②体内吸收:一般在胃肠道整段或较长部分都能吸收的药物是制备缓释、控释系统的良好候选药物。口服后吸收不完全或吸收无规律的药物很难制成理想的缓释、控释制剂。吸收速率较低或有特定吸收部位的药物通常制成胃肠道滞留型制剂。③药物代谢:经肠壁代谢的药物或具首过效应的药物,不宜制成缓释或控释制剂。

(4)生理学性质 口服缓释、控释制剂应能在有限的胃肠道滞留时间内完全释放药物。一般在消化期内给药,药物可以在胃内滞留3小时或更长时间;在消化间歇期给药,药物则可能被迅速送入小肠。口服缓释、控释制剂若制成小于2.5 mm的多单元剂型(如小丸、小粒、小片等),在胃内的滞留时间基本不受食物的影响。

2. 缓释、控释制剂设计的内容

(1)药物的选择:缓释、控释制剂一般适用于消除半衰期$t_{1/2}$比较短(2~8小时)的药物。浓度依赖型抗菌药宜制成脉冲式给药系统。有些作用持续时间长于半衰期的药物不需制成缓控释制剂。剂量很大、药效很剧烈以及溶解吸收很差或剂量需要精密调节的药物,一般也不宜制成缓释或控释制剂。

(2)设计要求:①生物利用度:缓释、控释制剂的相对生物利用度一般应在普通制剂80%~120%的范围内。若药物吸收部位主要在胃与小肠,宜每12小时给药一次;若药物在结肠、大肠也有一定吸收,则可考虑每24小时给药一次。

②峰浓度与谷浓度之比:缓释、控释制剂稳态时峰浓度(C_{max})与谷浓度(C_{min})之比应小于普通制剂。一般半衰期较短、治疗指数窄的药物,可设计每12小时服一次,而半衰期较长的或治疗指数宽的药物则可24小时服一次。

(3)缓释、控释制剂的剂量设计:缓释、控释制剂一般采用与普通制剂相同的日剂量,然后根据服药间隔时间确定剂量。也可采用药动学方法计算剂量,但仅作为参考。

(4)缓释、控释制剂的剂型及其生产可行性:应注意选择合适剂型,还应考虑制剂生产可行性。制剂工艺尽量简化,便于大生产;生产质控指标应定量化,减少经验性操作,提高重现性。

3. 释放度及体内外相关性

(1)体外释放速率试验 释放度系指药物从缓释制剂、控释制剂、肠溶制剂及透皮贴剂等在规定释放介质中释放的速率和程度。释放度试验是在模拟体内条件下(如消化道的温度、介质的pH值、搅拌速率等)对制剂进行药物释放速率试验。释放度试验是筛选处方确定工艺的重要手段,而且对缓释、控释制剂的质量控制有着重要作用。释药全过程的时间不应低于给药的间隔时间,且累积释放百分率要求达到90%以上。

释放度试验采用溶出度试验的装置,有转篮法、桨法和小杯法3种方法。通常水溶性药物制剂选用转篮法,难溶性药物制剂选用桨法,小剂量药物选用小杯法。

释放介质:以去除空气的新鲜纯化水为最佳的释放介质,或根据药物的溶解特性、处方要求、吸收部位,使用稀盐酸(0.001~0.1 mol/L)或pH 3~8的磷酸盐缓冲液,对难溶性药物不宜采用有机溶剂,可加少量表面活性剂(如十二烷基硫酸钠等)。释放介质的体积应符合漏槽条件。

取样时间点:缓释制剂从释药曲线图中至少选出3个取样时间点,第一点为开始0.5~2小时的取样时间点,用于考察药物是否有突释,第二点为中间取样时间点,用于确定释药特性,最后的取样时间点,用于考察释药是否基本完全。此3点可用于表征体外药物释放度。控释制剂,除以上3点外,还应增加2个取样时间点,此5点可用于表征体外控释制剂药物释放度。如果需要,可以再增加取样时间点。

(2)体内外相关性 体内-体外相关性系指由制剂产生的生物学性质或由生物学性质衍生的参数(如T_{max}、C_{max}或AUC),与同一制剂的物理化学性质(如体外释放行为)之间,建立了合理的定量关系。

体内外相关性可归纳为3种:①体外释放曲线与体内吸收曲线(即由血药浓度数据脱卷积而得到的曲线)上对应的各个时间点应分别相关,这种相关简称点对点相关,表明两条曲线可以重合。②应用统计矩分析原理建立体外释放的平均时间与体内平均滞留时间之间的相关。体内平均滞留时间不能代表体内完整的血药浓度-时间曲线。③将一个释放时间点($T_{50\%}$、$T_{90\%}$等)与一个药动力学参数

(如 AUC、C_{max} 或 T_{max})之间单点相关,它只说明部分相关。

缓释、控释、迟释制剂要求进行体内外相关性的试验,它应反映整个体外释放曲线与血药浓度-时间曲线之间的关系。只有当体内外具有相关性,才能通过体外释放曲线预测体内情况。

根据《中国药典》,缓释、控释系统体内外相关性系指在各对应的时间点时,体内吸收相的吸收曲线上的吸收百分率数值与体外释放曲线上的累积释放度数值回归,得到直线回归方程的相关系数若符合要求,即当药物释放为体内药物吸收的限速步骤时,所得直线的相关系数大于临界相关系数($P<0.01$),可确定体内外相关。

根据血药浓度-时间曲线,单室模型药物可按 Wagner-Nelson 方程换算成体内吸收百分率-时间曲线。双室模型药物可用简化的 Loo-Riegetman 方程计算各时间点的吸收率。

(四)缓释、控释制剂的处方与制备技术

1. 缓释、控释制剂的常用辅料

辅料是调节药物释放速率的重要物质。缓释和控释制剂中主要起缓释、控释作用的辅料多为高分子化合物,除赋形剂、附加剂外,主要有阻滞剂、骨架材料、包衣材料和增稠剂等。

(1)阻滞剂(retardant) 是一大类疏水性强的脂肪类或蜡类材料。常用的有动物脂肪、蜂蜡、巴西棕榈蜡、氢化植物油、硬脂醇、单硬脂酸甘油酯等。它们可延滞水溶性药物的溶解-释放过程,可用做溶蚀性骨架材料,也可用做缓释包衣材料。肠溶材料亦为一类包衣阻滞材料,在缓释制剂中,主要利用其溶解特性产生缓释作用。

(2)骨架材料(skeletal material) 是用于制备载体骨架的材料。除上述疏水性骨架材料以外,亲水凝胶骨架材料有 MC、CMC-Na、HPMC、PVP、卡波普、海藻酸盐、壳聚糖等。常用的不溶性骨架材料有乙基纤维素、无毒聚氯乙烯、聚乙烯、乙烯-醋酸乙烯共聚物、硅橡胶等。

(3)包衣材料(coating material) 是能成膜的高分子材料,对药物释放起膜控作用。常用的有丙烯酸树脂、乙基纤维素。水分散体的特点是固体含量高、黏度低、成膜快、包衣时间短、易操作。常用乙基纤维素水分散体(商品名为 Aquacoat 和 Surelease)和聚丙烯酸树脂水分散体(商品名 Eudragit L30D-55 与 Eudragit RL 30D)。渗透泵片的半渗透膜包衣材料,常用醋酸纤维素、乙基纤维素、乙烯-醋酸乙烯共聚物或其不同比例的混合物等。

(4)增稠剂(thickening agents) 作为液体制剂缓释的辅料,常用的有明胶、PVP、CMC-Na、PVA、右旋糖酐等。

2. 缓释、控释制剂的处方与制备技术

(1)骨架型技术 应用此法制备的释药系统常称为"骨架型"缓释或控释制剂,主要有溶蚀性骨架型、亲水凝胶骨架型和不溶性骨架型。药物释放速率取决于骨架材料的类型和用量。

1)骨架片:亲水凝胶骨架片的主要骨架材料为 HPMC,常用 K4M 和 K15M 等高黏度规格。可采用直接压片或湿法制粒压片工艺制备。

溶蚀性骨架片的主要骨架材料为水不溶但可溶蚀的脂肪类或蜡质材料。常用熔融法将药物与辅料混合,然后冷凝、固化、粉碎,必要时添加其他辅料再制粒、压片。

不溶性骨架片的主要骨架材料为水不溶性材料。常将骨架材料粉末与药物混合后直接压片,含乙基纤维素时,常用乙醇为润湿剂,按湿法制粒压片工艺制备。

2)骨架小丸:缓释或控释小丸为球形或类球形,粒径通常为 0.25~2.5 mm,可分为骨架小丸和包衣小丸两类。骨架处方组成为:用于丸芯的填充剂(如乳糖、蔗糖、淀粉、微晶纤维素等)、骨架材料(如疏水性骨架材料、亲水性骨架等)、润湿剂或黏合剂、调节释药速率的辅料(如 PEG 类)、表面活性剂等。小丸可填装于空心胶囊中成一种剂量分散型胶囊剂,或直接将小丸分装成为剂量分散型小丸应用。小丸在胃肠道转运时不受食物输送规律的影响,吸收重现性好。

骨架小丸的制备就是将药物与合适的辅料(如不溶性或疏水性或亲水性骨架材料、微晶纤维素

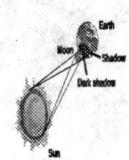

等)混合均匀,制成光滑、圆整、硬度适宜、大小均匀的小丸。根据处方性质,可采用的制备方法有旋转-滚动制丸法、挤压-滚圆制丸法、离心-流化制丸法、喷雾冻凝法、喷雾干燥法和液中制丸法。

(2)膜控技术　膜控技术主要适用于水溶性药物,主要应用不同性质的高分子聚合物成膜材料,通过传统包衣法,在含有药物的微粒、颗粒、小丸或片剂表面形成具不同释药性能的薄膜。

1)包衣片:膜材料的理化性质不同,片剂的释药行为、释药机制以及在胃肠道的释药位置可随之改变。

①微孔膜:由水不溶性或胃肠液不溶性成膜材料与水溶性致孔剂混合包衣制成。释药系统进入胃肠道后,包衣膜中水溶性致孔剂被胃肠液溶解而形成微孔,药物(溶液)经膜孔释放。常用的水不溶性成膜材料有 EC、PVC、醋酸纤维素等。水溶性致孔剂可以是水溶性膜材料如 PVP、HPC、PEG,或水溶性增塑剂如甘油,或无机物。②渗透膜:不溶于水和胃肠液,但水能通过,其渗透性不随胃肠道 pH 变化而改变。胃肠液渗透进入片芯,使药物溶解,药物溶液渗透通过薄膜释放。药物的释放速度由膜材的渗透性决定。最常用的膜材有虫胶、丙烯酸树脂类。③肠溶性膜:这种膜材在胃液中不溶解,只溶于肠液。为达到缓释或控释目的,常与水不溶性成膜材料混合使用。当制剂进入小肠时,肠溶性成膜材料被肠液溶解,形成膜孔,药物可通过膜孔的扩散作用从释药系统释放。药物的释放速率可通过调节肠溶性膜材的用量加以控制。

2)包衣小丸:包衣小丸由丸芯与控制释药或溶解性能的薄膜衣两部分组成。包衣材料与包衣片相同。包衣方法包括流化包衣、锅法包衣、干法包衣等,所用设备与片剂包衣类似。

(3)渗透泵技术　利用渗透压原理制备渗透泵制剂的技术称为渗透泵技术。口服渗透泵片是由药物、半透膜材料、渗透活性物质和推动剂等组成。根据其结构特点可分为单室和双室两种。

半透膜材料常用的有醋酸纤维素、乙基纤维素、二棕榈酸纤维素、乙烯-醋酸乙烯共聚物等。渗透活性物质的作用是调节片内渗透压,常用的有乳糖、果糖、葡萄糖、甘露醇及其混合物。推动剂亦称促渗透聚合物,能吸水膨胀产生推动力,将片内药物溶液或混悬液挤出释药孔,常用的有聚羟甲丙烯酸烷酯、聚乙二醇、聚丙烯酸等。根据需要还可添加助悬剂(如阿拉伯胶、琼脂、海藻酸或胶态硅酸镁等)、黏合剂(如 PVP)、润湿剂(如脂肪酸季铵盐)、润滑剂(如硬脂酸镁)、增加药物溶解度的附加剂等等。

1)单室渗透泵片:将水溶性药物与具有高渗压的渗透促进剂及其他辅料压制成片芯,外包一层半透膜,在膜上开一个或几个小孔(通常用激光),即得。

2)双层或双室渗透泵片:如果难溶性药物无法形成均匀溶液,可使药物形成混悬液,释放后在体内再溶解吸收。但由于混悬液渗透压低,不宜采用以上的单室渗透泵片,可用双层或双室渗透泵片。双层渗透泵片的上层由药物、渗透促进剂等组成,下层由推动剂组成,在双层片外包半透膜,在上层用激光打孔。双室渗透泵片用一弹性隔膜将药物与渗透促进剂分隔成两室。

(4)生物黏附技术　生物黏附(bioadhesion)系指一种生物属性的物质与另一种生物或非生物属性的物质,在外力影响下,通过表面张力或其他力的作用,使这两种物质的界面较持久地紧密接触而粘在一起的状态。

生物黏附的机制有:①电荷理论,材料和黏膜表面产生电荷双电层导致黏附;②吸附理论,材料和黏膜表面物质通过范德华力、氢键、疏水键力、水化力及立体化学象力相互作用导致黏附;③润湿理论,材料溶液在黏膜表面润湿导致黏附;④扩散理论,材料和黏膜表面物质的相互扩散,导致分子之间的相互缠绕产生黏附。

利用生物黏附制备制剂的技术称为生物黏附技术。该类制剂通过生物黏附材料使制剂黏附在胃肠膜表面,延长胃肠转运时间,或使药物在特定部位吸收,提高生物利用度。对胃肠黏膜有强烈刺激作用的药物不宜制成生物膜黏附型缓释、控释制剂。

生物黏附材料一般均具有亲水功能基团及具有特殊的分子量、链长度和构象,含有羧基的聚合物(如丙烯酸类聚合物 polycarbophil)显示较好的粘着性,卡波普、CMC-Na 也是常用的生物黏附材料。

第十五章　缓释、控释制剂

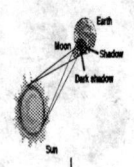

制备生物膜黏附型的缓释或控释制剂的一种方法是用生物黏附材料将已具缓释或控释特征的片芯包衣,另一种方法是将药物直接分散在生物黏附材料中,或将已制成的生物黏附型骨架再用生物黏附材料包衣。

(5)胃内漂浮滞留技术 胃内滞留型制剂系由药物、一种或多种亲水胶体及其他辅助材料组成的口服制剂,通常为片剂或胶囊剂,属于流体动力学平衡系统(hydrodynamically balanced system, HBS),又称胃漂浮型制剂。

胃内滞留型制剂需具有以下特性:①与胃酸接触后制剂表面水化形成连续性的凝胶屏障;②水化膨胀后密度小于1,使该释药系统漂浮在胃内容物表面;③药物释放速率缓慢,足以作为药库。

胃内滞留型制剂的骨架材料为一部分前述亲水胶体骨架片材料,一般高黏度的亲水胶体的水合速率低、密度小、膨胀体积松大,利于片剂滞留于胃内。常用的亲水胶体有 HPMC、HPC、HEC、MC 和 CMC-Na 等。为提高漂浮滞留能力,还可添加疏水性而相对密度小的脂类、脂肪酸类、脂肪醇类或蜡类;为调节释药速率,可添加可压性好的乳糖、甘露醇等加快释药速率,添加聚丙烯酸树脂等减慢释药速率;为了增强亲水性,还可加入十二烷基硫酸钠等表面活性剂。

该系统的制备方法是:药物与辅料混合,制成颗粒,然后将颗粒压成片剂或直接装入胶囊。

(6)结肠定位给药技术 结肠定位给药技术是口服后在结肠部位释放药物的技术。结肠定位给药系统(oral colon-specific drug delivery systems, OCDDS)系指在胃肠道上部基本不释放、在结肠内大部分释放药物的给药系统。该系统可避免口服药物在消化道上段被破坏或释放,而在人体结肠释药发挥局部或全身治疗作用。结肠转运时间比胃与小肠长,可以使药物(如生物技术药物)具有较高的生物利用度;结肠释药可提高药物局部浓度,有利于治疗结肠局部病变(如溃疡性结肠炎、结肠癌等);结肠给药可避免肝首过效应。

结肠生理的特点有:①药物在口服后 5~12 小时到达结肠;②结肠液 pH 值 6.5~7.5 或更高;③结肠内有大量细菌。

根据以上特点,可设计成以下类型的结肠定位给药系统:①时滞型:利用口服药物达到结肠的时滞效应(5~12 小时)设计。②pH 敏感型:利用结肠液 pH 值比胃、小肠高的特点,设计成 pH 敏感型结肠定位给药系统。所用材料包括 Eudragit S100、半合成琥珀酸-壳聚糖、邻苯二甲酸-壳聚糖等。③酶解型:利用结肠特有的酶解作用设计。

习题

(一)名词解释

1.缓释制剂 2.控释制剂 3.迟释制剂 4.脉冲制剂 5.结肠定位制剂 6.肠溶制剂 7.释放度 8.生物黏附

(二)选择题

单项选择题

1.渗透泵片控释的基本原理是
A.片剂膜内渗透压大于膜外,将药物从小孔压出 B.药物由控释膜的微孔恒速释放 C.减少药物溶出速率 D.减慢药物扩散速率 E.片外渗透压大于片内,将片内药物压出

2.以下可用于制备亲水凝胶骨架片的材料是
A.海藻酸钠   B.聚氯乙烯   C.脂肪酸   D.硅橡胶   E.蜂蜡

3.以下对渗透泵片的叙述,错误的是
A.释药不受胃肠道 pH 的影响 B.当片芯中药物浓度低于饱和溶液浓度时,药物以非零级速率

释放 C.当片芯中的药物未被全部溶解时,药物以一级速率释放 D.药物在胃与肠中的释药速率相等 E.药物的释放与半渗透性衣膜的厚度有关

4.下列数学模型中,不是作为拟合缓(控)释制剂的药物释放曲线的是
A.零级速率方程 B.一级速率方程 C.Higuchi方程 D.米氏方程 E.Weibull分布函数

5.下列关于骨架型缓释片的叙述,错误的是
A.亲水凝胶骨架片中药物的释放比较完全 B.不溶性骨架片中要求药物的溶解度较小 C.药物从骨架片中的释放速度比普通片剂慢 D.骨架型缓释片一般有三种类型 E.骨架型缓释片应进行释放度检查,不进行崩解时限检查

6.可作为渗透泵制剂中渗透促进剂的是
A.氢化植物油 B.脂肪 C.淀粉浆 D.蔗糖 E.邻苯二甲酸醋酸纤维素

7.下列不是缓、控释制剂释药原理的为
A.渗透压原理 B.离子交换作用 C.溶出原理 D.扩散原理 E.毛细管作用

8.可作为溶蚀性骨架片骨架材料的是
A.硬脂酸 B.聚丙烯 C.聚硅氧烷 D.聚乙烯 E.乙基纤维素

9.最适合制备缓(控)释制剂的药物半衰期为
A.15小时 B.24小时 C.48小时 D.<1小时 E.2~8小时

10.可作为不溶性骨架片的骨架材料是
A.聚乙烯醇 B.壳多糖 C.果胶 D.海藻酸钠 E.聚氯乙烯

配伍选择题(备选答案在前,试题在后;每组均对应同一组备选答案,每题可能有一个或多个正确答案;每个备选答案可重复选用,也可不选用。)

A.聚乙二醇 B.乙基纤维素 C.羟丙甲纤维素 D.单硬脂酸甘油酯 E.硅橡胶
1.可作为不溶性骨架材料的是 2.可作为控释膜材料的是
3.可作为渗透泵片推动剂的是 4.可作为生物溶蚀性骨架材料的是
5.可作为亲水凝胶型骨架材料的是

A.甘露醇 B.大豆磷脂 C.羟丙甲纤维素 D.离子交换树脂 E.硅橡胶
6.可作为渗透泵的渗透压促进剂的是 7.可在缓控释制剂中作为水溶性致孔剂的是
8.可作为片剂薄膜包衣材料的是 9.可作为制备脂质体的材料的是
10.可作为制备药物树脂的材料的是

A.不溶性骨架片 B.渗透泵片 C.膜控释小丸 D.亲水凝胶骨架片 E.溶蚀性骨架片
11.以药物及渗透活性物质等为片芯,用醋酸纤维素包衣,片面上用激光打孔的片剂
12.用挤出滚圆法制得小丸,再在小丸上包衣 13.用脂肪或蜡类物质为骨架制成的片剂
14.用无毒聚氯乙烯或硅橡胶为骨架制成的片剂 15.用海藻酸钠为骨架制成的片剂

多项选择题
1.口服缓释、控释药物制剂的疗效由3个基本因素决定,它们是
A.药物本身的性质 B.生产的重现性 C.胃肠道的生理环境 D.缓释和控释系统的特性
E.缓、控释制剂的体内外相关性

2.根据Noyes-Whitney方程原理,制备缓(控)释制剂可采用的方法有
A.控制药物的粒子大小 B.将药物制成溶解度小的盐或酯 C.将药物包藏于不溶性骨架中
D.包衣 E.增加制剂的黏度

3.不适于制备缓、控释制剂的药物有
A.口服后吸收不完全或吸收无规律的药物 B.生物半衰期过短($t_{1/2}$<1小时)且剂量大的药物
C.生物半衰期很长的药物($t_{1/2}$>24小时) D.剂量需要精密调节的药物 E.药效剧烈的药物

4.以下属于缓释制剂的是
   A.膜控释小片   B.渗透泵片   C.微球   D.骨架型缓控释片   E.脂质体
5.以下具有缓释作用的是
   A.分散片   B.渗透泵片   C.微孔膜包衣片   D.蜡制骨架片   E.胃内漂浮片
6.以下关于缓释制剂的叙述,正确的是
   A.缓释制剂可以减小血药浓度的峰谷现象   B.注射剂不能设计为缓释制剂   C.缓释制剂的释药率与吸收率不易获得一致   D.缓释制剂一定能减少用药的总剂量   E.缓释制剂要求药物缓慢恒速地释放
7.缓(控)释制剂的辅料包括
   A.增黏剂   B.助溶剂   C.乳化剂   D.阻滞剂   E.骨架材料
8.以下属于膜控释制剂的是
   A.微孔膜包衣制剂   B.膜-储库型经皮给药系统   C.骨架控释片   D.胃内漂浮片   E.眼用控释膜
9.下列关于渗透泵型控释制剂的叙述,正确的为
   A.渗透泵中药物以零级速率释放,属于控释制剂   B.渗透泵片与普通包衣片相似,只是在普通包衣片的一端用激光开一细孔,药物由细孔流出   C.半渗透膜的厚度、孔径、空隙率,片芯的处方是制备渗透泵片的关键   D.渗透泵片的释药速率与 pH 无关,在胃内与肠内的释药速率相等   E.渗透泵片片芯的吸水速度取决于膜的渗透性能和片芯的渗透压
10.下列关于胃内滞留片的叙述,正确的是
   A.胃内滞留片由药物和一种或多种亲水胶体及其他辅料制成   B.为提高胃内滞留片的漂浮能力,可在其中加密度较低的脂肪类物质   C.胃内滞留片宜睡前服用   D.胃内滞留片可延长药物在消化道内释放时间   E.胃内滞留片可改善药物的吸收
11.影响口服缓(控)释制剂设计的药物理化因素是
   A. pK_a、解离度和水溶性   B.分配系数   C.晶型   D.稳定性   E.相对分子质量大小
12.以减少扩散速率为主要原理的缓(控)释制剂的制备工艺有
   A.制成包衣小丸或包衣片剂   B.控制粒子的大小   C.将药物与高分子化合物制成难溶性盐   D.增加制剂的黏度以减少扩散速率   E.制成乳剂

(三)是非题

1.生物半衰期短的药物一定可以制备成缓释、控释制剂。(   )
2.与单元剂型缓控释制剂相比,多单元剂型口服后的转运受食物和胃排空的影响较小。(   )
3.据 Higuchi 方程,通过减小药物的溶解度 Cs 或减小表面积 S,可降低药物的释放速率。(   )
4.当膜控缓释制剂的包衣膜中含有水性孔道时,药物释放不能用 Fick 第一定律描述。(   )
5.对于骨架型缓释制剂,骨架的孔隙越多,药物释放越快;曲率越大,释药量越小。(   )
6.亲水凝胶骨架片中,水溶性药物的释放以扩散为主,难溶性药物则以骨架溶蚀为主。(   )
7.口服渗透泵片能始终以恒速释放药物。(   )
8.渗透泵片口服后,膜内药物溶液通过释药小孔的流出量与渗透进入膜内的水量相等。(   )
9.用离子交换技术制备缓控释制剂,仅适合于可解离药物的控释。(   )
10.小丸制备的成核过程主要靠固体桥作用完成。(   )

(四)填空题

1.缓释、控释制剂的释药原理主要有_____、_____、_____、_____和_____。
2.生物黏附材料和黏膜表面物产生生物黏附的机制有_____、_____、_____和

_____。

3.水不溶性骨架片中,药物通过骨架中许多弯曲的孔道扩散释放,骨架的孔隙越多,药物释放越_____;曲率越大,分子扩散所经路程越_____,药物释放越_____。

4.亲水凝胶骨架片的释药过程是药物扩散和骨架溶蚀的综合效应。亲水凝胶骨架片中水溶性药物的释放主要以_____为主,难溶性药物则以_____为主。

5.《中国药典》规定,缓释制剂须从释药曲线图中至少选出3个取样时间点用于表征体外药物释放度,第一点为开始0.5~2小时的取样时间点,用于考察_____,第二点为中间的取样时间点,用于确定_____,最后的取样时间点,用于考察_____。

6.缓控释制剂的释放度试验采用溶出度试验的装置,主要有_____、_____和_____三种方法。通常水溶性药物选用_____,难溶性药物选用_____,小剂量药物选用_____。

7.《中国药典》规定,体外释放速率试验应能反映出受试制剂释药速率的变化特征,且能满足统计学处理的需要,释药全过程的时间不应低于给药的间隔时间,且累积释放百分率要求达到_____。

8.制备口服渗透泵片时,半透膜材料常用的有_____、_____、二棕榈酸纤维素和乙烯-醋酸乙烯共聚物等。渗透促进剂常用的有乳糖、果糖、葡萄糖和甘露醇等及其混合物。推动剂亦称促渗透聚合物,常用的有聚羟甲丙烯酸烷酯、_____和聚丙烯酸等。

(五)问答题

1.影响小丸成型及质量的因素有哪些?
2.评价制剂体内外相关性的方法有哪些?
3.胃内滞留型制剂应具有哪些特性?如何设计该类制剂的处方?
4.如何根据结肠的生理特点设计结肠定位给药系统?
5.渗透泵片的组成有哪些,其控释的原理是什么?
6.缓控释制剂有哪些特点?

(六)设计题

1.某药物,其结构式为:

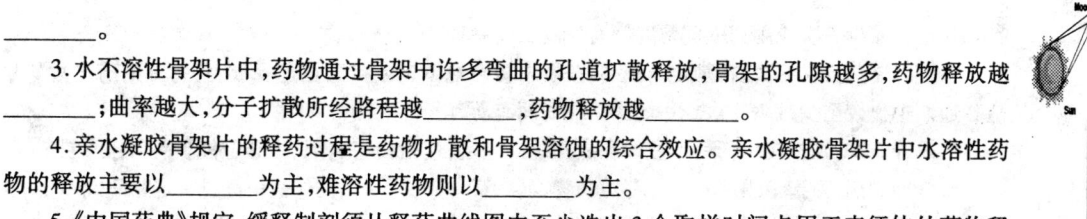

可溶于水,水溶液在pH 4以上易被氧化降解,其口服吸收良好,1小时可达血浓,但在结肠段几乎无吸收,消除半衰期为2~3小时,剂量通常保持在每天两次,每次25~50 mg,最大耐受剂量为150 mg/d,今欲制成缓释制剂,试述其设计要点及注意事项。

2.某药物口服,每天3次,每次5 mg,试应用骨架片和渗透泵片技术,设计每天口服给药1次的缓控释制剂的处方、制备工艺,并说明释药机理。

3.盐酸维拉帕米能溶于水,常用剂量是40 mg,每天3次,消除半衰期约4小时,口服易吸收,请设计一天给药1次的缓释或控释制剂,写出处方、处方中各组分的作用及制备方法。

习题答案及要点

(一)名词解释

1.缓释制剂:系指药物在规定溶剂中,按要求缓慢地非恒速释放、且每日用药次数与相应普通制剂比较至少减少一次或用药的间隔时间有所延长的制剂。

2. 控释制剂：系指药物在规定溶剂中，按要求缓慢地恒速或接近恒速释放、且每日用药次数与相应普通制剂比较至少减少一次或用药的间隔时间有所延长的制剂。

3. 迟释制剂：系指在给药后不立即释放药物的制剂，包括肠溶制剂、结肠定位制剂和脉冲制剂等。

4. 脉冲制剂：系指口服后不立即释放药物，而在某种条件下（如在体液中经过一定时间或一定pH值或某些酶作用下）一次或多次突然释放药物的制剂。

5. 结肠定位制剂：系指在胃肠道上部基本不释放药物、在结肠内大部分释放药物的制剂，即在规定的酸性介质与pH 6.8磷酸盐缓冲液中不释放或几乎不释放药物，而在要求的时间内，于pH 7.5～8.0磷酸盐缓冲液中大部分或全部释放药物的制剂。

6. 肠溶制剂：系指口服后在规定的酸性介质中不释放或几乎不释放药物，而在要求的时间内，于pH 6.8磷酸盐缓冲液中大部分或全部释放药物的制剂。

7. 释放度：系指药物从缓释制剂、控释制剂、肠溶制剂及透皮贴剂等在规定释放介质中释放的速度和程度。

8. 生物黏附：系指一种生物属性的物质与另一种生物或非生物属性的物质，在外力影响下，通过表面张力或其他力的作用，使这两种物质的界面较持久地紧密接触而粘在一起的状态。

(二) 选择题

单项选择题 1. A 2. A 3. C 4. D 5. B 6. D 7. E 8. A 9. E 10. E

配伍选择题 1. E 2. B 3. A 4. D 5. C 6. A 7. A 8. C 9. B 10. D 11. B 12. C 13. E 14. A 15. D

多项选择题 1. ACD 2. AB 3. ABCDE 4. ABD 5. BCDE 6. AC 7. ADE 8. ABE 9. ACDE 10. ABDE 11. ABCD 12. ADE

(三) 是非题

1. ×[生物半衰期很短（<1小时）的药物一般不宜制成缓释、控释制剂] 2. √ 3. ×（根据Noyes-Whitney方程，通过减小药物的溶解度C_s或减少表面积S，可降低药物的释放速率） 4. ×（膜控缓释制剂包衣膜含水性孔道时，药物释放仍可用Fick第一定律描述） 5. √ 6. √ 7. ×（口服渗透泵片片芯中药物未完全溶解时，释药速率按恒速进行，当片芯中药物浓度逐渐低于饱和浓度，释药速率也逐渐下降至零） 8. √ 9. √ 10. ×（小丸制备的成核过程主要靠液桥作用完成）

(四) 填空题

1. 溶出 扩散 溶蚀 渗透压；离子交换 2. 电荷理论 吸附理论 润湿理论；扩散理论 3. 快；长；慢 4. 扩散；骨架溶蚀 5. 药物是否有突释；释药特性；释药是否基本完全 6. 转篮法 桨法；小杯法；转篮法；桨法；小杯法 7. 90%以上 8. 醋酸纤维素 乙基纤维素；聚乙二醇

(五) 问答题

1. 小丸的成型和成型后小丸的质量受许多因素的影响，归纳为处方及工艺两方面因素的影响，同时各种因素之间常常又存在交互的影响。

处方因素包括：①药物性质，药物的物理性质如结晶形状、流动性、黏结能力等会影响成丸效果。②辅料的影响，辅料的种类、数量和性质，会明显影响小丸的成型及小丸的质量。此外辅料的粒径也会影响到成丸质量，粒径小的辅料制成的小丸圆整性好，且粒径分布较窄。

工艺因素包括：①制丸方法，方法不同，同一药物所制成的小丸性质常不相同。②工艺条件，制备小丸的操作条件不同，也会明显影响小丸的成形和质量。

2.体内外相关性的评价方法可归纳为3种:①体外释放曲线与体内吸收曲线(即由血药浓度数据脱卷积而得到的曲线)上对应的各个时间点应分别相关,这种相关简称点对点相关,表明两条曲线可以重合。②应用统计矩分析原理建立体外释放的平均时间与体内平均滞留时间之间的相关。由于能产生相似的平均滞留时间可有很多不同的体内曲线,因此体内平均滞留时间不能代表体内完整的血药浓度-时间曲线。③将一个释放时间点($T_{50\%}$、$T_{90\%}$等)与一个药动力学参数(如 AUC、C_{max} 或 T_{max})之间单点相关,它只说明部分相关。

3.胃内滞留型制剂应具有以下特性:①与胃酸接触后制剂表面水化形成连续性的凝胶屏障;②水化膨胀后密度小于1,使该释药系统漂浮在胃内容物表面;③药物释放速度缓慢,足以作为药库。

为使胃内滞留型制剂具备以上特性,处方中常用高黏度的亲水胶体(HPMC、HPC、HEC、MC 和 CMC-Na 等)为骨架材料。高黏度亲水胶体水合速率低、密度小、膨胀体积松大,利于片剂滞留于胃内,而且水化形成的凝胶屏障有利于控制药物缓慢释放。为提高漂浮滞留能力,处方中还可添加疏水性而相对密度小的酯类、脂肪酸类、脂肪醇类或蜡类;为调节释药速率,可添加可压性好的乳糖、甘露醇等加快释药速率,添加聚丙烯酸树脂等减缓药速率;为了增强亲水性,还可加入十二烷基硫酸钠等表面活性剂。

4.结肠生理的特点有:①药物在口服后 5～12 小时到达结肠;②结肠液 pH 值 6.5～7.5 或更高;③结肠内有大量细菌等。根据这些特点,可设计成以下类型的结肠定位给药系统:①时滞型:利用口服药物达到结肠的时滞效应(5～12 小时)设计。②pH 敏感型:利用结肠液 pH 值比胃、小肠高的特点,设计成 pH 敏感型结肠定位给药系统。③酶解型:利用结肠特有的酶解作用设计。

5.渗透泵片的组成:药物、半透膜材料、渗透促进剂和推动剂及释药孔。

控释原理:是利用渗透压原理控制药物释放。片芯为药物和水溶性聚合物或其他辅料制成,外面用水不溶性的聚合物(如醋酸纤维素、乙基纤维素或乙烯-醋酸乙烯共聚物等)包衣,成为半渗透膜壳,水可渗进此膜,但药物不能。然后用激光在包衣膜上开一个或多个的释药小孔。当与水接触后水即通过半渗透膜进入片芯,使药物溶解成为饱和溶液,或混悬液,加之具高渗透压辅料的溶解,故在片剂膜内形成高渗溶液。由于膜内外存在大的渗透压差,药物通过释药小孔持续泵出,其流出量与渗透进入膜内的水量相等,直到片芯内的药物溶解殆尽为止。

6.缓控释制剂的特点:①可以减少服药次数,方便患者长期服药,提高病人的顺应性。②血药浓度平稳,避免或减小峰谷现象,有利于降低药物的毒副作用和提高疗效。③对胃肠道刺激性大的药物,可减小刺激性。④可减少用药的总剂量。

(六)设计题

1.答案要点:①由于药物可溶于水,水溶液在 pH 4 以上易被氧化降解,口服吸收良好,但在结肠段几乎不吸收,因此考虑制成胃内滞留型缓释片剂。②可选用的亲水胶体骨架材料有:HPMC、HPC、HEC、MC 和 CMC-Na 等。③添加疏水性且相对密度小的酯类、脂肪酸类、脂肪醇类或蜡类提高漂浮滞留能力。④添加乳糖、甘露醇、聚丙烯酸树脂等调节释药速率;还可加入十二烷基硫酸钠等表面活性剂增强亲水性。⑤可采用湿法制粒压片,制备过程中应注意防止药物氧化,可在黏合剂中加入少量酒石酸。

2.答案要点:①设计成一天给药 1 次的片剂,每片中含有药物为 15 mg。②骨架片(溶蚀性骨架片)

骨架材料:脂肪类或蜡质材料(如硬脂醇等)。

制备工艺:将骨架材料熔融,再将药物与之混合,冷凝、固化、粉碎,添加其他辅料后湿法制粒,压片。

释药机理:溶蚀与扩散、溶出结合。

③骨架片(不溶性骨架片)

骨架材料:乙基纤维素、无毒聚氯乙烯、聚乙烯、乙烯-醋酸乙烯共聚物、硅橡胶等。

制备工艺:将骨架材料粉末与药物及其他辅料混合后直接压片。含乙基纤维素时,用乙醇为润湿剂,按湿法制粒压片工艺制备。

释药机理:扩散、溶出。

④渗透泵片(单室渗透泵片)

处方:半透膜材料(醋酸纤维素、乙基纤维素、二棕榈酸纤维素、乙烯-醋酸乙烯共聚物等);渗透促进剂(乳糖、果糖、葡萄糖、甘露醇等);促渗透聚合物(聚羟甲丙烯酸烷酯、聚乙二醇、聚丙烯酸等);根据需要还可添加助悬剂(如阿拉伯胶、琼脂、海藻酸或胶态硅酸镁等)、黏合剂(如PVP)、润湿剂(如脂肪酸季铵盐)、润滑剂(如硬脂酸镁)。

制备工艺:药物与具有高渗压的渗透促进剂及其他辅料压制成片芯,外包一层半透膜,在膜上开一个或几个小孔(通常用激光),即得。

释药机理:渗透压原理。

3.答案要点:

1)设计成一天给药1次的片剂,每片中含有药物为120 mg。

2)可设计成骨架片或渗透泵片。

3)溶蚀性骨架片

处方:盐酸维拉帕米 主药;硬脂醇 溶蚀性骨架材料;HPMC 黏合剂;80%乙醇 溶剂;硬脂酸镁 润滑剂

制备方法:将硬脂醇熔融,再将主药与之混合,冷凝、固化、粉碎,用HPMC的乙醇液湿法制粒,干燥,整粒后加入硬脂酸镁压片。

4)渗透泵片(单室渗透泵片)

处方:盐酸维拉帕米 主药;醋酸纤维素 半透膜材料;甘露醇 渗透促进剂;聚乙二醇 促渗透聚合物;PVP水溶液 黏合剂;硬脂酸镁 润滑剂

制备方法:将主药与甘露醇、聚乙二醇混匀,用PVP水溶液制软材,制粒、干燥,整粒后加入硬脂酸镁,压成片芯,再用醋酸纤维素包衣,用激光在膜上开一个或几个小孔,即得。

(蒋曙光)

第十六章
经皮给药系统

教学大纲要求

①掌握经皮吸收制剂的概念、特点、基本组成。②掌握药物吸收途径、影响因素和常用的渗透促进剂。③熟悉经皮吸收稳态流量和滞后时间的概念和意义。④熟悉制备经皮吸收制剂常用的材料。⑤熟悉经皮吸收制剂的评价。⑥熟悉药物经皮吸收的研究方法。⑦了解促进药物透皮吸收的新技术:如离子导入、超声波导入技术等。

教学内容精要

(一)概述

经皮给药系统(transdermal drug delivery systems, transdermal therapeutic systems,简称 TDDS,TTS)系指经皮给药的新制剂,常用的剂型为贴剂(patch)。该制剂经皮肤敷贴方式给药,药物穿过角质层,扩散透过皮肤,由毛细血管吸收进入全身血液循环达到有效血药浓度,并在各组织或病变部位起治疗或预防疾病的作用。经皮吸收制剂既可以起局部治疗作用也可以起全身治疗作用。经皮给药系统除贴剂外还可以包括软膏剂、硬膏剂、涂剂和气雾剂等。

1. 经皮给药系统的特点

比之其他常用的药物制剂,经皮给药系统有以下的特点:①保持血药水平较长时间稳定在治疗有效浓度范围内,平稳持久。②避免胃肠道及肝脏的首过作用。③改善病人的顺应性,不必频繁给药。④提高安全性,如有副作用,容易将贴剂移去,减少了口服或注射给药的危险性。

经皮给药系统也具有一定的局限性:①对皮肤具有强烈刺激性、致敏性的药物不宜制成经皮给药系统。②皮肤对药物的吸收率低,只有作用剧烈的药物才是制备透皮给药系统的理想候选药物。③若控释膜破裂或损坏,使释药速率剧烈增加,可能导致严重的后果。④皮肤对某些药物具有代谢作用。

2. 经皮给药系统的组成与分类

经皮给药制剂的主要组成有以下几部分:①由聚合物、药物、赋形剂或渗透促进剂组成的贮库装置,必要时还有限速膜;②胶粘系统,常用压敏胶;③背衬层;④保护层(防粘层)。

经皮吸收制剂大致可分为以下 4 类:①膜控释型:膜控释型 TDDS 主要由无渗透性的背衬层、药物贮库、控释膜、粘胶层和防粘层 5 部分组成。②粘胶分散型:粘胶分散型 TDDS 的药库层及控释层均由压敏胶组成,药物分散或溶解在压敏胶中成为药物贮库,均匀涂布在不渗透背衬层上。③骨架扩散型:药物均匀分散或溶解在疏水或亲水的聚合物骨架中,然后分剂量成固定面积大小及一定厚度的药膜,与压敏胶层、背衬层及防粘层复合即成为骨架扩散型 TDDS。也可以在复合后再行分割。压敏胶层可直接涂布在药膜表面,也可以涂布在与药膜复合的背衬层上。④微贮库型:微贮库型 TDDS 兼具膜控制型和骨架型的特点。其一般制备方法是先把药物分散在水溶性聚合物(如 PEG)的水溶液中,再将该混悬液均匀分散在疏水性聚合物中,在高切变机械力下,使之形成微小的球形液滴,然后迅速交联疏水聚合物分子使之成为稳定的包含有球型液滴药库的分散系统,将此系统制成一定面积及厚度的药膜，置于粘胶层中心，加防粘层即得。

3. 药物经皮吸收过程

1) 药物经皮吸收的途径：主要途径是通过角质层细胞间隙类脂，皮肤的附属器（毛囊、皮脂腺和汗腺）也可能起到一定的作用。

2) 皮肤的代谢与贮库作用：皮肤中存在着一些代谢酶，能代谢透过皮肤的药物，但在皮肤内的首过效应比肝内弱得多。皮肤的代谢作用亦可用来设计前体药物，以促进药物的经皮吸收。药物在经皮吸收过程中可能会在皮肤内产生积累，主要积累部位为角质层。

3) 药物在皮肤内的扩散动力学：①基质中的药物经过扩散作用到达皮肤表面；②从基质到皮肤表面的药物在角质层中产生分配；③药物从角质层向其他表皮层转移；④表皮层中的药物进行扩散；⑤药物由表皮向真皮转移；⑥真皮中的药物经过扩散通过毛细血管吸收向血液体循环转移。其中影响药物透过皮肤的最大限速屏障为角质层产生的阻力。

角质层中药物的透过速率（吸收速度）$J(dQ/dt)$可用式(16-1)表示：

$$J = \frac{dQ}{dt} = A \cdot C_s \cdot P_{sc} = A \cdot C_s \frac{KF}{h} \tag{16-1}$$

式中，C_s为基质中药物的浓度；P_{sc}为角质层中药物的透过系数；A为透过有效面积；K为角质层与基质间的分配系数；D为角质层中药物的扩散系数；h为角质层厚度。通常其透过速率一定，属于零级反应过程。但是，经皮吸收制剂给药后，到达稳态的药物浓度需要经过一定的时间，把经皮给药后到达稳态药物浓度所需要的时间称为滞留时间（lag time）。可用式(16-2)计算滞留时间：

$$t_{lag} = \frac{h^2}{6D} \tag{16-2}$$

4. 药物经皮吸收主要影响因素

1) 药物的性质：用于透皮吸收的药物应满足水和类脂中的溶解度应大于 1 mg/ml；分子量小于600；熔点低于100℃；药物的辛醇/水分配系数的对数值（$logP_{辛醇/水}$）在1~4；剂量不宜过大（不超过10~15 mg），药物应为分子形式。

2) 皮肤的生理因素：皮肤部位、水合作用、病理状态、皮肤对药物的结合与代谢作用。

3) 基质的组成和性质。

4) 应用的条件：贴剂与皮肤接触的时间越长，吸收率越高；与皮肤接触的药物浓度越高，药物经皮吸收速率越大；贴敷的表面积越大，吸收量越大。

5) 渗透促进剂：合适的渗透促进剂可以提高药物的经皮吸收。

（二）促进药物经皮吸收的方法

1. 经皮吸收促进剂

渗透促进剂是指能可逆地改变皮肤角质层的屏障功能，又不损伤任何活性细胞的化学物质，理想的渗透促进剂应无药理活性，无毒，无刺激性，无致敏性，与药物、基质和皮肤有良好的相容性，无嗅无味。常用的渗透促进剂见表16-1。

表16-1　常用的渗透促进剂

类型	举例	作用机制
亚砜类	二甲基亚砜；癸基甲基亚砜	角质层细胞内蛋白质变性；破坏角质层细胞间脂质的有序排列；脱去角质层脂质和脂蛋白
吡咯酮类	2-吡咯酮；5-甲基-2-吡咯酮；1,5-二甲基-2-吡咯酮	低浓度分配进入角蛋白，高浓度影响角质层脂质流动性并促进药物在角质层的分配；增加角质层的水含量

续表

类型	举例	作用机制
月桂氮䓬酮及其类似物	月桂氮䓬酮	渗入皮肤角质层,降低细胞间脂质排列的有序性;脱去细胞间脂质形成孔道;增加角质层含水量;降低角质层脂质的相转变温度
脂肪酸及其酯	油酸;肉豆蔻酸异丙酯;丙二醇二壬酸酯;癸二酸二乙酯	渗入角质层脂质,影响其有序排列;降低角质层脂质双分子层的相转变温度;引进角质层脂质固-液相分离和晶型转变;增加药物在角质层的分配
表面活性剂	月桂醇硫酸钠;泊洛沙姆	使角质层脂质排列无序化;乳化皮肤表面脂质;改善药物在角质层分配
醇类	乙醇;异丙醇;正十二醇;正辛醇	作为溶剂增加药物在角质层的溶解度;脱去角质层脂质;渗入角质层脂质,影响其排列的有序性
多元醇类	丙二醇;丙三醇	使角蛋白溶剂化,占据蛋白质的氢键结合部位,减少药物-组织间结合;增加并用的其他渗透促进剂在角质层的分配
萜烯类	桉树脑;d-苧烯;橙花叔醇;薄荷醇	促进药物在角质层的扩散;破坏角质层细胞间脂质屏障;提高组织电导率;打开角质层极性孔道;增加药物从基质向角质层的分配
胺类	尿素;十二烷基-N,N-二甲氨基乙酯	促进角质层水化,在角质层形成亲水性孔道;破坏角质层脂质结构
酰胺类	二甲基甲酰胺;二甲基乙酰胺	低浓度时分配进入角蛋白区,高浓度时影响角质层脂质的流动性
环糊精类	环糊精,2-羟丙基-环糊精	将药物形成包合物,提高溶解度,并可把药物分子传递到皮肤表面
氨基酸及其酯	L-异亮氨酸;十二烷基焦谷氨酸酯	松弛皮肤的角蛋白,影响角质层脂质排列的有序性
大环化合物	十五烷酮	增加药物在角质层中的溶解度
有机溶剂类	醋酸乙酯	破坏角质层脂质排列的密实性
磷脂类	卵磷脂;豆磷脂;磷脂酰甘油;磷脂酰乙醇胺	促进药物从基质中释放,增加药物在皮肤中的扩散;作用于角质层细胞膜脂质,改善其渗透性

2. 前体药物

亲水性药物制成脂溶性大的前体药物,可增加在角质层内的溶解度;强亲脂性的药物引入亲水性基团,有利于从角质层向水性的活性皮肤组织分配。前体药物在通过皮肤的过程中,被活性表皮内酶分解成母体药物,亦可以在体内受酶作用转变成母体药物。

3. 促进药物经皮吸收的新技术

(1)离子导入技术

1)离子导入技术的原理:离子导入技术(iontophoresis)是利用电流将离子型药物经由电极定位导入皮肤或黏膜,进入局部组织或血液循环的一种生物物理方法。一些不解离药物如果能在溶液中形成带电胶体粒子(如吸附或离子胶团增溶)亦可采用这一技术给药。

2)影响离子导入有效性的因素:①药物的解离性质;②药物浓度;③介质pH,介质的pH对药物的解离产生影响;④电流,离子型药物的透过速度与电流强度成正比。一般使用直流电流,密度在 $0.5\ mA\cdot cm^{-2}$ 以下。

(2)超声波技术 超声波促进药物经皮吸收的作用机制可分为两种:一种为超声波改变皮肤角质层结构,另一种为通过皮肤的附属器产生药物的传递透过通道。影响超声波促进药物吸收的因素主要有超声波的波长、输出功率以及药物的理化性质。

(3)无针注射系统 无针注射系统可以分为无针粉末注射系统和无针液体注射系统。无针粉末注射系统是利用超高速无针注射系统经皮导入固体药物的方法,该方法是利用氦气的超高速流体通过对固体粒子进行加速的方法,将药物粉末透过角质层释放到表皮和真皮表面。无针液体注射系统是通过压力的作用,经装置中的微小细孔把药物溶液打入到皮下或皮内,药物溶液在皮内形成药物贮库,使贮库中的药物达到缓慢释放和吸收的目的。无针注射系统的特点是患者可以自行给药,可以避免由注射针头带来的病毒、微生物等物质的感染。同时,可以把不易透过皮肤的大分子物质、蛋白质类、固体粉末直接打入到皮肤中产生吸收。

(三)药物经皮扩散的研究方法

1. 体外经皮扩散研究

(1)实验装置

1)水平式(两室)扩散池:主要用于药物经皮渗透基本性质的研究。两室扩散池最常见的型式为Valia-Chien扩散池。

2)立式(限量)扩散池:Franz扩散池和改良的Franz扩散池,主要用于贴剂、软膏的体外渗透性的比较研究。

3)流通扩散池:适合于溶解度小的药物。

(2)扩散液和接收液

1)扩散液:对于难溶性药物,一般选择其饱和水溶液作为扩散液,并加入数粒固体药物结晶以维持扩散中的饱和浓度。对于一些溶解度较大的药物,可以酌用其一定浓度溶液,应保证扩散液浓度大于接收液浓度(至少10倍以上)。

2)接收液:接收液应形成漏槽条件,有适宜的pH和渗透压。最简单的接收液是生理盐水或磷酸盐缓冲液。如果在接收液中药物的溶解度很小,可选用不同浓度PEG 400、乙醇、异丙醇水溶液以及一些表面活性剂溶液等。接收液中可以加入防腐剂。

(3)皮肤的选择与处理

1)皮肤种类:人体皮肤是最理想的皮肤样品。实验中较常用的是大鼠、裸鼠的皮肤。此外也有采用新鲜蛇蜕以及一些人工膜。

2)皮肤样品的处理:根据研究目的分别制取全皮、表皮、角质层等。人体皮肤和无毛小鼠无需脱毛处理。长毛动物的皮肤,根据不同要求可分别进行脱毛或剃毛。

2. 经皮吸收的体内研究

生物利用度测定是最常进行的体内研究,生物利用度F的测定方法有血药法和尿药法。

(四)经皮吸收制剂的制备

1. 经皮吸收制剂常用的材料

(1)膜聚合物和骨架聚合物

1)乙烯-醋酸乙烯共聚物(ethylene vilnylacetate copolymer,EVA):可用热熔法或溶剂法制备膜材。与人体组织有良好的相容性,性质稳定,但耐油性较差。

2)聚氯乙烯(polyvinyl chloride,PVC):透过性比较低,加入增塑剂可提高透过性。

3)聚丙烯(polypropylene,PP)。

4)聚乙烯(polyethylene,PE):有很好的防水性能,但气密性较差。

5)聚对苯二甲酸乙二醇酯(polydiethylene terephthalate,PET):耐酸碱和多种有机溶剂。

(2)经皮给药系统常用的压敏胶

压敏胶(pressure sensitive adhesive,PSA)是指那些在轻微压力下既可实现粘贴同时又容易剥离的一类胶粘材料,起着保证释药面与皮肤紧密接触以及药库、控释等作用。药用TDDS压敏胶应有对皮肤无刺激、不致敏、与药物相容及具有防水性能等要求。常用的压敏胶有硅酮压敏胶、聚异丁烯压敏胶和丙烯酸酯压敏胶。

(3)背衬材料、防粘材料、药库材料

1)背衬材料:常用多层复合铝箔,即由铝箔、聚乙烯或聚丙烯等膜材复合而成的双层或三层复合膜。其他可以使用的背衬材料还有 PET、高密度 PE、聚苯乙烯等。

2)防粘材料:主要用于粘胶层的保护。常用的防粘材料有聚乙烯、聚苯乙烯、聚丙烯、聚碳酸酯、聚四氟乙烯等高聚物的膜材,有时也使用表面涂石蜡或甲基硅油处理过的光滑厚纸。

3)药库材料:可以用单一材料,也可用多种材料配制的软膏、水凝胶、溶液等,如卡波沫、HPMC、PVA 等均较为常用,各种压敏胶和骨架膜材也同时可以是药库材料。

2. 经皮吸收制剂的制备

(1)膜材的加工方法　膜材可分别用做 TDDS 中的控释膜、药库、防粘层和背衬层等。膜材的常用加工方法有涂膜法和热熔法两类。

(2)制备工艺

1)涂膜复合工艺:是将药物分散在高分子材料(压敏胶)溶液中,涂布于背衬膜上,加热烘干使溶解高分子材料的有机溶剂蒸发,可以进行第二层或多层膜的涂布,最后覆盖上保护膜,亦可以制成含药物的高分子材料膜,再与各层膜叠合或黏合。

例1　雌二醇经皮给药系统(dermestril)

本品是以丙烯酸压敏胶为基质的给药系统,压敏胶由 61%～64% 2-乙基己基丙烯酸、25%～28% 甲基丙烯酸酯、4%～5%丙烯酸、4%～5%醋酸乙烯、1%羟乙基丙烯酸酯辐射共聚而成。背衬膜为聚氨酯、聚氯乙烯、聚乙烯组成。将压敏胶用有机溶剂溶解后,加入雌二醇溶解,涂布于聚酯保护膜上,除去溶剂后与背衬膜叠合而成。贴片大小为 20 cm^2,含雌二醇 4 mg。

2)充填热合工艺:是在定型机械中,在背衬膜与控释膜之间定量充填药物储库材料,热合封闭,覆盖上涂有胶粘层的保护膜。

例2　芬太尼经皮给药系统(duragesic)

本系统以聚酯膜为背衬膜,乙烯-醋酸乙烯为控释膜,硅化纸为保护膜,含药的聚硅氧烷压敏胶为胶粘层,药物储库由芬太尼、30%乙醇、2%羟乙基纤维素组成。将药物、羟乙基纤维素溶于乙醇溶液形成凝胶,用定量注射泵将该凝胶注于背衬膜与控释膜之间,于成型机械中使之成形。将压敏胶溶于有机溶剂,并将药物溶于其中,再将其涂布于保护膜上,最后将其覆盖到上述夹有药物储库的控释膜上,即得。

3)骨架黏合工艺:是在骨架材料溶液中加入药物,浇铸冷却,切割成型,粘贴于背衬膜上,加保护膜而成。

例3　复方骨质增生贴剂

药物有川芎、当归、红花、细辛、马钱子

用背衬膜、药物储库、保护膜

药物储库制备:将以上各味药粉碎过一号筛,用85%乙醇回流提取3次,减压浓缩成浸膏。将聚维酮、聚乙烯醇、甘油、聚丙烯酸树脂(0.8:0.2:1:0.32)与药物浸膏制成药物储库,将该储库贴合于背衬膜与保护膜间,即得。

3. 经皮吸收制剂的质量控制

体外评价包括含量测定、体外释放度检查和体外经皮渗透性的测定及黏着性能的检查等。体内评价主要是指生物利用度的测定和体内外相关性的研究。

习题

(一)名词解释

1.离子导入技术　2.压敏胶

(二)选择题

单项选择题

1.下列因素中,不影响药物经皮吸收的是
   A.皮肤因素   B.经皮吸收促进剂的浓度   C.背衬层的厚度   D.基质的pH   E.药物相对分子质量

2.药物透皮吸收是指
   A.药物通过表皮到达深层组织   B.药物主要作用于毛囊和皮脂腺   C.药物在皮肤用药部位发挥作用   D.药物通过表皮,被毛细血管和淋巴吸收进入体循环的过程   E.药物通过破损的皮肤,进入体内的过程

3.下列有关药物经皮吸收的叙述,错误的为
   A.皮肤破损时,药物的吸收增加   B.当药物与组织的结合力强时,可能在皮肤内形成药物的储库   C.水溶性药物的穿透能力大于脂溶性药物   D.非解离型药物的穿透能力大于离子型药物   E.同系药物中相对分子质量小的药物的穿透能力大于相对分子质量大的

4.透皮吸收制剂中加入"Azone"的目的是
   A.增加贴剂的柔韧性   B.使皮肤保持润湿   C.促进药物经皮吸收   D.增加药物的稳定性   E.使药物分散均匀

5.下列关于透皮给药系统的叙述,正确的是
   A.药物分子量大,有利于透皮吸收   B.药物熔点高,有利于透皮吸收   C.透皮给药能使药物直接进入血流,避免了首过效应   D.剂量大的药物适合透皮给药   E.透皮吸收制剂需要频繁给药

6.以下各项中,不是透皮给药系统组成的是
   A.崩解剂   B.背衬层   C.粘胶剂层(压敏胶)   D.防粘层   E.渗透促进剂

7.药剂中TDS或TDDS的含义为
   A.药物靶向系统   B.透皮给药系统   C.多单元给药系统   D.主动靶向给药系统   E.智能给药系统

8.适于制备成经皮吸收制剂的药物是
   A.在水中及油中的溶解度接近的药物   B.离子型药物   C.熔点高的药物   D.每日剂量大于10 mg的药物   E.相对分子质量大于600的药物

9.下列物质中,不能作为经皮吸收促进剂的是
   A.乙醇   B.山梨酸   C.表面活性剂   D.二甲基亚砜(DMSO)   E.月桂氮酮

10.下列各项叙述中,错误的是
   A.药物经皮肤给药既能起局部作用又能全身作用   B.药物制成不同剂型可改变药物的作用性质   C.药典是一个国家记载药品规格、标准的法典   D.微囊又称分子囊   E.用吸附法或透过法可测得粉体的比表面积径

配伍选择题(备选答案在前,试题在后;每组均对应同一组备选答案,每题只有一个正确答案;每个备选答案可重复选用,也可不用。)

   A.背衬材料   B.防粘层   C.油酸   D.聚丙烯酸类压敏胶   E.醋酸

1.可在经皮给药系统中作为经皮吸收的促进剂的是
2.在经皮给药系统中用于支持药库或压敏胶等的薄膜
3.主要用于经皮给药系统中作为粘胶层的保护的是
4.在经皮给药系统中起到把装置黏附到皮肤上作用的是

   A.乙烯-醋酸乙烯共聚物   B.药物及透皮吸收促进剂等   C.复合铝箔膜   D.压敏胶

E.塑料薄膜

5.在透皮给药系统中用作控释膜的材料　6.在透皮给药系统中用作黏附层中的材料
7.在透皮给药系统中用作背衬层的材料　8.在透皮给药系统中药物库的组成

多项选择题

1. TDDS的制备方法有
   A.骨架黏合工艺　B.超声分散工艺　C.逆相蒸发工艺　D.涂膜复合工艺　E.充填热合工艺
2. 可以在经皮给药系统中作为渗透促进剂的是
   A.月桂氮酮　B.聚乙二醇200　C.二甲基亚砜　D.薄荷醇　E.尿素
3. 经皮吸收制剂中常用的压敏胶有
   A.乙烯酸类　B.聚硅氧烷类　C.水凝胶类　D.聚异丁烯类　E.聚丙烯酸类
4. 影响药物经皮吸收的因素有
   A.药物的分子量　B.药物的油水分配系数　C.皮肤的水合作用　D.药物粒子大小　E.透皮吸收促进剂
5. 下列关于经皮给药系统的质量控制,正确的为
   A.经皮吸收制剂的生物利用度应与口服制剂接近　B.经皮吸收制剂可不进行药物含量检查　C.经皮吸收制剂需进行体外释放度测定　D.一般情况下,经皮吸收制剂中药物的释放速率应小于药物的透皮速率　E.经皮吸收制剂应进行黏合性能的检查
6. 下列对皮肤具有渗透促进作用的是
   A.凡士林　B. DMSO　C. Azone　D.丙二醇　E.液体石蜡
7. 经皮吸收制剂中粘胶分散型的组成部分包括
   A.控释膜层　B.粘胶层　C.防护层　D.背衬层　E.药物储库
8. 丙二醇可用作
   A.软膏剂的保湿剂　B.胶囊剂的增塑剂　C.气雾剂的抛射剂　D.透皮吸收促进剂　E.乳化剂
9. 经皮吸收给药的特点包括
   A.血药浓度没有峰谷现象,平稳持久　B.避免了肝的首过作用　C.改善病人的顺应性,不必频繁给药　D.提高安全性,如有副作用,容易将贴剂移去,减少了口服或注射给药的危险性　E.适合于不能口服给药的患者

(三)填空题

1. 微贮库型TDDS兼具_____型TDDS和_____型TDDS的特点。
2. 经皮吸收制剂可分为_____型、_____型、_____型和_____型四类。
3. 膜控释型TDDS的基本结构主要由_____、_____、_____、_____和_____五部分组成。

(四)问答题

1. 影响药物经皮吸收的因素有哪些?
2. 经皮吸收制剂的特点是什么,可分为哪几种类型?
3. 有哪些因素会影响离子导入的有效性?

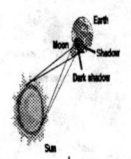

习题答案及要点

(一)名词解释

1. 离子导入技术:是利用电流将离子型药物经由电极定位导入皮肤或黏膜,进入局部组织或血液循环的一种生物物理方法。

2. 压敏胶:是指那些在轻微压力下既可实现粘贴同时又容易剥离的一类胶粘材料,起着保证释药面与皮肤紧密接触以及药库、控释等作用。

(二)选择题

单项选择题 1.C 2.D 3.C 4.C 5.C 6.A 7.B 8.A 9.B 10.D

配伍选择题 1.C 2.A 3.B 4.D 5.A 6.D 7.C 8.B

多项选择题 1.ADE 2.ACDE 3.BDE 4.ABCDE 5.CDE 6.BCD 7.BCDE 8.ABD 9.ABCDE

(三)填空题

1. 膜控释;骨架扩散 2. 膜控释;粘胶分散;骨架扩散;微贮库 3. 无渗透性的背衬层 药物贮库 控释膜 粘胶层;防粘层

(四)问答题

1. 药物经皮吸收的影响因素:①药物的性质,用于透皮吸收的药物应满足水和类脂中的溶解度应大于 1 mg/ml;分子量小于 600;熔点低于 100 ℃;药物的辛醇/水分配系数的对数值（$logP_{辛醇/水}$）在 1~4;剂量不宜过大(不超过 10~15 mg),药物应为分子形式。②皮肤的生理因素。③基质的组成和性质。④应用的条件,贴剂与皮肤接触的时间越长,吸收率越高;与皮肤接触的药物浓度越高,药物经皮吸收速率越大;贴敷的表面积越大,吸收量越大。⑤渗透促进剂,合适的渗透促进剂可以提高药物的经皮吸收。

2. 经皮吸收制剂的特点:①保持血药水平较长时间稳定在治疗有效浓度范围内,平稳持久。②避免胃肠道及肝脏的首过作用。③改善病人的顺应性,不必频繁给药。④提高安全性,如有副作用,容易将贴剂移去,减少了口服或注射给药的危险性。

经皮给药系统的局限性:①对皮肤具有强烈刺激性、致敏性的药物不宜制成经皮给药系统;②皮肤对药物的吸收率低,只有作用剧烈的药物才是制备透皮给药系统的理想候选药物;③若控释膜破裂或损坏,会使释放速度剧烈增加,可能导致严重的后果;④皮肤对某些药物具有代谢作用。

经皮吸收制剂大致可分为以下 4 类:①膜控释型;②粘胶分散型;③骨架扩散型;④微贮库型。

3. 影响离子导入有效性的因素:①药物的解离性质;②药物浓度,药物离子浓度高,导入的药量增多。③介质 pH,介质的 pH 对药物的解离产生影响。④电流,离子型药物的透过速度应与电流强度成正比。

(丁平田)

第十七章

靶向制剂

教学大纲要求

①掌握靶向制剂的概念、分类和特点。②掌握脂质体的概念、组成、结构和特点。③熟悉微球、纳米球、乳剂的概念和特点。④熟悉主动靶向制剂的分类和特点。⑤了解物理化学靶向制剂的概念、分类和特点。

教学内容精要

(一)概述

靶向制剂又称靶向给药系统,是指载体将药物通过局部给药或全身血液循环而选择性地浓集于靶组织、靶器官、靶细胞或细胞内结构的给药系统。将药物制成能到达靶区的靶向制剂,可以提高药效,降低毒副作用,提高药品的安全性、有效性、可靠性和病人用药的顺应性。成功的靶向制剂应具备定位浓集、控制释放以及无毒、可生物降解等要素。

1. 靶向制剂的分类

从到达的部位讲可分:第一级指到达特定的靶组织或靶器官,第二级指到达特定的细胞,第三级指到达细胞内的特定部位。从方法上分类,靶向制剂大体可分为以下 3 类。①被动靶向制剂:即自然靶向制剂,是载药微粒被巨噬细胞摄取,通过正常生理过程药物选择性地浓集于肝、脾、肺等器官而实现靶向性。微粒的粒径及表面性质决定了其在体内的分布。②主动靶向制剂:是以修饰的药物载体作为"导弹",将药物定向地运送到并浓集于预期的靶部位发挥药效的靶向制剂。③物理化学靶向制剂:是用某些物理化学方法使靶向制剂在特定部位发挥药效的靶向制剂。如磁性微球制剂、热敏感靶向制剂、pH 敏感靶向制剂、栓塞性微球制剂等。

2. 靶向制剂的评价

1)相对摄取率(r_e)

$r_e = (AUC_i)_p/(AUC_i)_s$,其中 AUC_i 为第 i 个器官或组织的药时曲线下面积,P、S 分别代表药物制剂和药物溶液。$r_e>1$,表示药物制剂在该器官或组织中具有靶向性;$r_e \leqslant 1$,表示无靶向性;r_e 越大,靶向效果越好。

2)靶向效率(t_e)

$t_e = (AUC)_{靶}/(AUC)_{非靶}$,$t_e>1$,表示药物制剂对靶器官比某非靶器官有选择性;$t_e$ 越大,选择性越强。

3)峰浓度比(C_e)

$C_e = (C_{max})_p/(C_{max})_s$,$C_{max}$ 越大,表明改变药物分布的效果越明显。

(二)脂质体

脂质体(liposomes)系指将药物包封于类脂质双分子层(厚度约 4 nm)内而形成的微型囊泡。可分为单室脂质体和多室脂质体。脂质体是由磷脂和适当的附加剂组成。磷脂是脂质体的膜材,是脂质体的主要组成部分。

1. 脂质体的理化性质

1)相变温度:当温度升高时,脂质体双分子层中的疏水链可从有序排列变为无序排列,使脂质体的双分子层厚度减小,膜的流动性增加,由"胶晶"态变为"液晶"态,发生这种变化时的温度称为相变温度。在相变温度时,膜的流动性增加,稳定性下降,药物具有最大的释放速率。

2)荷电性:使用不同的材料可制得表面荷负电、荷正电或电中性的脂质体。表面荷电影响包封率、稳定性、靶器官分布及靶细胞的作用。

3)粒径:脂质体的粒子大小和粒度分布影响脂质体的包封率、稳定性,还影响脂质体在体内的行为。

2. 脂质体的特点

1)靶向性:脂质体进入体内可被巨噬细胞吞噬,浓集在肝、脾、淋巴系统等巨噬细胞丰富的组织器官中。

2)缓释性:将药物包封成脂质体,可减少肾排泄和代谢而延长药物在体内的滞留时间。

3)组织细胞相容性:因脂质体是类似生物膜结构的囊泡,具有很好的细胞亲和性和组织相容性。

4)降低药物毒性:药物被脂质体包封后,改变了药物的体内分布,主要在肝、脾、骨髓等单核-巨噬细胞较丰富的器官浓集,从而减少正常组织细胞中的药物浓度,可明显降低药物的毒性。

5)提高药物稳定性:药物被脂质体包封后可提高药物的稳定性及口服吸收的效果。

3. 制备脂质体的材料

1)磷脂类:包括卵磷脂、脑磷脂、大豆磷脂以及其他合成磷脂。

2)胆固醇:胆固醇具有调节脂质体膜流动性的作用。在高于相变温度时,磷脂中加入胆固醇可增加膜的有序排列而减少膜的流动性;在低于相变温度时,可使膜减少有序排列而增加膜的流动性。

4. 脂质体的制备方法

1)注入法:将磷脂、胆固醇等类脂质及脂溶性药物共溶于有机溶剂中(常用乙醚),然后将此药液经注射器缓缓注入加热的磷酸盐缓冲液中,并继续搅拌至乙醚除尽为止,即制得脂质体。因其粒径较大,不适宜静脉注射。若再将脂质体混悬液通过高压乳匀机2次,则所得的成品大多为单室脂质体,粒径绝大多数在2 μm以下。

2)薄膜分散法:将磷脂、胆固醇等类脂质及脂溶性药物溶于氯仿中,然后将氯仿溶液在烧瓶中旋转蒸发,使其在烧瓶内壁上形成薄膜,将水溶性药物溶于磷酸盐缓冲液中,加入烧瓶中不断搅拌,即得脂质体。

3)逆相蒸发法:将磷脂等膜材溶于有机溶剂如氯仿、乙醚中,加入待包封药物的水溶液进行短时超声,形成稳定的W/O型乳剂,然后减压蒸发除去有机溶剂,达到胶态后,滴加缓冲液,旋转使器壁上的凝胶脱落,再在减压下继续蒸发,制得水性混悬液,通过凝胶色谱法或超速离心法除去未包入的药物,即得大单室脂质体。本法特点是包封的药物量大,适合于包封水溶性药物及大分子生物活性物质。

4)冷冻干燥法:将磷脂经超声处理高度分散于缓冲盐溶液中,加入冻结保护剂(如甘露醇、葡萄糖、海藻酸等)冷冻干燥后,再将干燥物分散到含药物的缓冲盐溶液或其他水性介质中,即可形成脂质体。此法适合包封对热敏感的药物。

5. 脂质体的作用机制和给药途径

①脂质体与细胞的相互作用:脂质体在体内细胞水平上的作用机制有吸附、脂交换、内吞、融合等。②给药途径:脂质体适用于多种给药途径,如静脉注射,肌内与皮下注射,口服给药,眼部给药,肺部给药,经皮给药,鼻腔给药。

6. 脂质体的评价

1)形态、粒径及其分布:脂质体应为封闭的多层囊状或多层圆球体。其粒径大小可用显微镜或电镜等方法测定。

2) 包封率：包封率 =（脂质体中的药量/药物总量）×100%

3) 渗漏率：渗漏率表示在贮存期间脂质体的包封率变化情况。渗漏率 =（贮存后渗漏到介质中的药量/贮存前包封的药量）×100%

此外，还需检查脂质体的体外释放度、体内分布等。

（三）微球

微球(microspheres)是药物溶解和(或)分散在适宜的高分子材料骨架中形成的小的球形或类球形实体。微球粒径通常在 1～250 μm，可供静脉、动脉注射或栓塞用，亦可用于口服、皮下注射或植入用。

1. 微球的特性

1) 靶向性：大于 7～12 μm 的微球可被肺机械滤取，小于 7 μm 时一般被肝、脾中的巨噬细胞摄取。微球的这种靶向分布特性属于被动靶向作用。

2) 缓释性：微球中的药物释放主要依赖于微球的降解和体液的流动，使药物释放缓慢。

3) 栓塞性：将粒径 30 μm 以上的微球直接经动脉血管导入体内，阻塞于器官的动脉末梢血管或肿瘤组织，可同时达到切断对肿瘤细胞的营养和定位释放药物作用，提高药物疗效，降低毒副作用。

2. 微球的制备技术

1) 乳化交联法：以药物和高分子材料(如明胶、白蛋白、壳聚糖)为水相，与含有乳化剂的油相搅拌乳化，形成稳定的 W/O 或 O/W 型乳状液，加入化学交联剂，可得粉末状微球。其粒径通常在 1～100 μm 范围内。

2) 液中干燥法：药物与载体材料组成挥发性有机相，与含乳化剂的水相搅拌乳化，形成稳定的 O/W 型乳状液，挥发除去有机相，即得微球。

3) 喷雾干燥法：将药物与高分子材料的溶液或混悬液喷雾干燥，即得微球。该法可避免使用化学交联剂和有机溶剂。

（四）乳剂

由于乳剂对淋巴系统的亲和性，其在体内有靶向性分布特点。油状或亲脂性药物制成 O/W 型或 O/W/O 型乳剂静脉注射后，药物可在肝、脾等巨噬细胞丰富的组织器官中浓集。水溶性药物制成 W/O 型或 W/O/W 型乳剂经口服、肌内或皮下注射后，易浓集于淋巴系统。

药物经淋巴系统转运，可避免肝脏的首过效应，提高药物的生物利用度；如果淋巴系统存在细菌感染或癌细胞转移等病灶，淋巴系统的定向性给药具有重要的临床价值。

乳剂的释药机制有：透过油膜扩散，载体传递转运，胶束转运。影响乳剂释药特性与靶向性的因素主要有：乳滴粒径和表面性质，油相的性质，乳化剂的种类和用量，乳剂的类型。

（五）纳米粒

纳米粒包括纳米囊和纳米球，是以高分子材料为载体的固态载药胶体微粒，一般粒径多在 10～1 000 nm 范围内。纳米囊属膜壳药库型，纳米球属基质骨架实体型。纳米粒具有缓释、靶向、保护药物、提高疗效和降低毒副作用的特点。

1. 纳米粒的制备方法

1) 乳化聚合法：以水作连续相的乳化聚合法是目前最常用的方法。该法是在机械搅拌下将聚合物单体分散于含药物和乳化剂的水相中，在一定的催化剂或引发剂的作用下，单体发生聚合反应而制得载药纳米粒。

2) 高分子材料凝聚法：①加热变性法：利用蛋白质在 100～180 ℃变性形成含有水溶性药物的纳

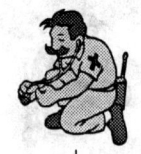

米球,将白蛋白同药物溶入或分散入水中作水相,在油相中搅拌或超声乳化得 W/O 型乳浊液。将此乳浊液加热到 100~180 ℃保持 10 分钟,白蛋白变性形成纳米粒。②化学交联法:将 W/O 型乳浊液冷却到明胶的胶凝点以下,再用甲醛交联固化。此方法可用于制备热敏感药物。③盐析凝聚法:利用高分子材料水溶液在加入盐析剂后,发生脱水凝聚而形成纳米粒。

3)液中干燥法(溶剂挥发法):将药物溶于可挥发且在水中可适当溶解的有机溶剂中,制成 O/W 型乳浊液,再挥发除去有机溶剂而得载药纳米粒。

2. 体内分布与消除

纳米粒可经静脉注射,一般被单核-巨噬细胞系统摄取,主要分布于肝(60%~90%)、脾(2%~10%)、肺(3%~10%),少量进入骨髓。纳米粒亦可由细胞内或细胞间穿过内皮壁到达靶部位。有些纳米粒具有在某些肿瘤中聚集的倾向。给药途径、聚合材料影响纳米粒在体内的分布和消除。

(六)主动靶向制剂

1. 修饰的药物载体

药物载体经修饰后,可减少或避免巨噬细胞系统的吞噬作用,有利于分布到缺少巨噬细胞系统的组织(靶向于肝、脾以外)。

(1)修饰的脂质体

1)长循环脂质体:脂质体表面经修饰后,可避免或减少巨噬细胞系统吞噬,延长在体内血液循环系统的时间,有利于肝、脾以外的器官的靶向性。

2)免疫脂质体:在脂质体表面接上某种抗体,具有对靶细胞分子水平上的识别能力。

3)糖基修饰的脂质体:脂质体表面接上不同糖基,可产生不同的分布。

(2)修饰的微乳 微乳经过化学修饰增加亲水性后,可增加其在循环系统的滞留时间,降低在血中的清除率,延长消除半衰期,减少肝、脾、肺中的分布,增加在炎症部位的聚集。

(3)修饰的微球 用聚合物将抗原或抗体吸附或交联形成的微球,除用于抗癌药物的靶向治疗外,还可用于标记和分离细胞作诊断和治疗。

(4)修饰的纳米球

1)聚乙二醇修饰的纳米球:纳米球表面经聚乙二醇修饰后,延长在循环系统的滞留时间。

2)免疫纳米球:单克隆抗体与载药纳米球结合后,通过静脉注射可实现主动靶向。

2. 前体药物

前体药物(prodrug)是活性药物衍生而成的药理惰性物质,在体内经化学反应或酶反应,前体药物转化成活性母体药物而发挥其治疗作用。常用的前体药物有抗癌药前体药物、脑部靶向前体药物、结肠靶向前体药物。

使前体药物在特定的靶部位转化为母体药物的基本条件:使前体药物转化的反应物或酶均应仅在靶部位才存在或表现出活性。前体药物能同药物的受体充分接近;有足够量的酶以生成足够量的活性药物;产生的活性药物应能在靶部位滞留,而少进入循环体系产生毒副作用。

(1)抗癌药前体药物 因为癌细胞比正常细胞含有较高浓度磷酸酯酶和酰胺酶,所以某些抗癌药制成磷酸酯或酰胺类前体药物可在癌细胞定位聚集;若干肿瘤能产生大量的纤维蛋白溶酶原活化剂,故将抗癌药与合成肽联结,可使抗癌药在肿瘤部位再生聚集。

(2)脑部靶向前体药物 如氧化-还原脑内释药系统,利用某些亲脂性二氢吡啶(作为载体)能进入脑内的性质,在脑内氧化成为相应的、难以跨过血-脑脊液屏障的季铵盐而滞留在脑内经脑脊液的酶或化学反应水解,缓慢释放药物而延长药效。

(3)结肠靶向前体药物 主要是利用结肠特殊菌落产生的酶的作用,在结肠释放出活性药物从而达到结肠靶向作用。

(七)物理化学靶向制剂

物理化学靶向制剂是指用物理方法或化学方法使靶向制剂在特定部位发挥药效的靶向制剂。

(1)磁性靶向制剂　采用体外磁场的效应引导药物在体内定向移动和定位集中的制剂称为磁性靶向制剂。这种制剂主要有磁性微球和磁性纳米囊。

(2)栓塞靶向制剂　动脉栓塞的目的是阻断靶区的供血和营养,使靶区的肿瘤细胞缺血坏死。

(3)热敏靶向制剂

1)热敏脂质体:利用相变温度不同可制成热敏脂质体。将不同比例类脂质的二棕榈酸磷脂(DPPC)和二硬脂酸磷脂(DSPC)混合,可制得不同相变温度的脂质体。在相变温度时,脂质体膜的通透性增加,被包封的药物释放速率增大,而偏离相变温度时则释放速率减慢。但对热敏脂质体若加热时间过长,可造成正常结缔组织损伤。

2)热敏免疫脂质体:在热敏脂质体膜上交联抗体,可得热敏免疫脂质体。具有物理化学靶向和主动靶向双重作用。

(4)pH敏感的靶向制剂

1)pH敏感脂质体:利用肿瘤间质液的pH值比周围正常组织显著低的特点设计而成。其原理是pH降低时加速释药。通常采用对pH敏感的类脂(如DPPC、十七烷酸磷脂)为类脂质膜。

2)pH敏感的口服结肠定位给药系统:利用结肠pH值较高的特点可制成pH敏感的口服结肠定位给药系统。

习题

(一)名词解释

1.靶向制剂　2.脂质体　3.微球　4.纳米粒　5.前体药物

(二)选择题

单项选择题

1.以下不属于靶向制剂的是

A.药物-抗体结合物　　B.纳米囊　　C.微球　　D.环糊精包合物　　E.脂质体

2.以下属于主动靶向给药系统的是

A.磁性微球　B.乳剂　C. 药物-单克隆抗体结合物　D.药物毫微粒　E. pH敏感脂质体

3.以下不能用于制备脂质体的方法是

A.复凝聚法　　B.逆相蒸发法　　C.冷冻干燥法　　D.注入法　　E.薄膜分散法

4.以下关于判断微粒是否为脂质体的说法正确的是

A.具有微型囊泡　　B.球状小体　　C.具有类脂质双分子层的结构的微型囊泡　　D.具有磷脂双分子结构的微型囊泡　　E.由表面活性剂构成的胶团

5.以下不是脂质体与细胞作用机制的是

A.融合　　B.降解　　C.内吞　　D.吸附　　E.脂交换

6.已知某脂质体药物的投料量$W_{总}$,被包封于脂质体的药量$W_{包}$和未包入脂质体的药量$W_{游}$,试计算此药的重量包封率Q_w

A. $Q_w\% = W_{包}/W_{游} \times 100\%$　　B. $Q_w\% = W_{游}/W_{包} \times 100\%$　　C. $Q_w\% = W_{包}/W_{总} \times 100\%$　　D. $Q_w\% = (W_{总}-W_{包})/W_{游} \times 100\%$　　E. $Q_w\% = (W_{总}-W_{包})/W_{包} \times 100\%$

7.以下关于脂质体相变温度的叙述错误的为

A.在相变温度以上,升高温度脂质体膜的流动性减小　　B.在一定条件下,由不同磷脂组成的脂质体有可能存在不同的相　　C.与磷脂的种类有关　　D.在相变温度以上,升高温度脂质体双分子层中疏水链可从有序排列变为无序排列　　E.在相变温度以上,升高温度脂质体膜的厚度减小

8.以下不用于制备纳米粒的有
　　A.乳化聚合法　　B.天然高分子凝聚法　　C.液中干燥法　　D.自动乳化法　　E.干膜超声法

9.以下关于脂质体的说法不正确的是
　　A.脂质体在体内与细胞的作用包括吸附、脂交换、内吞、融合　　B.吸附是脂质体在体内与细胞作用的开始,受粒子大小、表面电荷的影响　　C.膜的组成、制备方法,特别是温度和超声波处理,对脂质体的形态有很大影响　　D.设计脂质体作为药物载体最主要的目的是实现药物的缓释性　　E.磷脂是构成细胞膜和脂质体的基础物质

配伍选择题(备选答案在前,试题在后;每组均对应同一组备选答案,每题只有一个正确答案;每个备选答案可重复选用,也可不选用。)

　　A.重结晶法　　B.研磨法　　C.聚合法　　D.注入法　　E.复凝聚法
可用于制备以下微粒的方法是:
1.纳米囊　2.脂质体

　　A. pH敏感脂质体　　B.磷脂和胆固醇　　C.纳米粒　　D.微球　　E.前体药物
以下各项中对应的是:
3.高分子物质组成的基质骨架型固体胶体粒子　4.在体内转化为活性的母体药物而发挥其治疗作用
5.可提高脂质体靶向性的脂质体　6.药物溶解或分散在辅料中形成的微小球状实体

　　A.肽类与蛋白质类　　B.复合乳剂　　C.微球　　D. TDDS　　E.磷脂与胆固醇
属于以下情况的是:
7.生物技术药物　8.脂质体的膜材

多项选择题
1.药物被包裹在脂质体内后有哪些优点
　　A.靶向性　　B.缓释性　　C.提高疗效　　D.降低毒性　　E.改变给药途径
2.使被动靶向制剂成为主动靶向制剂的修饰方法有
　　A. PEG修饰　　B.前体药物　　C.糖基修饰　　D.磁性修饰　　E.免疫修饰
3.制备脂质体的材料包括
　　A.卵磷脂　　B.脑磷脂　　C.大豆磷脂　　D.合成磷脂　　E.胆固醇
4.下列关于前体药物的叙述错误的为
　　A.前体药物在体内经化学反应或酶反应转化为活性的母体药物　　B.前体药物在体外为惰性物质　　C.前体药物在体内为惰性物质　　D.前体药物为被动靶向制剂　　E.母体药物在体内经化学反应或酶反应转化为活性的前体药物
5.脂质体制备中的逆相蒸发法特别适合于包裹什么药物
　　A.水溶性　　B.脂溶性　　C.大分子生物活性物质　　D.小分子生物活性物质　　E.油类
6.影响乳剂释药特性与靶向性的因素有
　　A.乳化剂的种类和用量　　B.乳剂的类型　　C.乳剂表面的修饰　　D.乳滴粒径　　E.油相
7.根据脂质体制剂的特点,其质量应在哪几方面进行控制
　　A.脂质体形态观察,粒径和粒度分布测量　　B.主药含量测定　　C.体外释放度测定　　D.脂质体包封率的测定　　E.渗漏率的测定
8.脂质体的靶向性有
　　A.被动靶向性　　B.物理靶向性　　C.化学靶向性　　D.主动靶向性　　E.天然靶向性

9.以下属于物理化学靶向的制剂为
A.栓塞靶向制剂 B.热敏靶向制剂 C. pH 敏感靶向制剂 D.磁性靶向制剂 E.前体药物
10.测定脂质体的形态、粒径和粒度分布情况的方法有
A.光学显微镜法 B.电子显微镜法 C. Coulter 计算法 D.激光散射法 E.离心沉淀法
11.可用液中干燥法制备的制剂是
A.脂质体 B.固体分散体 C.微型胶囊 D.微球 E.纳米囊

(三)是非题

1.脂质体注射液、纳米球注射液、静脉乳剂都具有靶向性。(　　)
2.微球属于主动靶向制剂,脂质体属于被动靶向制剂。(　　)
3.亲脂性药物制成乳剂后易浓集于淋巴系统。(　　)
4.纳米球与纳米囊都是高分子物质组成的固态胶体粒子,前者是药库膜壳型,后者是基质骨架型。(　　)
5.脂质体、修饰脂质体、免疫脂质体都用于制备被动靶向制剂。(　　)

(四)填空题

1.药物的靶向从到达的部位可以分为三级:第一级指到达特定的 _____,第二级指到达特定的 _____,第三级指到达 _____。
2.从方法上讲,靶向制剂可以分为 _____ 靶向制剂、_____ 靶向制剂和 _____ 靶向制剂三类。
3.药物制剂靶向性的主要评价参数有 _____、_____、_____。
4.脂质体的膜材主要由 _____ 和胆固醇组成。
5.常用的脂质体的制备方法有 _____、_____、_____ 和冷冻干燥法。
6.药物制成微球后具有 _____、_____、栓塞性的特性。
7.乳剂靶向性的特点主要在于它对 _____ 的亲和力。
8.被动靶向制剂主要有 _____、_____、_____ 和乳剂等。
9.主动靶向制剂主要包括 _____ 和前体药物等。
10.物理化学靶向制剂主要有 _____、_____、_____ 和栓塞靶向制剂几种。
11.常用的前体药物有 _____、_____、结肠靶向前体药物等。

(五)问答题

1.脂质体有何特点?
2.简述靶向制剂可分为哪几类,有何特点?
3.前体药物的基本条件有哪些?

(六)设计题

1.抗肿瘤药氟尿嘧啶略溶于水,在乙醇中微溶,在氯仿中几乎不溶;请设计将其制成纳米粒。
2.抗肿瘤药放线菌素 D,几不溶于水,能溶于氯仿和乙醚,对酸和碱不稳定,请制备脂质体注射剂,写出制剂组分与制备方法。

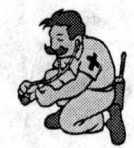

习题答案及要点

(一)名词解释

1.靶向制剂:是指载体将药物通过局部给药或全身血液循环而选择性地浓集于靶组织、靶器官、靶细胞或细胞内结构的给药系统。

2.脂质体:系指将药物包封于类脂质双分子层(厚度约 4 nm)内而形成的微型囊泡。

3.微球:是一种以适宜高分子材料为载体包裹或吸附药物而制成的球形或类球形微粒。

4.纳米粒:包括纳米囊和纳米球,是以高分子材料为载体的固态载药胶体微粒,一般粒径多在 10~1 000 nm范围内。

5.前体药物:是活性药物衍生而成的药理惰性物质,在体内经化学反应或酶反应的作用后,前体药物中的活性母体药物再生而发挥其治疗作用。

(二)选择题

单项选择题 1.D 2.C 3.A 4.C 5.B 6.C 7.A 8.E 9.D
配伍选择题 1.C 2.D 3.C 4.E 5.A 6.D 7.A 8.E
多项选择题 1.ABCDE 2.ABCE 3.ABCDE 4.CDE 5.AC 6.ABCDE 7.ABCDE 8.ABCD 9.ABCD 10.ABCDE 11.CDE

(三)是非题

1.√ 2.×(没有经过修饰的微球和脂质体都属于被动靶向制剂) 3.√ 4.×(纳米球是基质骨架型,纳米囊是药库膜壳型) 5.×(修饰脂质体、免疫脂质体用于制备主动靶向制剂)

(四)填空题

1.靶组织或靶器官;细胞;细胞内的特定部位 2.被动;主动;物理化学 3.相对摄取率(r_e) 靶向效率(t_e) 峰浓度比(C_e) 4.磷脂 适当的附加剂 5.注入法 薄膜分散法 逆相蒸发法 6.靶向性 缓释性 7.淋巴系统 8.脂质体 微球 纳米球 9.修饰的药物微粒载体 10.磁性靶向制剂 热敏靶向制剂 pH敏感的靶向制剂 11.抗癌药前体药物 脑部靶向前体药物

(五)问答题

1.脂质体具有以下主要特点:①靶向性,脂质体进入体内可被巨噬细胞作为异物而吞噬,浓集在肝、脾、淋巴系统等巨噬细胞丰富的组织器官中。②缓释性,将药物包封成脂质体,可减少肾排泄和代谢而延长药物在血液中的滞留时间,使药物在体内缓慢释放,延长药物的作用时间。③组织细胞相容性,脂质体具有很好的细胞亲和性与组织相容性。④降低药物毒性,药物被脂质体包封后,改变了药物的体内分布,主要在肝、脾、骨髓等单核-巨噬细胞较丰富的器官浓集,从而减少正常组织细胞中的药物浓度,可明显降低药物的毒性。⑤提高药物稳定性,一些不稳定的药物被脂质体包封后可提高药物的稳定性及口服吸收的效果。

2.药物的靶向从到达的部位讲可分为三级:第一级指到达特定的靶组织或靶器官,第二级指到达特定的细胞,第三级指到达细胞内的特定部位。从方法上分类,靶向制剂大体可分为三类:被动靶向制剂、主动靶向制剂、物理化学靶向制剂。

将药物制成能到达靶区的靶向制剂,可以提高药效,降低毒副作用,提高药品的安全性、有效性、可靠性和病人用药的顺应性。

3.前体药物是活性药物衍生而成的药理惰性物质,在体内经化学反应或酶反应的作用后,前体药物中的活性母体药物再生而发挥其治疗作用。使前体药物在特定的靶部位再生为母体药物的基本条件:使前体药物转化的反应物或酶均应仅在靶部位才存在或表现出活性。前体药物能同药物的受体充分接近;有足够量的酶以生成足够量的活性药物;产生的活性药物应能在靶部位滞留,而少进入循环体系产生毒副作用。

(六)设计题

1. 制备明胶纳米粒:将药物溶于明胶溶液中,再将该溶液在芝麻油中乳化成 W/O 型乳浊液,冰浴冷却到明胶的胶凝点以下,用丙酮稀释,洗涤,加甲醛丙酮溶液使纳米粒交联,丙酮洗涤,干燥,即得。

2. ①成膜材料:磷脂、胆固醇。②应用以下方法制备脂质体。

薄膜分散法:将磷脂、胆固醇等以及放线菌素 D 溶于氯仿中,然后将氯仿溶液在烧瓶中旋转蒸发,使其在烧瓶内壁上形成薄膜,将磷酸盐缓冲液加入烧瓶中不断搅拌,即得脂质体。将脂质体混悬液通过高压乳匀机 2 次,氮气流下灌封,灭菌,即得。

注入法:将磷脂、胆固醇等及放线菌素 D 共溶于乙醚中,然后将此药液经注射器缓缓注入加热的磷酸盐缓冲液中,并继续搅拌至乙醚除尽为止,即制得脂质体。再将氮气流下灌封,灭菌,即得。

(杨 帆)

第十八章

生物技术药物制剂

教学大纲要求

①掌握生物技术药物的含义与特点。②熟悉蛋白质药物的结构特点、理化性质及其不稳定性。③熟悉蛋白质药物制剂的处方与工艺。④了解蛋白质药物的新给药系统。

教学内容精要

(一)概述

生物技术药物(biotech drugs)或称生物药物,是以细胞及其组成分子为起始材料,应用生物技术制备的生物活性物质。生物技术药物已广泛用于治疗感染、癌症、冠心病、多发性硬化症、贫血、发育不良、糖尿病、心力衰竭、血友病、囊性纤维变性和一些罕见的遗传疾病。

生物技术药物主要包括:①重组基因技术、转基因技术研制的药物;②细胞或原生质体融合技术生产的药物;③固定化酶或固定化细胞技术制备的药物;④通过组织和细胞培养生产的疫苗;⑤利用现代发酵工程生产生物来源的药物;⑥应用蛋白质工程和分离技术从生物资源中寻找或制备的药物等。主要是应用重组基因技术生产的蛋白质、多肽、酶、激素、疫苗、细胞生长因子及单克隆抗体等,主要产品类型为疾病治疗剂、诊断试剂、预防药物与动物用治疗剂。

多肽、蛋白质类药物是药用生物活性大分子物质,与传统的化学合成药物相比,具有以下特点:与体内正常生理物质十分接近,药理活性高、针对性强,毒性低;稳定性差,在酸碱环境或体内酶存在下极易失活;分子量大,很难透过胃肠道黏膜的上皮细胞层,吸收很少,不能口服给药,一般只有注射给药一种途径;很多此类药物生物半衰期短,作用时间较短等。

研究开发生物技术药物制剂的主要任务是研究新的生物技术药物给药系统;对于普通注射剂,关键是提高其稳定性;对于半衰期短的药物,则研究其长效制剂;对于需长期给药的药物,则研究可减少给药次数的新剂型;非注射给药系统亦是主要研究方向。

(二)蛋白质的结构与理化性质

蛋白质是由许多氨基酸通过肽键(peptide bond)相连而成的高分子物质,分子量很大,一般在 $5 \times 10^3 \sim 1 \times 10^6$。蛋白质的功能取决于以一级结构为基础的蛋白质的空间构象。

1. 蛋白质分子结构

一般将蛋白质分子的结构分为一级结构与构象两类。蛋白质的构象就是指蛋白质的二级、三级和四级结构。

蛋白质的一级结构(primary structure)系指组成氨基酸如何连接成肽键以及其在肽链中的排列顺序。蛋白质一级结构的主要化学键是肽键,也有少量的二硫键,这些共价键键能大,故较稳定。

蛋白质的构象(conformation)又称为三维结构、空间结构或高级结构等,系指分子内各原子、各基团之间的相互立体关系。蛋白质分子在其天然状态或活性形式下,都具有独特而稳定的构象,这是蛋白质分子结构上最显著的特征。维持蛋白质构象的化学键主要是一些次级键,如氢键、疏水键、盐键、配位键和范德华引力等。构象的改变是由单键的旋转而产生,无共价键的变化。

蛋白质的二级结构(secondary structure)系指构成链的主链骨架中的若干肽单位,各自沿一定的轴盘旋或折叠,并以氢键为主要的次级键而形成有规则的构象。如 α-螺旋,β-折叠等。

蛋白质的三级结构(tertiary structure)即多肽链在二级结构的基础上,由氨基酸残基侧链的相互作用使多肽链进一步盘旋和折叠,导致整个分子形成很不规则的特定构象。每条多肽链都具备固有的三级结构,称为蛋白质的亚基。

蛋白质的四级结构(quaternary structure)是由两个或两个以上亚基之间相互作用聚合而成的更复杂的构象。亚基一般由一条、两条或两条以上多肽链组成。亚基本身具有一、二、三级结构。一般亚基多无活性,当它们构成具有完整结构的蛋白质时才表现出生物学活性。维持蛋白质四级结构的主要化学键是疏水键,氢键、范德华力、盐键及二硫键也参与四级结构的形成。

2. 蛋白质的结构与功能的关系

蛋白质一级结构是空间结构的基础,特定的空间构象主要是由蛋白质分子中肽链和侧链基团形成的次级键来维持。蛋白质的空间构象是其功能活性的基础,构象发生变化,其功能活性也随之改变。蛋白质变性时,其空间构象被破坏,故引起功能活性丧失。变性蛋白质在复性后,构象复原,活性即能恢复。

3. 蛋白质的一般理化性质

蛋白质是由氨基酸组成的大分子化合物,其理化性质一部分与氨基酸相似,如两性电离、等电点、呈色反应、成盐反应等,也有一部分又不同于氨基酸,如高分子量、胶体性、变性等。

(1) 蛋白质的胶体性质　蛋白质分子量较大,介于一万到百万之间,故其分子的大小已达到胶粒(1~100 nm)范围。

(2) 蛋白质的两性电离和等电点　蛋白质分子在溶液中可因解离而荷电,取决于其分子组成中碱性和酸性氨基酸的含量,又受溶液 pH 的影响。蛋白质溶液的 pH 大于等电点,该蛋白质颗粒带负电荷,反之则带正电荷。人体体液中许多蛋白质的等电点在 pH 5.0 左右,所以在体液中以负离子形式存在。

(3) 蛋白质的呈色反应　茚三酮反应(ninhydrin reaction),α-氨基酸与水化茚三酮作用时,产生蓝色反应;双缩脲反应(biuret reaction),蛋白质在碱性溶液中与硫酸铜作用呈现紫红色;米伦反应(Millon reaction),蛋白质溶液中加入米伦试剂(亚硝酸汞、硝酸汞及硝酸的混合液),蛋白质首先沉淀,加热则变为红色沉淀,此为酪氨酸的酚核所特有的反应。此外,蛋白质溶液还可与酚试剂、乙醛酸试剂、浓硝酸等发生颜色反应。

(三)蛋白质药物的稳定性

蛋白质的稳定性包括化学稳定性和物理稳定性。前者系指蛋白质通过成键或断键生成新的化合物;而物理稳定性则是指蛋白质高级结构(二级或更高)的改变,包括变性、表面吸附、凝聚和沉淀等。两者可能发生在多种环节,例如制造生产过程、纯化操作过程、处方制剂及贮存流通过程等。

1. 蛋白质的化学稳定性

蛋白质的化学降解和各种可能的机制的相对发生率,取决于蛋白质的结构、性质,以及环境的温度、pH、离子强度、氧和溶质等。蛋白质的水解包括肽链的断裂和天冬酰胺(Asn)和谷氨酰胺(Gln)侧链的脱酰胺作用,天冬氨酸(Asp-x)部位的水解。胱氨酸(Cys)的氧化可致二硫键形成或移位;甲硫氨酸(Met)及其他氨基酸的氧化可使蛋白质失活或改变活性;其他的分解反应有 β-消除和消旋。

2. 蛋白质的物理稳定性

蛋白质由于具有多聚的特性及能形成高级结构(二级、三级、四级结构),可不经化学变化而改变结构和性质,主要表现为聚集、宏观沉淀、表面吸附和变性。

(1) 变性(denaturation)　蛋白质的严密结构在某些物理或化学因素作用下,其特定的空间结构被

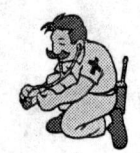

破坏,从而导致理化性质改变和生物学活性的丧失,如酶失去催化活力、激素丧失活性,称为蛋白质的变性作用。变性蛋白质只有空间构象的破坏,一般认为蛋白质变性本质是次级键的破坏,不涉及一级结构的变化。蛋白质的变性也可认为是从肽链的折叠状态变为伸展状态。变性蛋白质和天然蛋白质最明显的区别是溶解度降低、黏度增加、结晶性破坏、生物学活性丧失、易被蛋白酶分解。引起蛋白质变性的物理因素有加热、加压、脱水、搅拌、振荡、紫外线照射、超声波的作用等;化学因素有强酸、强碱、尿素、重金属盐、十二烷基磺酸钠等。

(2)凝聚(aggregation)与沉淀(precipitation) 蛋白质的凝聚是蛋白质分子结合的微观过程。蛋白质分子凝聚从溶液中析出的现象称为蛋白质沉淀。变性蛋白质一般易于沉淀,但也可不变性而使蛋白质沉淀;在一定条件下,变性的蛋白质也可不发生沉淀。蛋白质所形成的亲水胶体具有两种稳定因素,即水化膜和电荷。若无外加条件,不致互相凝集,而除掉这两个稳定因素(如调节溶液pH至等电点和加入脱水剂)蛋白质便容易凝集析出。此外,蛋白质可与重金属离子(如汞、铅、铜、银等)、生物碱试剂(如苦味酸、钨酸、鞣酸)结合成不溶性的盐沉淀;将接近等电点附近的蛋白质溶液加热,可使蛋白质发生凝固(coagulation)而沉淀。蛋白质溶液中加入大量的中性盐可破坏蛋白质的胶体稳定性而使其析出,这种方法称为盐析。常用的中性盐有硫酸铵、硫酸钠、氯化钠等。与水混溶的有机溶剂(如酒精、甲醇、丙酮等)对水的亲和力很大,能破坏蛋白质的水化膜,在等电点时使蛋白质沉淀。

(3)表面吸附 蛋白质易吸附于相界面多因蛋白质疏水性和静电引起。吸附常引起失活。如递药泵、玻璃、塑料容器和静注袋表面对胰岛素的吸附;膜过滤中膜对蛋白质的吸附。

(四)蛋白质药物制剂的处方与工艺

蛋白质类药物制剂的研制关键是解决蛋白质的稳定性问题。对于注射给药则设计合理的处方工艺,对于非注射给药系统还需要解决生物利用度问题。

1. 蛋白质类药物制剂处方举例

γ-1b干扰素(INF γ-1b,商品名Actimmune)溶液型注射剂(静脉或皮下注射),每0.5毫升含100 μg INF γ-1b,琥珀酸钠0.36 mg,甘露醇20 mg,聚山梨酯20 0.5 mg。2~8℃贮存,不得冷冻与振摇。室温存放稳定12小时。

红细胞生成素(EPO,商品名Epogen)溶液型注射剂(静脉或皮下注射),每瓶含200~10 000 IU EPO,人血清白蛋白(HAS,作稳定剂)2.5 mg,枸橼酸钠5.8 mg,枸橼酸0.06 mg,NaCl 5.8 mg。2~8℃贮存。

G-集落刺激因子(G-CSF,商品名Neupogen)溶液型注射剂(静脉或皮下注射),每毫升含300 μg G-CSF,醋酸盐0.59 mg,甘露醇50 mg,聚山梨酯80 0.004 %,钠盐0.035 mg,pH 4.0,2~8℃贮存,不得冷冻与振摇。室温存放时不得超过6小时。

OKT_3单克隆抗体(商品名Orthoclone)溶液型注射剂,每5 ml含蛋白质0.015~0.24 mg,甘氨酸20 mg,Na_2HPO_4 2.3 mg,NaH_2PO_4 0.55 mg,HAS 1.0 mg,2~8℃保存。

乙肝疫苗(商品名Engerix B)混悬型注射液,肌肉注射,每毫升含20 乙肝表面抗原,被吸附在$Al(OH)_3$上(按Al计0.5 mg),硫柳汞1:20 000,氯化钠9mg及磷酸盐缓冲剂适量,2~8℃保存。

α-2b干扰素(INF α2b,商品名Intron A)注射用冷冻干燥品,每瓶含蛋白质5 mg,Na_2HPO_4 9 mg,NaH_2PO_4 2.25 mg,NaCl 43 mg,聚山梨酯80 1.0 mg。临用时用注射用水配制,2~8℃可保存30天。

人生长激素(商品名Protropin)注射用冷冻干燥品,每瓶含蛋白质5 mg,Na_2HPO_4 1.6 mg,NaH_2PO_4 0.1 mg(pH 7.0),甘露醇40 mg。临用时用含0.3%甲酚、1.7%甘油溶液配制,2~8℃可保存14天。

蛋白质药物的溶液型制剂保存温度严格,且时间较短,因此常制成冻干制剂。

2. 蛋白质类药物液态制剂的稳定化方法

(1)调节pH值和离子强度 为提高蛋白质的稳定性及溶解度,通常在蛋白质溶液中加入适宜的缓冲系统,例如EPO采用枸橼酸钠-枸橼酸缓冲系统,5 mmol/L磷酸盐缓冲液可减少人生长激素的聚集。

(2)使用非离子型表面活性剂抑制蛋白质聚集　表面活性剂倾向于排列在相界面,可使蛋白质分子离开界面,从而抑制蛋白质发生表面吸附和变性,例如,G-CSF注射剂中使用聚山梨酯80来增加稳定性。

(3)使用糖类、多元醇增加蛋白质稳定性　糖类(如蔗糖、葡萄糖、海藻糖)与多元醇(如甘露醇、山梨醇)属于非特异性蛋白质稳定剂,其稳定作用与浓度密切相关。

(4)使用氨基酸增加蛋白质稳定性或溶解度　氨基酸(如甘氨酸、精氨酸、谷氨酰胺、天冬氨酸)的盐酸盐能不同程度地抑制蛋白质(如重组人角质细胞生长因子rhKGF)的聚集。带正电荷的精氨酸可增加蛋白质(如组织纤溶酶原激活素)的溶解度。

(5)使用盐类(如NaCl)增加蛋白质稳定性　低浓度盐通过非特异性静电作用提高蛋白质稳定性。

(6)使用一些高分子物质保护蛋白质　PEG的屏障作用可保护蛋白质不易被蛋白酶水解。HAS(人血清白蛋白)作为保护剂通过优先吸附而保护蛋白质,如EPO、OKT$_3$单克隆抗体注射剂中均含有HAS。

3. 蛋白质类药物固态制剂的稳定性与工艺

目前广泛应用冷冻干燥技术来解决蛋白质的稳定性问题。然而在冷冻干燥的预冻、升华干燥、再干燥和贮存过程中,蛋白质可能存在一定程度的变性。因此在冷冻干燥过程中,一般应加入保护剂并优化冷冻干燥工艺条件。

保护剂在冷冻干燥过程中使蛋白质保持稳定的机理目前有两种观点:一种认为具有黏性的保护剂包围在蛋白质分子的周围,阻止蛋白质的伸展和沉淀;另一种认为由于蛋白质分子中存在大量氢键,结合水通过氢键与蛋白质分子联结,当蛋白质在冷冻干燥过程中失去水分时,保护剂(如蔗糖、海藻糖、甘露醇等)能通过氢键与蛋白质分子相连,这样可保护氢键的联结位置不直接暴露在周围环境中,从而减少蛋白质的变性。大多数研究者赞成后一种观点。

只有保持玻璃态的保护剂在冷冻干燥过程中才能防止蛋白质的变性。例如,保持玻璃态的甘露醇在药品冷冻干燥过程中能够保护蛋白质的活性,而结晶的甘露醇则不能。单糖对蛋白质有保护作用,但它的玻璃化转变温度和坍塌温度(collapse temperature)低,干燥过程中易形成坍塌,引起蛋白质失活或稳定性降低、水含量高及溶解性降低。双糖的坍塌温度比单糖高,因此把单糖和双糖混合配制成保护剂。不同浓度的保护剂对蛋白质的保护作用不同。蔗糖浓度在1%～5%(w/v)范围内,随着浓度增加保护蛋白质结构的能力增强;当蔗糖浓度超过5%(w/v)时,随着浓度增加,其对蛋白质的保护作用降低。

蛋白质的冷冻干燥的工艺条件直接影响冻干品质量和干燥持续时间。冷冻过程中的降温速率的选择与保护剂的浓度有关。如果保护剂的浓度很高,缓慢降温即能使溶液以玻璃态固化,但过高浓度的保护剂对蛋白质分子不利,因此一般选用较低浓度保护剂,并采用较快的降温速率。

在冷冻干燥过程中,加热温度高、升温速率快可缩短干燥时间,但会导致蛋白质失活;温度超过保护剂玻璃化转变温度,会形成坍塌而导致蛋白质失活。为防止坍塌,在升华干燥过程中,升华界面的温度必须低于玻璃化转变温度,但这样将导致干燥时间延长。

在再干燥过程中,对剩余水分(residual moisture)的适度控制有利于提高冻干蛋白质药品的质量。一般剩余水分越低,越容易长期稳定地保存。但蛋白质冻干品的水分并非越低越好,过度干燥将使蛋白质分子表面的氢键和极性基团暴露而变性。

(五)蛋白质、多肽药物的新给药系统

蛋白质、多肽药物一般注射给药,基本剂型是注射液和冻干粉针,但常需频繁注射,因此可以自行

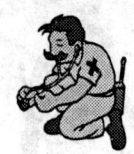

给药的制剂(如非注射给药)一直是研究热点,同时注射给药系统(如缓释控释)也在不断创新,以便给药更为方便、有效、持久。多肽、蛋白质类药物在理化性质、生物活性、生物半衰期及免疫原性等方面具有特殊性,因此,其剂型设计的难点是如何提高稳定性、延长疗效和增加吸收。

1. 蛋白质、多肽药物的缓释、控释型注射制剂

(1)多肽、蛋白质药物的微球注射制剂 将多肽、蛋白质类药物包封于微球载体中,经皮下或肌肉给药,药物缓慢释放,可延长药物在体内的作用时间,减少给药次数。

研制开发的缓、控释微球注射剂有:黄体激素释放激素(LHRH)及其类似物,胰岛素,IFN,EPO,白介素(IL-α),生长激素(rhGH),生长抑素,神经生长因子(NGF),促甲状腺素释放激素(TRH)。

用于制备缓释微球的载体材料主要是 PLGA 和 PLA,其中又以 PLGA 更常用。PLGA 是乳酸/羟基乙酸共聚物,在体内可逐渐降解,最终转化为水和二氧化碳。具有良好的生物相容性,无免疫原性,还可通过改变两单体比例以及聚合条件来调节其在体内的降解速度。

制备多肽、蛋白质药物缓释微球的方法包括相分离法、熔融-挤出法、喷雾干燥法、复乳-液中干燥法和低温喷雾提取等,较常用的方法是复乳-液中干燥法和低温喷雾提取,包封率高。目前最常用的是复乳-液中干燥法,既适合于实验室研究,又可大规模生产,但需注意控制微球的突释效应。微球适合于日剂量小的药物。影响微球中药物释放的因素很多,如载体材料的类型及比例,微球制备工艺,微球的形态、结构、粒径及粒径分布,微球中药物包封率和载药量,药物在微球中的状态,药物与载体间的相互作用等等。

需注意载体材料降解后使注射部位酸度改变,可能影响药物的稳定性。

多肽、蛋白质药物缓释微球注射剂的质量评价包括:微球的形态、平均粒径及粒径分布,微球中药物的生物活性测定,药物包封率和载药量,体外释药动力学,稳定性,微球中多肽、蛋白质药物的状态,高级结构是否发生变化,与载体之间的相互作用,体内药动和体内药效研究以及降解产物测定、鉴别试验、酸度、装量检查、无菌检查、微生物限度检查等等。

(2)疫苗微球制剂 传统的疫苗(vaccine)接种一般需多次才能完成,且相隔时间很长,因此漏种率极高。含疫苗的缓释微球注射剂,单次注射后可长时间连续释放,维持较高的抗体水平;或单次注射不同微球混合物,在不同时间以脉冲模式释放,产生类似传统接种的效果。疫苗微球注射剂有:破伤风、白喉、肉毒等类毒素(tetanntoxoid,TT),牛血清白蛋白(BSA),卵清蛋白,r-核糖核酸酶 A,葡萄球菌肠毒素 β 类毒素,乙肝疫苗,人免疫缺陷病毒(HIV-1)预防疫苗。

(3)缓释、控释植入剂 可注射的植入剂(implant)一般是将药物与载体材料混合熔融,挤出、切割成直径在 1 mm 左右的条状物,含单剂量药物。灭菌后直接装入特制的一次性注射器内。应用时注射于皮下或肌内,骨架材料降解逐渐释放药物。注射型植入剂制备简单,使用方便;但副作用通常比微球制剂大。

其他注射型多肽、蛋白质药物的给药系统还有计算机控制的输注泵、脂质体、纳米粒、乳剂、微乳等。制成脂质体的多肽、蛋白质类药物有胰岛素、IFN、天门冬酰胺酶、葡萄糖氧化酶、超氧化物歧化酶、阿糖腺苷以及各种疫苗等。

2. 蛋白质、多肽药物的非注射制剂

蛋白质、多肽药物的非注射制剂大体上分为黏膜制剂和经皮制剂两大类。

(1)多肽、蛋白质药物的黏膜制剂 多肽、蛋白质药物的黏膜给药途径包括口服、口腔、舌下、鼻腔、肺部、直肠、阴道、眼部等。

1)鼻腔制剂:多肽、蛋白质药物的鼻腔给药(nasal delivery)到目前为止是非注射给药系统中最成功的。

鼻腔部位存在丰富的毛细血管和淋巴管,鼻腔上皮与血管壁紧密相连,上皮细胞间隙较大,具有较高的渗透性,能避免肝脏首过作用,鼻腔部位蛋白酶含量也比胃肠中少。鼻腔给药的方式有滴鼻给药法和喷雾给药法,采用后一方法可获得相对较高的生物利用度。鼻腔给药存在的问题有刺激性、对纤毛的损害或妨碍、大分子药物吸收仍较少或吸收不规律等，尤其是长期用药还有待评价；鼻腔中的酶不能完全忽视。

使用吸收促进剂和酶抑制剂，或者将药物制成微球、纳米粒、脂质体、凝胶剂等以延长作用时间或增加吸收，从而提高多肽、蛋白质药物鼻腔给药的生物利用度。常用的吸收促进剂有胆酸盐类、脂肪酸及其酯类、环糊精类、醚类、表面活性剂、皂苷等。鼻腔给药(生物黏附)微球有：胰岛素、生长激素、催产素、去氨加压素或赖氨加压素、干扰素、疫苗。

2)肺部制剂：肺部具有巨大的表面积和丰富的血流量，可以高效地递送蛋白质及多肽类等大分子药物；肺泡由单层上皮细胞构成，药物经空气-血液途径交换的距离短，速度快；蛋白酶活性相对于胃肠道较低，肺部给药可减少药物的首过效应，提高生物利用度。动物实验表明，一些多肽药物经肺给药后生物利用度可达20%～50%，但某些蛋白质、多肽易被肺中蛋白酶降解，还有一些多肽在形成气溶胶微粒时会变性。肺部给药的最大问题是药物很难全部输送到吸收部位；此外，肺部是一个比较脆弱的器官，长期给药的可行性有待观察。

设计多肽、蛋白质药物肺部给药系统时应尽量不用吸收促进剂，主要考虑通过改进吸入装置增加药物到达肺深部组织的比率，使药物的吸收增加。多肽、蛋白质药物的肺部给药主要以溶液和粉末的形式，也可制成微球、纳米粒和脂质体等。

3)口服制剂：口服给药(oral administration)是最容易被病人接受的给药方式。正常情况下，大多数蛋白质、肽类药物很少或不能经胃肠道吸收，其原因主要有：①多肽分子量大，脂溶性差，难以通过生物膜屏障；②胃肠道中存在着大量肽、蛋白水解酶可降解多肽；③吸收后易被肝脏清除(首过效应)；④存在化学和构象不稳定问题等。因此，用于全身作用的口服多肽、蛋白质药物的上市产品很少，其中包括环孢素A、蚓激酶等。

目前研究的重点主要是提高蛋白质、多肽的生物膜透过性和抵抗蛋白酶降解两个方面。使用酶抑制剂，制备脂质体、微球、纳米粒、微乳或肠溶制剂等可提高多肽、蛋白质药物在胃肠道的吸收。机理有：载体材料(或酶抑制剂)对药物有保护作用、载体材料阻止药物聚集、颗粒性载体延长了药物在胃肠道中的滞留时间、生物黏附材料增加药物与黏膜接触的机会、载体材料将药物输送至大肠部位等。

4)口腔制剂：口腔黏膜给药(buccal delivery)容易给药至吸收部位；对刺激的耐受性较好；口腔吸收的药物可直接进入全身循环，避免药物在胃肠道中的破坏或肝脏首过效应。但对于大分子药物，必须加吸收促进剂或酶抑制剂。多肽、蛋白质药物的口腔给药系统的关键是吸收促进剂的选择。

5)直肠制剂：直肠中环境比较温和，pH近中性，酶活性很低；可避免肝脏的首过效应。但长期用药时顺应性差。常用的吸收促进剂有胆酸盐类、水杨酸类、烯胺类、氨基酸钠盐等。

(2)多肽、蛋白质药物的经皮制剂　利用一些特殊的方法和手段，能显著增加多肽、蛋白质药物的经皮吸收。

1)声导入(phonophoresis)技术：利用超声波的能量使药物经皮肤转运。超声波引起的致孔作用、热效应、机械效应和对流效应等使角质层结构改变，增加对药物的通透。研究表明在低频超声波作用下，一些多肽、蛋白质药物如胰岛素、EPO和IFN等可透过人体皮肤。必须注意超声波对皮肤的损伤，及造成多肽、蛋白质药物的聚集或不稳定。

2)离子导入法(iontophoresis)：利用直流电流将药物导入皮肤。多肽、蛋白质药物为两性电解质，在电场作用下可发生迁移而透过皮肤。

3)电穿孔(electroporation)技术：利用瞬间高压脉冲电场使皮肤产生暂时性的水性通道，从而增加药物对脂质双分子膜的透过。

4)粉末经皮给药系统：在氦气等超高速气流的作用下将固体药物粉末送到表皮和真皮内。使用的给药装置又称无针注射器。该给药系统用于接种疫苗的研究较多，包括乙肝DNA疫苗和流感疫苗等。

5)传递体(transfersomes):又称柔性脂质体(flexible liposomes),通过柔性膜的自身形变,在渗透压差的驱动下,穿过比其自身小的皮肤孔道。可以作为大分子药物如多肽及蛋白质的载体,使药物进入皮肤深部甚至进入体循环。

习题

(一)名词解释

1.生物技术药物　2.蛋白质的一级结构　3.蛋白质的构象　4.蛋白质的二级结构　5.蛋白质的三级结构　6.蛋白质的四级结构　7.蛋白质的变性作用

(二)选择题

配伍选择题(备选答案在前,试题在后;每组均对应同一组备选答案,每题只有一个正确答案;每个备选答案可重复选用,也可不选用。)

A.调节pH值　B.抑制蛋白质聚集　C.保护剂　D.乳化剂　E.增加溶解度

以下物质在蛋白质类制剂中的作用是:

1.聚山梨酯80　2.葡萄糖
3.枸橼酸钠-枸橼酸缓冲系统　4.精氨酸
5. HAS

多项选择题

1.蛋白质的理化性质不同于氨基酸的是下列哪一项
　A.两性电离、等电点　B.呈色反应　C.成盐反应　D.胶体性　E.变性

2.蛋白质氧化的主要部位是
　A.组氨酸(His)链　B.蛋氨酸(Met)链　C.胱氨酸(Cys)链　D.色氨酸(Trp)链　E.酪氨酸(Tyr)链

3.变性蛋白质和天然蛋白质的区别在于
　A.溶解度降低　B.蛋白质的黏度增加　C.结晶性破坏　D.生物学活性丧失　E.易被蛋白酶分解

4.下列关于糖类蛋白质保护剂的叙述正确的是
　A.葡聚糖不能单独作为蛋白质的保护剂　B.双糖的坍塌温度比单糖高　C.随着浓度的增加,蔗糖在冷冻干燥过程中保护蛋白质的能力增强　D.单糖和双糖可混合配制成保护剂　E.糖类对蛋白质的稳定作用与其浓度无关

5.生物技术药物主要包括
　A.重组基因技术、转基因技术研制的药物　B.细胞或原生质体融合技术生产的药物　C.固定化酶或固定化细胞技术制备的药物　D.通过组织和细胞培养生产的疫苗　E.利用现代发酵或反应工程生产生物来源的药物

6.下列关于蛋白质变性的叙述正确的是
　A.变性蛋白质只有空间构象的破坏　B.蛋白质的变性也可以认为是从肽链的折叠状态变为伸展状态　C.变性是不可逆变化　D.蛋白质变性本质是次级键的破坏　E.蛋白质的变性与外界条件关系不大

(三)是非题

1.蛋白质的变性是不可逆的变化。(　　)

2. 只有保持玻璃态的保护剂在冷冻干燥过程中才能防止蛋白质的变性。（　　）
3. 蛋白质的功能取决于以一级结构为基础的蛋白质的空间构象。（　　）
4. 蛋白质的空间结构就是指蛋白质的三级和四级结构。（　　）
5. 蛋白质一级结构的主要化学键是肽键，也有少量的二硫键，它们均为共价键。（　　）
6. 蛋白质构象的改变是由单键的旋转而产生，无共价键的变化，仅涉及次级键的改变。（　　）
7. α-螺旋和β-折叠是蛋白质的三级结构。（　　）
8. 人体体液中许多蛋白质的等电点在 pH 5.0 左右，所以在体液中以负离子形式存在。（　　）
9. 在一定条件下，变性的蛋白质可不发生沉淀。（　　）

（四）填空题

1. 一般将蛋白质分子的结构分为_____和_____两类。蛋白质的构象就是指蛋白质的二级、三级和四级结构。

2. 引起蛋白质变性的原因可分为物理因素和化学因素两类。物理因素可以是加热、加压、脱水、搅拌、振荡、紫外线照射和超声波作用等；化学因素有_____、_____、尿素、重金属盐和十二烷基磺酸钠等。

3. 蛋白质所形成的亲水胶体具有两种稳定因素，即_____和_____。除掉这两个稳定因素，如采取_____和调节溶液 pH 至等电点等方法，蛋白质便容易凝集析出。

4. 蛋白质由于具有多聚的特性及能形成高级结构，可不经化学变化而改变结构和性质，主要表现为_____、_____、宏观沉淀和表面吸附。

（五）问答题

1. 生物技术药物与传统的化学合成药物相比具有哪些特点？
2. 生物技术药物制剂学研究的主要任务是什么？
3. 设计蛋白质类药物液态制剂的处方时，可采取的稳定化方法有哪些？
4. 保护剂在冷冻干燥过程中使蛋白质保持稳定的机理是什么？
5. 蛋白质、肽类药物很少或不能经胃肠道吸收的原因是什么？

习题答案及要点

（一）名词解释

1. 生物技术药物：系指以细胞及其组成分子为起始材料，应用生物技术制备的生物活性物质。

2. 蛋白质的一级结构：系指组成氨基酸如何连接成肽键以及其在肽链中的排列顺序。

3. 蛋白质的构象：又称为三维结构、空间结构或高级结构等，系指分子内各原子、各基团之间的相互立体关系。

4. 蛋白质的二级结构：系指构成链的主链骨架中的若干肽单位，各自沿一定的轴盘旋或折叠，并以氢键为主要的次级键而形成有规则的构象，如 α-螺旋、β-折叠等。

5. 蛋白质的三级结构：系指多肽链在二级结构的基础上，由氨基酸残基侧链的相互作用使多肽链进一步盘旋和折叠，导致整个分子形成很不规则的特定构象。

6. 蛋白质的四级结构：系指由两个或两个以上亚基之间相互作用聚合而形成更复杂的构象。

7. 蛋白质的变性作用：系指蛋白质的严密结构在某些物理或化学因素作用下，其特定的空间结构被破坏，从而导致理化性质改变和生物学活性的丧失，如酶失去催化活力、激素丧失活性。

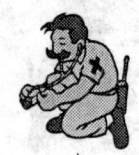

(二)选择题

配伍选择题 1.B 2.C 3.A 4.E 5.C

多项选择题 1.DE 2.ABCDE 3.ABCDE 4.ABD 5.ABCDE 6.ABD

(三)是非题

1.×(蛋白质的变性可以是不可逆的变化,也可以是可逆的变化) 2.√ 3.√ 4.×(蛋白质的空间结构是指蛋白质的二级、三级和四级结构) 5.√ 6.√ 7.×(α-螺旋和β-折叠是蛋白质的二级结构) 8.√ 9.√

(四)填空题

1.一级结构;构象 2.强酸;强碱 3.水化膜;电荷;加入脱水剂 4.变性;聚集

(五)问答题

1.多肽、蛋白质类药物是药用生物活性大分子物质,此类药物是生物技术药物的主要品种。与传统的化学合成药物相比,其具有以下特点:①与体内正常生理物质十分接近,药理活性高、针对性强,毒性低;②稳定性差,在酸碱环境或体内酶存在下极易失活;③分子量大,不易通过生物屏障等,生物利用度不高;生物半衰期短,作用时间较短。

2.生物技术药物制剂学研究的主要任务是解决生物技术药物(如蛋白质、多肽药物)的稳定性差、难吸收及疗效短等问题,研究方便合理的给药新途径和开发安全稳定有效的新剂型。

3.设计蛋白质类药物液态制剂的处方时,可采取的稳定化方法有:①调节pH值,提高蛋白质的稳定性及溶解度。通常在蛋白质溶液中加入适宜的缓冲系统。②使用非离子型表面活性剂抑制蛋白质聚集。③使用糖类、多元醇增加蛋白质稳定性。糖类(如蔗糖、葡萄糖、海藻糖)与多元醇(如甘露醇、山梨醇)属于非特异性蛋白质稳定剂,其稳定作用与浓度密切相关。④使用氨基酸来增加蛋白质稳定性或溶解度。氨基酸(如甘氨酸、精氨酸、谷氨酰胺、天冬氨酸)的盐酸盐不同程度地抑制蛋白质(如rhKGF)的聚集。带正电荷的精氨酸可增加蛋白质(如组织纤溶酶原激活素)的溶解度。⑤使用盐类(如NaCl)增加蛋白质稳定性。低浓度盐通过非特异性静电作用而提高蛋白质的稳定性。⑥使用一些高分子物质(如PEG、HAS)保护蛋白质。PEG的屏障作用可保护蛋白质不易被蛋白酶水解。HAS通过优先吸附而保护蛋白质。

4.保护剂在冷冻干燥过程中使蛋白质保持稳定的机理目前有两种观点:一种认为具有黏性的保护剂包围在蛋白质分子的周围,阻止蛋白质的伸展和沉淀;另一种认为由于蛋白质分子中存在大量氢键,结合水通过氢键与蛋白质分子联结,当蛋白质在冷冻干燥过程中失去水分后,保护剂(如蔗糖、海藻糖、甘露醇等)能通过氢键与蛋白质分子相连,这样可保护氢键的联结位置不直接暴露在周围环境中,从而减少蛋白质的变性。大多数研究者赞成后一种观点。

5.蛋白质、肽类药物很少或不能经胃肠道吸收,其原因主要有:①多肽分子量大,脂溶性差,难以通过生物膜屏障;②胃肠道中存在着大量肽水解酶和蛋白水解酶可降解多肽;③吸收后易被肝脏消除(首过效应);④存在化学和构象不稳定问题。

(蒋曙光)

第十九章

浸出技术与中药制剂

教学大纲要求

①掌握浸出制剂的概念、类型及特点。②掌握浸出的原理。③掌握影响浸出的因素及常用的浸出方法。④熟悉常用的浸出制剂与中药成方制剂。⑤了解浸出制剂的质量控制。

教学内容精要

(一)概述

浸出技术系指用适当的浸出溶剂和方法,从药材(动植物)中浸出有效成分的工艺技术。以浸出的有效成分所制成的供内服或外用的药物制剂称为浸出制剂,通常包括汤剂、酊剂、酒剂、流浸膏剂、浸膏剂和煎膏剂等。浸出制剂也可作为制备其他制剂的原料。凡以中药材为原料制备的各类制剂统称为中药制剂。

常用浸出制剂可分为四类:①水浸出制剂,指在一定的加热条件下用水浸出的制剂。②含醇浸出制剂,指在一定条件下用适当浓度的乙醇或酒浸出的制剂。③含糖浸出制剂,指在水浸出制剂的基础上,经浓缩等处理,加入适量糖(蜂蜜)或其他赋形剂制成。④精制浸出制剂,系指采用适当溶剂浸出后,浸出液经过适当精制处理而制成的制剂。

浸出制剂一般具有以下特点:①综合利用药材中的各种浸出成分,发挥某些药材成分的多效性。②作用比较缓和持久,毒性较低。③去除了组织物质和部分无效成分,提高了有效成分浓度,减少了用量,便于服用。去除无效成分还可增加某些有效成分的稳定性。但是,由于含有无效成分、浸出工艺与贮存条件的变化、胶体的老化、某些成分的水解或氧化等能引起浸出制剂产生沉淀。水性浸出液易发酵变质。

(二)中药有效成分的浸出

1. 药材成分与疗效

按药理作用和组成性质,药材成分可分为:有效成分、辅助成分、无效成分和组织物质。有效成分系指中草药中起主要药效的物质。通常"有效成分"是指化学上的单体化合物,能用分子式和结构式表示并具有一定的物理常数。如果得到的是混合物,则应称为"有效部位"。辅助成分系指本身没有特殊疗效而能增强或缓和有效成分作用的物质,或指有利于有效成分的浸出或增加制剂稳定性的物质。无效成分系指本身无效甚至有害的物质,如脂肪、糖类、淀粉、蛋白质、酶、树脂、黏液质、果胶等。组织物质是一些构成药材细胞或不溶性物质。

在浸出工艺中,有效成分及辅助成分是浸出的主要对象,而无效成分及组织物质则应尽量除去。

2. 药材的品质检查与预处理

(1)药材品质检查　包括药材的来源与品种鉴定、总浸出物或有效成分含量测定、含水量测定。

(2)药材的预处理　原料药材供浸出制剂应用前,一般须进行挑拣、整理,必要时可进行水洗、干燥、粉碎至适宜程度供用,某些药材须进行必要的炮制。

3. 浸出溶剂

(1)常用浸出溶剂

1)水:为最常用的浸出溶剂。药材中的生物碱盐、苷、水溶性有机酸、氨基酸、黏液质及部分糖、蛋白质、鞣质、树胶、色素、酶等都能被水浸出。挥发油微溶于水,也能被水部分浸出。树脂、脂肪油及其他脂溶性成分能被水少量浸出。水不利于选择性浸出;能促进有效成分的水解或氧化、分解等;浸出液易霉变。

2)乙醇:为仅次于水的常用浸出溶剂。能溶解生物碱及其盐、苷、有机酸、鞣质、树脂、挥发油等,不能溶解树胶、淀粉、蛋白质、黏液质等,可选用不同浓度的乙醇作溶剂,以便有选择性地浸取有效成分。含20%以上的乙醇有防腐作用,含40%以上时能延缓某些有效成分的水解。

3)氯仿、乙醚和石油醚:能溶解脂肪油、挥发油、树脂、蜡质、生物碱和某些苷,一般多用于有效成分的提纯、精制及药材浸出前的脱脂或脱蜡。此外,丙酮、乙酸乙酯、正丁醇也是较常用的半极性有机溶剂。

(2)浸出辅助剂　系指加入浸出溶剂中以增加浸出效能的物质,其作用主要是增加浸出成分的溶解度,增加制品的稳定性以及除去或减少某些杂质等。常用的浸出辅助剂有酸、碱、甘油和表面活性剂。

4. 浸出过程

浸出(萃取)过程系指溶剂进入细胞组织溶解其有效成分后变成浸出液的全部过程。

(1)浸润、渗透过程　如药材不能被浸出溶剂润湿,则无法渗入细胞浸出其有效成分。一般药材的组成物质大部分带有极性基团,易被极性溶剂润湿,含油脂或蜡质较多的药材不易被极性溶剂润湿,药材应先进行脱脂或脱蜡处理。反之,使用非极性溶剂时应先将药材进行干燥处理。

(2)解吸、溶解过程

(3)扩散过程　浸出溶剂溶解有效成分后形成的浓溶液具有较高的渗透压,溶解的成分不停地向周围扩散,这是浸出的动力。扩散速度与药材粉碎度、浓度差、扩散时间和扩散系数成正比。

(4)置换　浸出的关键在于保持最大浓度差。用浸出溶剂或稀浸出液随时置换药材粉粒周围的浓浸出液,是保证浸出过程顺利进行并达到完全的关键。

5. 影响浸出的因素

(1)药材粒度　扩散面积愈大,扩散愈快,因此药材应予粉碎。但过度粉碎会使大量细胞破碎,许多不溶性高分子物质进入浸出液中,使浸出液与药渣分离困难。如用水为溶剂,易使药材膨胀,可用粗粉;用乙醇为溶剂膨胀作用小,宜用中粉或细粉;含黏性物较多的药材用粗粉;坚硬的药材用较细粉,疏松的药材用较粗粉。

(2)浸出溶剂　应根据有效成分的溶解性选择适当的溶剂。用水作溶剂时,除溶解性外还应注意水质对浸出效果的影响。90%以上乙醇可浸取挥发油、树脂、内酯等,50%～70%乙醇可浸取生物碱、苷类等,50%以下乙醇可浸取黄酮类化合物等。

(3)温度　温度升高,扩散系数加大,扩散速度加快,有利于浸出。但高温使浸出液中无效成分较多,稳定性差。

(4)浓度梯度　浓度梯度越大浸出速度越快。

(5)提取压力　药材组织坚实,提高浸取压力有利于加速浸润过程。当药材组织内充满溶剂后,加大压力对扩散速度无影响。对组织松软、容易湿润的药材的浸出影响不显著。

(6)药材与溶剂相对运动速度　在流动的溶剂中进行浸出时,对加快浸出过程有利,但过快易增加溶剂的用量。

(7)药材成分与浸出的关系　扩散系数与扩散物质的分子半径成反比。分子半径小的成分溶解后先扩散,主要存在于最初部分的浸出液中。大分子成分在继续收集的浸出液中逐渐增多。但易溶性物质的分子即使大也能最先浸出。

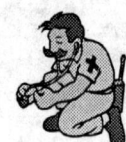

(8)新技术的应用　利用新技术可显著提高浸出效率。

6．浸出方法

(1)煎煮法　煎煮法系将药材加水煎煮取汁。也称为"水煮法"或"水提法"。

一般过程为：取规定药材，切碎或粉碎成粗粉，置适宜煎器中，加水浸没药材，浸泡适宜时间后，加热至沸，保持微沸一定时间，分离煎出液，药渣依法煎出数次（一般为2～3次），至煎液味淡为止，合并各次煎出液，浓缩至规定浓度。

用水量一般为药材量的5～8倍。药材浸泡时宜用冷水，浸泡时间不少于20～60分钟。煎煮时间应根据成分性质、药材质地、投料量及煎煮工艺等适当增减。

煎煮法适用于有效成分能溶于水，且对湿、热均较稳定的药材。用水煎煮时，浸出的成分比较复杂，除有效成分外，部分脂溶性物质及其他杂质也被浸出较多，不利于精制。

(2)浸渍法　浸渍法是将药材用适当溶剂在常温或温热下浸泡一定时间，使其有效成分浸出的一种方法。①常温浸渍法（冷浸法）：取药材粗粉或碎块，置有盖容器中，加入溶剂适量，密盖，时时振摇或搅拌，在室温暗处浸渍3～5日或规定时间，使有效成分充分浸出，倾出上清液，滤过，用力压榨残渣，压出液与滤液合并，静置24小时，滤过即得。②加热浸渍法：与上法主要差别在于浸渍温度较高（一般为40～60℃），浸渍时间较短，且可浸出较多的有效成分，但无效成分也相应增多。③多次浸渍法（重浸渍法）：特点在于有效地利用固液两相的浓度梯度。多次浸渍法可提高浸出效果、减少成分损失。

(3)渗漉法　渗漉法是在药粉上添加浸出溶剂使其渗过药粉，自下部流出浸出液的一种浸出法。

当浸出溶剂渗过药粉时，由于重力作用而向下移动，上层的浸出溶剂或稀浸液不断置换浓溶液，形成浓度梯度，使扩散能较好地进行，故浸出效果优于浸渍法。渗漉法对药材的粒度及工艺技术条件要求较高；此外，新鲜及易膨胀的药材、无组织结构的药材不宜应用渗漉法。

渗漉法的典型操作方法：①药粉润湿，取药材粉末置有盖容器内，加适量（药材量的60%～70%）浸出溶剂均匀润湿后密闭，放置15 min至数小时。②装器，取脱脂棉，用浸出溶剂润湿后垫于渗漉器底部，然后将药材分次投入渗漉器中并均匀压平。药粉装入量不应超过渗漉器容量的2/3，最后用滤纸或纱布覆盖。③排气，打开渗漉器下部出口，缓缓加适量浸出溶剂，尽量排除药粉间隙中的空气，待漉液自出口流出时，关闭出口。④静置浸渍，加浸出溶剂使高出药材数厘米，加盖浸渍，时间长短取决于制剂种类和药材性质，浸渍时间一般为24～48小时。⑤渗漉，打开出口进行渗漉，应适当控制渗漉速度。⑥漉液的收集与处理，制备流浸膏时，收集药材量85%的初漉液另器保存，续漉液经低温浓缩后与初漉液合并，调整至规定容积；制备浸膏时，全部渗漉液应低温浓缩至稠膏状，加稀释剂或继续浓缩至规定的标准；制备酊剂时，无需另器保存初漉液，待漉液量达欲制备的3/4时即停止。

(4)回流法　使用挥发性溶剂加热浸出有效成分时，可采用加热回流法。

(5)水蒸气蒸馏法　将药材的粗粉或碎片浸泡润湿后，直火加热蒸馏或通入水蒸气蒸馏，药材中的挥发成分随水蒸气蒸馏而带出，经冷凝后分层，收集挥发油。

(6)大孔树脂吸附技术　采用特殊的吸附剂从中草药中选择性地吸附有效成分，去除无效成分。

(7)超临界流体萃取法　超临界流体（supercritical fluid，SF）系指某种气（或液）体或气（或液）体混合物在操作压力和温度均高于临界点时，其密度接近液体，而其扩散系数和黏度均接近气体，其性质介于气体和液体之间的流体。超临界流体萃取（supercritical fluid extraction，SFE）技术就是利用超临界流体作为溶剂，从固体或液体中萃取出某些有效组分，并进行分离的技术。

SFE法的特点在于充分利用SF兼有气、液两重性的特点，在临界点附近，超临界流体对组分的溶解能力随体系的压力和温度发生连续变化，从而可方便地调节组分的溶解度和溶剂的选择性。可供作超临界流体的气体很多，通常使用二氧化碳。适合于提取分离挥发性物质及含热敏性组分的物质。

(三)中药浸出物的分离与纯化

中药浸出物的分离是指药渣与药液的分离,或微粒与真溶液的分离;溶剂与溶质的分离一般采用浓缩和干燥。中药浸出物的纯化是除去无效成分,保留有效成分和辅助成分的操作。

1. 中药浸出物的分离方法

(1)滤过与沉降 一般可采用如下措施提高滤速:①加压或减压滤过;②趁热、保温滤过;③预滤、粗滤、回滤、精滤结合;④使用助滤剂,但应避免有效成分吸附损失。

可采取如下措施加速沉降:①加热澄清;②加澄清剂;③使用助滤剂。

(2)反渗透法 尤其适于不耐热药液。

(3)浓缩 影响浓缩及提高效率的方法有:①增大液体表面积;②降低气压;③降低沸点;④降低实际蒸气压,可采取吹散、吸除或冷凝蒸气等方法。

常用的浓缩方法有:①常压蒸发;②减压蒸发;③膜式蒸发。

(4)干燥 干燥方法按操作方式分为连续式干燥和间歇式干燥;按操作压力分为常压干燥、真空或减压干燥;按热量传递方式分为传导干燥、对流干燥、辐射干燥、介电干燥。

影响干燥速率的因素:①在恒速阶段,干燥速率取决于物料表面水分的气化速度。强化途径:提高传热与传质的推动力(提高空气温度、降低空气湿度或压力);降低传热与传质的阻力(提高空气的流速,使物料表面的气膜变薄)。②在降速阶段,干燥速率取决于物料内部水分向表面的气化速度。强化途径:提高物料温度;改善物料的分散程度,促进内部水分向表面扩散。

2. 中药浸出物的纯化方法

(1)物理纯化法

1)溶剂沉淀法:常用醇提水沉或水提醇沉法。

2)热处理冷藏法:高温处理可破坏胶体,低温(一般 0~4℃冷藏)可使胶体陈化聚集,便于滤除。

3)超滤法:利用特殊高分子膜,在一定条件下(压力、流速、温度)将中药浸出液中不同分子量的物质进行分离的技术。

4)吸附法:常用于中药提取液的除杂、分离、脱色、澄清、除臭。常用的亲水性吸附剂有氧化铝、硅胶、硅藻土等,适于非极性或极性小的溶剂;疏水性吸附剂有活性炭、大孔吸附树脂等,适于极性溶剂。

(2)化学纯化法 常用的方法有:加沉淀剂与杂质生成不溶性物质、调节 pH、离子交换。

(四)常用浸出制剂

1. 汤剂

汤剂(decoction)系指用中药材水煎煮去渣取汁制成的液体制剂,亦称为"煎剂"。可内服或外用。对疗效可靠、应用广泛的方剂,采用适宜的溶剂和方法提取,经浓缩或加入防腐剂而制成的内服水浸出制剂,称为"中药合剂"。单剂量包装者又称"口服液"。

2. 酒剂

酒剂(medicinal liquor)又称药酒,系指药物用蒸馏酒浸提制成的澄清液体制剂。药酒为了矫味或着色可加适量的糖或蜂蜜。酒剂多供内服,少数作外用,也有兼供内服和外用者。

3. 酊剂

酊剂(tincture)系指药物用规定浓度的乙醇浸出或溶解而制成的澄清液体制剂;亦可用流浸膏稀释制成。含有毒剧药的酊剂一般每 100 ml 相当于药材 10 g;其他药物的酊剂一般每 100 ml 相当于 20 g 药材。酊剂有效成分含量较高,剂量小,服用方便,且不易生霉。

4. 流浸膏剂

流浸膏剂(fluid extracts)系指药材用适宜的溶剂浸出有效成分,蒸去部分溶剂,调整浓度至规定标准而制成的液体制剂。流浸膏剂除特别规定外,每毫升与原药材 1 g 相当。

流浸膏与酊剂中均含醇,但流浸膏的有效成分含量较酊剂高,因此容积、剂量以及溶剂的副作用较小。

5. 浸膏剂

浸膏剂(extracts)系指药材用适宜的溶剂浸出有效成分,蒸去部分或全部溶剂调整浓度至规定标准而制成的制剂。除另有规定外,浸膏剂的浓度每克相当于 2~5 g 原药材。

浸膏剂中不含或含极少量溶剂,故有效成分较稳定,但易吸湿或失水硬化。

浸膏按其干燥程度分为稠浸膏剂和干浸膏剂两种。稠浸膏剂为半固体,具黏性,含水量为 15%~20%。干浸膏为干燥粉状制品,含水量约 5%。

6. 煎膏剂

煎膏剂(electuary)又称膏滋,系指药材用水煎煮,取煎煮液浓缩,加炼蜜或糖制成的半流体制剂。

(五)浸出制剂的质量控制

1. 控制药材质量

药材的来源、品种与规格是浸出制剂质量的基础,应对药材的来源、产地、采制、有效部位等进行严格控制。对药材的外形、质地、色、臭、味等外观特征加以鉴别。

2. 规范提取方法

应根据浸出制剂的种类,选择适宜的溶剂和提取方法,使有效成分充分浸出,对有效成分已知的药材,在提取过程中应严格控制其含量;对有效成分未知的药材,必须控制提取工艺的一致性。

3. 控制理化指标

(1)含量控制

1)药材比量法:在药材成分不明确,且无其他适宜方法时,可作为参考指标。

2)化学测定法:用于成分已明确且能通过化学方法加以定量测定的药材。

3)生物测定法:适用于尚无适当化学测定方法的药材或复方制剂。

4)鉴别:对于无含量测定的浸出制剂,可用专属性强、灵敏度高的特殊反应进行鉴别。

(2)含醇量控制

(3)鉴别及检查 浸出制剂必要的鉴别和检查项目有:制剂的鉴别和检查,澄清度检查,水分检查,不挥发性残渣、灰分和相对密度等。

(六)常用中药成方制剂

1. 中药注射剂

中药注射剂系指药材经提取、纯化后制成的供注入体内的溶液、乳液及供临用前配制或稀释成溶液的粉末或浓溶液的无菌制剂。中药注射剂可分注射液、注射用无菌粉末与注射用浓溶液。

中药注射剂的研制应根据中医急、重症用药需要的原则,或以注射给药其疗效能明显优于其他途径给药者。

药材一般应按各品种规定的方法提取、纯化、制成半成品,并制定其内控质量标准,按此检查合格后以半成品(中间体)投料配制成品,以确保注射剂的质量稳定。

以有效部位、中间体或净药材为原料制备的中药注射剂成分复杂。中药注射剂需制定中药材、有效部位或中间体、注射剂的指纹图谱。中药注射剂指纹图谱系指中药注射剂经适当处理后,采用一定的分析手段,得到的能够标示该注射剂特性的共有峰的图谱。以有效部位或中间体投料的中药注射剂,还需制定有效部位或中间体的指纹图谱。

中药注射剂的基本质量要求与注射剂相同,均是根据其用药途径的特殊性提出的,包括安全性、生理适应性、有效性与稳定性等方面的质量指标。此外,中药注射剂应进行有关物质检查。一般应控制蛋白质、鞣质、树脂等;静脉注射液还应控制草酸盐、钾离子等。

2. 中药片剂

中药片剂系指药材提取物、药材提取物加药材细粉或药材细粉与适宜辅料混匀压制而成的圆片状或异形片状的制剂，有浸膏片、半浸膏片和全粉片。中药片剂以口服普通片为主，另有含片、咀嚼片、泡腾片、阴道片、阴道泡腾片和肠溶片等。

中药片剂多用制粒压片法制备。中药片剂根据需要，可加入矫味剂、芳香剂和着色剂等附加剂。为增加稳定性、掩盖药物不良气味或改善外观等，可对制成的药片包糖衣或薄膜衣。对一些遇胃液易破坏、刺激胃黏膜或需要在肠道内释放的口服药片，可包肠溶衣。

3. 中药丸剂

中药丸剂系指药材细粉或药材提取物加适宜的黏合剂或其他辅料制成的球形或类球形制剂，分为蜜丸、水蜜丸、水丸、糊丸、蜡丸和浓缩丸等类型。

蜜丸系指药材细粉以蜂蜜为黏合剂制成的丸剂。其中每丸重量在0.5 g(含0.5 g)以上的称大蜜丸，每丸重量在0.5 g以下的称小蜜丸。水蜜丸系指药材细粉以蜂蜜和水为黏合剂制成的丸剂。水丸系指药材细粉以水(或根据制法用黄酒、醋、稀药汁、糖液等)为黏合剂制成的丸剂。糊丸系指药材细粉以米粉、米糊或面糊等为黏合剂制成的丸剂。蜡丸系指药材细粉以蜂蜡为黏合剂制成的丸剂。浓缩丸系指药材或部分药材提取浓缩后，与适宜的辅料或其余药材细粉，以水、蜂蜜或蜂蜜和水为黏合剂制成的丸剂。根据所用黏合剂的不同，分为浓缩水丸、浓缩蜜丸和浓缩水蜜丸。

4. 中药贴膏剂

中药贴膏剂系指药材提取物、药材或(和)化学药物与适宜的基质和基材制成的供皮肤贴敷，可产生局部或全身性作用的一类片状外用制剂。包括橡胶膏剂、巴布膏剂和贴剂等。

橡胶膏剂系指药材提取物或(和)化学药物与橡胶等基质混匀后，涂布于背衬材料上制成的贴膏剂。橡胶膏剂的制备方法有溶剂法和热压法两种。巴布膏剂系指药材提取物、药材或(和)化学药物与适宜的亲水性基质混匀后，涂布于背衬材料上制成的贴膏剂。贴剂系指药材提取物或(和)化学药物与适宜的高分子材料制成的一种薄片状贴膏剂。主要由背衬层、药物贮库层、粘胶层以及防粘层组成。

5. 中药气雾剂与喷雾剂

中药气雾剂系指药材提取物、药材细粉与适宜的抛射剂共同封装在具有特制阀门装置的耐压容器中，使用时借助抛射剂的压力将内容物喷出呈细雾状、泡沫状或其他形态的制剂。其中以泡沫形态喷出的可称泡沫剂。不含抛射剂，借助手动泵的压力或其他方法将内容物以雾状等形态喷出的制剂称为喷雾剂。气雾剂和喷雾剂按内容物组成分为溶液型、乳液型或混悬型。可用于呼吸道吸入、皮肤、黏膜或腔道给药等。

药材应按规定的方法进行提取、纯化、浓缩，制成药液；处方中可按药物的性质添加适宜的溶剂、增溶剂、助悬剂、乳化剂、稳定剂(如抗氧剂、表面活性剂、防腐剂)或其他附加剂。中药气雾剂的制备技术与质量要求与气雾剂相同。

6. 中药眼用制剂

中药眼用制剂系指由药材提取物、药材制成的直接用于眼部发挥治疗作用的制剂。眼用制剂可分为眼用液体制剂(滴眼剂)、眼用半固体制剂(眼膏剂)和眼用固体制剂。也有以固态药物形式包装，另备溶剂，在临用前配成溶液或混悬液的制剂。

习题

(一) 名词解释

1. 浸出技术　2. 有效成分　3. 辅助成分　4. 超临界流体　5. 超临界流体萃取技术　6. 浓缩

7.干燥 8.汤剂 9.酒剂 10.酊剂 11.流浸膏剂 12.浸膏剂 13.中药注射剂 14.中药注射剂指纹图谱 15.中药丸剂 16.中药贴膏剂 17.巴布膏剂

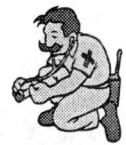

(二)选择题

单项选择题

1.下列制备方法中,不用于酊剂制备的是
  A.渗漉法   B.稀释法   C.煎煮法   D.浸渍法   E.溶解法

2.下列关于渗漉法优点的叙述,错误的是
  A.有良好的浓度差   B.溶剂的用量较浸渍法少   C.操作比浸渍法简单易行   D.浸出效果较浸渍法好   E.可制得较高浓度浸出液

3.下列哪项措施不利于提高浸出效率
  A.升高温度   B.加大浓度   C.选择适宜溶剂   D.浸出一定时间   E.将药材粉碎成细粉

4.除另有规定外,流浸膏的浓度为
  A.流浸膏 1 ml 相当于原药材 1 g   B.流浸膏 1 ml 相当于原药材 2 g   C.流浸膏 1 ml 相当于原药材 0.5 g   D.流浸膏 1 ml 相当于原药材 3 g   E.流浸膏 1 ml 相当于原药材 5 g

5.不是导致液体浸出制剂在贮存中发生沉淀的因素是
  A.瓶盖封口不严,溶剂挥发使乙醇含量降低   B.所含高分子化合物聚沉   C.贮存湿度过高或过低   D.容器游离出碱性物质使 pH 升高   E.贮存温度过高或过低

6.关于不同浓度乙醇选择性浸出药材有效成分的表述,错误的是
  A.乙醇含量 10% 以上时具有防腐作用   B.乙醇含量大于 40% 时,能延缓酯类、苷类等成分水解   C.乙醇含量 50% 以下时,适于浸提苦味质、蒽醌类化合物等   D.乙醇含量 50%~70% 时,适于浸提生物碱、苷类等   E.乙醇含量 90% 以上时,适于浸提挥发油、有机酸、树脂等

7.下列不属于常用的中药浸出方法的是
  A.煎煮法   B.渗漉法   C.浸渍法   D.蒸馏法   E.薄膜蒸发法

8.根据 Fick 第一扩散定律,下列叙述错误的是
  A.扩散速度与扩散面积、浓度差、温度成正比   B.扩散速度与扩散物质分子半径、液体黏度成反比   C.扩散系数与扩散物质分子半径成正比   D.扩散系数与阿伏伽德罗常数有关   E.扩散系数与克分子气体常数有关

9.浸出方法中的单渗漉法一般包括 6 个步骤,正确的是
  A.药材粉碎→润湿→装筒→排气→浸渍→渗漉   B.药材粉碎→装筒→润湿→排气→浸渍→渗漉   C.药材粉碎→装筒→润湿→浸渍→排气→渗漉   D.药材粉碎→润湿→装筒→浸渍→排气→渗漉   E.药材粉碎→润湿→装筒→浸渍→排气→渗漉

10.有效成分含量较低或贵重药材的提取宜选用
  A.煎煮法   B.回流法   C.蒸馏法   D.浸渍法   E.渗漉法

11.下列有关药材粉碎的原则,不正确的是
  A.粉碎时达到所需要的粉碎度即可   B.粉碎时尽量保存药物组分和药理作用不变   C.植物性药材粉碎前应尽量润湿   D.粉碎毒性和刺激性强药物应防止中毒   E.粉碎易燃易爆药物要注意防火防爆

12.不影响药材浸出效果的因素是
  A.浸出容器的大小   B.药材粉碎粒度   C.浸出溶剂的种类   D.温度   E.浸出时间

13.下列有关浸出制剂特点的叙述错误的是
  A.有利于发挥药材成分的多效性   B.成分单一,稳定性高   C.具有药材各浸出成分的综合作

用　D.基本上保持了原药材的疗效　E.水性浸出制剂的稳定性较差

14.下列有关浸出方法的叙述错误的是

A.渗漉法适用于有效成分含量低的药材浸出　B.渗漉液的浓度与渗漉速率有关　C.渗漉法适用于新鲜及无组织结构药材的浸出　D.浸渍法适用于黏性及易膨胀药材的浸出　E.浸渍法不适用于需制成较高浓度制剂的药材浸出

15.制备浸出制剂时,一般来说浸出的主要对象是

A.有效成分　B.有效单体化合物　C.有效成分及辅助成分　D.有效成分及无效成分　E.有效成分及组织成分

16.对于含多量树脂、油树脂及脂肪油的药材,用水浸出时应先用以下哪种溶剂脱脂,以保证浸出效果

A.乙醇　　B.甘油　　C.甲醇　　D.乙醚、石油醚或苯　　E.丙酮

17.盐酸、硫酸、枸橼酸、酒石酸等为常用的浸出辅助剂,主要用于促进以下哪种成分的浸出

A.生物碱　　B.苷　　C.有机酸　　D.糖　　E.挥发油

配伍选择题(备选答案在前,试题在后;每组均对应同一组备选答案,每题只有一个正确答案;每个备选答案可重复选用,也可不选用。)

A.浸渍法　　B.煎煮法　　C.渗漉法　　D.回流法　　E.水蒸气蒸馏法

上述浸出方法适用于:

1.制备煎膏剂　2.制备芳香水剂　3.制备汤剂　4.含树脂类药材浸提

A.非浸出制剂　　B.醇浸出制剂　　C.水浸出制剂　　D.含糖浸出制剂　　E.精制浸出制剂

下列剂型属于:5.酊剂　6.中药注射剂　7.汤剂

多项选择题

1.下列关于乙醇的叙述正确的是

A.乙醇具有防腐作用　B.乙醇能延缓药物的水解　C.乙醇是一种极性溶剂　D.乙醇不能溶解生物碱及其盐类　E.通常使用无水乙醇

2.水为常用的浸出溶剂之一,它的主要缺点有

A.鞣质、黏液质等不能被水浸出　B.不利于选择性浸出　C.能促进有效成分的水解或其他化学变化　D.不能与甘油、丙二醇等以任意比例混合　E.水浸出制剂容易霉变

3.常用的药材浸出液的浓缩干燥方法有

A.膜式干燥　　B.减压干燥　　C.气流干燥　　D.循环干燥

4.提高药材浸出液蒸发效率的方法有

A.增大液体体表面积　B.降低气压　C.增加气压　D.增大传热温度差　E.减低传热系数

5.以下关于渗漉法的叙述正确的是

A.浸渍24~48小时后开始渗漉　B.制备流浸膏时先收集药量85%的初漉液　C.药材应粉碎成适宜的粒度　D.药材粉碎后即可装渗漉筒　E.装筒后直接添加溶剂渗漉

6.下列关于浸渍法应用特点的叙述,错误的是

A.适用于毒性药材的浸提　B.可用于制备高浓度的制剂　C.适用于黏性药材的浸提　D.适用于易膨胀药材的浸提　E.适用于贵重药材的浸提

7.影响渗漉效率的因素有

A.装筒的松紧度　B.溶剂的浓度　C.渗漉前的润湿　D.药材的粒度　E.渗漉时的流速

8.有助于提高药材浸提效果的措施是

A.用酸或碱调节溶剂的pH　B.渗漉时让浸出液快速流出　C.在浸提过程中不断搅拌　D.将

药材粉碎成极细粉　　E.强制浸出液循环流动

9.浸出制剂的特点有

A.贮存时胶状物易析出　B.保持原药材的疗效　C.毒性较低　D.作用缓和持久　E.具有综合作用

11.常用浸出辅助剂有

A.氨水　　B.HCl　　C.甘油　　D.表面活性剂　　E.乙醇

(三)是非题

1.应用煎煮法制备浸出制剂时,一般沸前用武火沸后用文火。(　　)
2.乙醇能溶解淀粉、黏液质、蛋白质、果胶等化学成分,为仅次于水的常用浸出溶剂。(　　)
3.除另有规定外,流浸膏剂多用渗漉法和煎煮法制备。(　　)
4.渗漉操作中,药材中加入溶剂时,应先将下端药液出口打开。(　　)
5.当用渗漉法制备浓度较低浸出制剂如酊剂时,无须另器保存药材量85%的初漉液。(　　)
6.一般一份药材约用4~8份浸出溶剂渗漉,即可将有效成分浸出接近完全。(　　)
7.浸提时药材成分的浸出速度与其分子大小有关,与其溶解性无关。(　　)
8.酒剂和酊剂均是用不同浓度的药用乙醇作溶剂而制得的澄明液体制剂。(　　)
9.蒸馏法与超临界流体萃取法均可用于中药挥发油的提取。(　　)
10.酒剂和酊剂为了矫味,常酌加适量的冰糖或蜂蜜。(　　)

(四)填空题

1.常用浸出制剂可分为四类,分别是＿＿＿、＿＿＿、＿＿＿和＿＿＿。
2.药材中含有的成分十分复杂,按照药理作用和组成性质可分为＿＿＿、＿＿＿、＿＿＿和组织物质。
3.不同浓度的乙醇对各类成分有选择性溶解作用,一般选用＿＿＿的乙醇浸取挥发油、树脂、内酯等,用＿＿＿的乙醇浸取生物碱、苷类等,用＿＿＿的乙醇浸取黄酮类化合物等。
4.有效成分＿＿＿,且对湿、热均稳定的药材,可用煎煮法浸出。
5.对药材有效成分含量低、＿＿＿或＿＿＿的浸出以及高浓度浸出制剂的制备多采用渗漉法。
6.常用的浸出辅助剂有＿＿＿、＿＿＿、＿＿＿和甘油。
7.植物性药材的浸出过程是以扩散原理为基础,由几个相互联系的阶段组成,包括＿＿＿、＿＿＿、＿＿＿和＿＿＿四个过程。
8.药材粗细应根据药材性质、浸出溶剂及浸出方法进行选择。如用水为溶剂,易使药材膨胀,可用＿＿＿;用乙醇为溶剂膨胀作用小,宜用中粉或细粉;含黏性物较多的药材用＿＿＿;坚硬的药材用＿＿＿,疏松的药材用＿＿＿。
9.根据浸渍的温度和次数的不同,浸渍法可分为以下三种:＿＿＿、＿＿＿和多次浸渍法。
10.常用的浸出方法有＿＿＿、＿＿＿和＿＿＿。
11.流浸膏剂除另有规定外,每毫升相当于原药材＿＿＿g;浸膏剂每克相当于原药材＿＿＿g。
12.中药注射剂可分＿＿＿、＿＿＿和注射用浓溶液。
13.浸膏剂按其干燥程度分为＿＿＿和＿＿＿两种。＿＿＿为半固体,具黏性,含水量约为15%~20%。＿＿＿为干燥粉状制品,含水量约5%。

(五)问答题

1.渗漉法的操作注意事项有哪些?

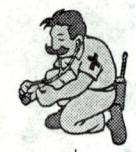

2.浸出制剂有何特点?

3.滤过与沉降是在中药浸出液中获取药液或沉淀的重要操作工艺,哪些措施可提高滤过与沉降的速度?

4.酊剂与酒剂的异同点有哪些?

5.浸渍法与渗漉法的异同点有哪些?

习题答案及要点

(一)名词解释

1.浸出技术:系指用适当的浸出溶剂和方法,从药材(动植物)中浸出有效成分的工艺技术。

2.有效成分:系指中草药中起主要药效的物质,能用分子式和结构式表示并具有一定的物理常数的单体化合物。

3.辅助成分:系指本身没有特殊疗效而能增强或缓和有效成分作用的物质,或指有利于有效成分的浸出或增加制剂稳定性的物质。

4.超临界流体:系指某种气(或液)体或气(或液)体混合物在操作压力和温度均高于临界点时,其密度接近液体,而其扩散系数和黏度均接近气体,其性质介于气体和液体之间的流体。

5.超临界流体萃取技术:是利用超临界流体作为溶剂,从固体或液体中萃取出某些有效组分,并进行分离的技术。

6.浓缩:是通过加热蒸发从药液中除去过多溶剂,使药液体积减小到一定标准的过程。

7.干燥:是从湿固体或膏状物中分离除去所含水分从而获得相对干燥产品的过程。

8.汤剂:系指用中药材水煎煮去渣取汁制成的液体制剂,亦称为"煎剂"。

9.酒剂:又称药酒,系指药物用蒸馏酒浸提制成的澄清液体制剂。

10.酊剂:系指药物用规定浓度的乙醇浸出或溶解而制成的澄清液体制剂;亦可用流浸膏稀释制成。

11.流浸膏剂:系指药材用适宜的溶剂浸出有效成分,蒸去部分溶剂,调整浓度至规定标准而制成的液体制剂。流浸膏剂除特别规定外,每毫升与原药材 1 g 相当。

12.浸膏剂:系指药材用适宜的溶剂浸出有效成分,蒸去部分或全部溶剂调整浓度至规定标准而制成制剂。除另有规定外,浸膏剂的浓度每克相当于 2~5 g 原药材。含有生物碱或其他有效成分的浸膏剂,均需经过含量测定用稀释剂调整至规定的标准。

13.中药注射剂:系指药材经提取、纯化后制成的供注入体内的溶液、乳液及供临用前配制或稀释成溶液的粉末或浓溶液的无菌制剂。

14.中药注射剂指纹图谱:系指中药注射剂经适当处理后,采用一定的分析手段,得到的能够标示该注射剂特性的共有峰的图谱。

15.中药丸剂:系指药材细粉或药材提取物加适宜的黏合剂或其他辅料制成的球形或类球形制剂,分为蜜丸、水蜜丸、水丸、糊丸、蜡丸和浓缩丸等类型。

16.中药贴膏:系指药材提取物、药材或和化学药物与适宜的基质和基制成的供皮肤贴敷,可产生局部或全身性作用的一类片状外用制剂。包括橡胶膏剂、巴布膏剂和贴剂等。

17.巴布膏剂:系指药材提取物、药材或和化学药物与适宜的亲水性基质混匀后,涂布于背衬材料上制成的贴膏剂。

(二)选择题

单项选择题　1.C　2.B　3.E　4.A　5.C　6.A　7.E　8.C　9.A　10.E　11.C　12.

A　13.B　14.C　15.C　16.D　17.A

配伍选择题　1.B　2.E　3.B　4.A　5.B　6.E　7.C

多项选择题　1.AB　2.BCE　3.ABC　4.ABD　5.ABC　6.ABCD　7.ABCDE　8.ACE　9.ABCDE　10.ABCD

(三)是非题

1.√　2.×(乙醇能溶解生物碱及其盐、苷、有机酸、鞣质、树脂、挥发油等,不能溶解树胶、淀粉、蛋白质、黏液质等,为仅次于水的常用浸出溶剂)　3.×(除另有规定外,流浸膏剂多用渗漉法制备)　4.√　5.√　6.√　7.×(药材成分扩散或浸出的先决条件在于其溶解度的大小)　8.×(酒剂系指药物用蒸馏酒浸提制成的澄清液体制剂。药酒为了矫味或着色可加适量的糖或蜂蜜。酒剂多供内服,少数作外用,也有兼供内服和外用者。酊剂系指药物用规定浓度的乙醇浸出或溶解而制成的澄清液体制剂;亦可用流浸膏稀释制成)　9.√　10.×(酊剂不能加冰糖或蜂蜜)

(四)填空题

1.水浸出制剂　含醇浸出制剂　含糖浸出制剂;精制浸出制剂　2.有效成分　辅助成分　无效成分　3.90%以上;50%～70%;50%以下　4.能溶于水　5.毒性药材;贵重药材　6.酸　碱　表面活性剂　7.浸润　溶解　扩散;置换　8.粗粉;粗粉;较细粉;较粗粉　9.常温浸渍法(冷浸法)　加热浸渍法　10.煎煮法　浸渍法;渗漉法　11.1;2～5　12.注射液　注射用无菌粉末　13.稠浸膏剂;干浸膏剂;稠浸膏剂;干浸膏剂

(五)问答题

1.渗漉法的操作注意事项:①药材粒度应适宜,过细易堵塞,过粗不易压紧,减少粉粒与溶剂的接触面,均不利于浸出。以中等或粗粉为宜。②药粉应经溶剂润湿使其充分膨胀后再装筒,否则造成装筒过紧,影响渗漉操作进行。③根据药材性质装筒,松紧及使用压力要均匀。一般装筒容积不超过2/3。④装筒后先打开浸出液出口,再添加溶剂,防止产生气泡冲动粉柱,影响浸出。⑤排除筒内剩余空气,待浸出液自出口流出时,关闭,浸渍24～48小时,待溶剂充分渗透扩散。

2.浸出制剂一般具有以下特点:①综合利用药材中的各种浸出成分,发挥某些药材成分的多效性。成分之间往往相辅相成的效用,故浸出制剂有时能呈现单体化合物所不能起到的治疗效果。②作用通常比较缓和持久,毒性较低。浸出制剂中共存的辅助成分常能促进有效成分的吸收、延缓有效成分在体内的运转、增加制剂的稳定性或在体内转化成有效物质。此外,各浸出成分的相辅相成或相互制约,不仅可以增强疗效,还可以降低毒性。③去除了组织物质和部分无效成分,提高了有效成分浓度,减少了用量,便于服用。去除无效成分还可增加某些有效成分的稳定性。④浸出制剂在不同程度上均含有一定量的无效成分,浸出液中共存的高分子多成分体系常具有胶体特性。浸出工艺与贮存条件的变化、胶体的老化、某些成分的水解或氧化等能引起浸出制剂产生沉淀。水性浸出液含有适宜微生物繁殖的营养物质,易发酵变质。

3.由于中药浸出液中大多含有高分子物质,稠度大,滤过或沉降困难。一般可采取如下措施提高滤速:①加压或减压滤过;②趁热、保温滤过;③预滤、粗滤、回滤、精滤结合;④使用助滤剂,如滤纸浆、滑石粉、活性炭、硅藻土等,但应避免有效成分吸附损失。可采取如下措施加速沉降:①加热澄清,加热可使药液中蛋白质凝固、油脂熔融而清除;②加澄清剂,可对微粒产生聚集作用、吸附作用并形成滤层而利于澄清;③使用助滤剂。

4.酊剂与酒剂的相同点:酒剂与酊剂均为含醇制剂,有效成分均能被迅速吸收而发挥疗效,且都具有防腐作用,易于保存。但因醇有一定药理作用,故二者在应用上都受到限制。

不同点:①酊剂的浓度有一定规定,有的可通过含量测定来控制,多数按"药材比量法"表示含量,

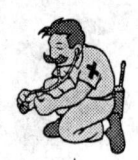

而酒剂一般多按验方或秘方制成,没有一定的浓度规定,故其标准因品种、因地而异。②酒剂一般多用浸渍法制备,少数采用渗漉法;而酊剂除采用浸渍法、渗漉法制备外,还可采用稀释法或溶解法制备;③酊剂以规定浓度的乙醇为溶剂,酒剂则以蒸馏酒为溶剂,内服酒剂中有时添加糖和蜂蜜作为矫味剂,而酊剂则不加矫味剂。

5.浸渍法与渗漉法的主要区别:①浸渍法为静态提取,溶剂利用率低,有效成分浸出不完全;渗漉法为动态提取,溶剂利用率高,有效成分浸出完全。②浸渍法适用于黏性药物、无组织结构的药材、新鲜及易于膨胀的药材;渗漉法适用于贵重药材、毒性药材、有效成分含量较低的药材。③浸渍法不能直接制得高浓度制剂;渗漉法可直接制得高浓度制剂。④浸渍法需经滤过才能得到澄清液;渗漉法不经滤过可直接得到澄清的渗漉液。

相同点:渗漉法与浸渍法均不宜用水做浸出溶剂。通常用不同浓度的乙醇或白酒,应防止溶剂的挥发损失。

(蒋曙光)

攻读硕士学位研究生入学考试
药剂学模拟试题

试题一

一、将下列缩写译成中文，对术语进行解释(10分)
1. DTA 2. DSC 3. Z值 4. CRH 5. microcapsules 6. liposomes 7. Filtration 8.等渗溶液 9.休止角 10. HLB值

二、选择题(每题可能有一个以上答案，10分)
1.碱性较强注射液的容器最好选用
　A.低硼硅酸盐玻璃安瓿　　B.中性玻璃安瓿　　C.含钡玻璃安瓿　　D.高硼玻璃安瓿
2.注射液除菌过滤可采用
　A.孔径为 0.22 μm 的微孔滤膜　　B.钛滤器　　C. 6号垂熔玻璃滤器　　D.硅藻土滤棒
3.控释制剂的控释机制有
　A.扩散　　B.溶蚀　　C.溶剂活化　　D.离子交换
4.以下哪些对药物经皮吸收有促渗透作用
　A.表面活性剂　　B. DMSO　　C.丙二醇　　D.月桂氮䓬酮　　E.植物油
5.静脉注射脂肪乳剂要求微粒直径为
　A. <1 μm　　B. <1 μm,少量<5 μm　　C. <10 μm　　D. <5 μm,少量<10 μm
6.氯化钠等渗当量的含义是
　A.使溶液成为等渗所需的药物克数　B.与 1 g 氯化钠呈现等渗效应的药物克数　C.与 1 g 药物呈现等渗效应的氯化钠克数　D.与 0.9%氯化钠呈现等渗效应的药物克数
7.下列有关 PEG 软膏基质的叙述哪条是错误的
　A.与苯甲酸配伍能发生软化　B.性质稳定不易霉败,对皮肤的润滑保护作用较差　C.能与渗出液混合并易洗除,长期使用可引起皮肤干燥　D. PEG6000 的聚合度大,几乎不溶于水
8.下列哪项是造成裂片的原因
　A.压力过大　　B.颗粒中细粉过多　　C.冲模磨损变形　　D.润滑剂量不足
9.为提高浸出效率,采取下列的措施中哪些方法是正确的
　A.选择适宜的溶剂　　B.加表面活性剂　　C.将药材粉碎得越细越好　　D.恰当的升高温度　　E.加大浓度差
10.下列有关维生素C注射液的叙述,错误的是
　A.采用硫代硫酸钠作抗氧剂　　B.以 115 ℃ 热压灭菌 15 分钟　　C.处方中加 $NaHCO_3$ 调节 pH 使成偏碱性,减小刺激　　D.在氮气流下灌封

三、问答题(75分)
1.试述复乳在药剂学中的应用特点。(8分)
2.试述粉粒理化特性对制剂工艺的影响。(8分)
3.薄膜包衣材料分哪几类？各适用于什么药物？每类写出2种包衣材料。(10分)

4. 设计醋酸氟轻松软膏(乳剂型)的处方,写出各成分的作用及制备方法。(12分)

5. 某油状液体药物剂量为每次0.1 ml,每日2次,请设计固体口服剂型,写出处方与制备方法(不必写出组成的用量)。(10分)

6. 支气管扩张药硫酸沙丁醇胺的结构如下:

$$HOH_2C-\text{(苯环)}-OH, \quad CHCH_2NHC(CH_3)_3 \cdot \frac{1}{2}H_2SO_4$$

系白色结晶粉末,mp 150 ℃,无臭,味微苦。在水中略溶,在乙醇中溶解,$t_{1/2}$为5小时,常用口服剂量为每日3~4次,每次2~4 mg,请设计非注射给药的速效制剂,与一天给药一次的长效制剂。写出处方组成、制备方法及速效或长效机制。(20分)

7. 处方:

  醋酸曲安奈德微晶体　　10 g
  盐酸利多卡因　　5 g
  海藻酸钠　　5 g
  聚山梨酯80　　2 g
  注射用水　　加至　　1 000 ml

分析该处方并写出制备方法。(7分)

四、计算题(5分)

某药物的水溶液不稳定,其降解速率常数为5×10^{-7}秒$^{-1}$,它在水中的溶解度为0.33 g/100 ml,今有200 ml含药物11.88 g的混悬液,其分解10%的时间为多少?

试题二

一、名词解释(6分)

1. CRH　2. displacement value　3. microspheres　4. emulsion　5. isotonic solution　6. liposomes

二、写出下列公式的用途及各符号的意义(9分)

1. $pH - pKa = \lg\left(\dfrac{C_i}{C_u}\right)$　　$pH - pKa = \lg\left(\dfrac{C_u}{C_i}\right)$

2. $\dfrac{dC}{dt} = \dfrac{SD}{Vh}(C_s - C)$

3. $V = \dfrac{2r^2(\rho_1 - \rho_2)g}{9\eta}$

三、写出下列辅料的理化性质与最主要的用途(10分)

例:可可豆脂　性质:脂溶性材料。　最主要的用途:主要用作栓剂的基质。

1. PLGA　2. Carbomer　3. 醋酸纤维素　4. 硬脂酸镁　5. PVA　6. 羟苯乙酯　7. Poloxamer　8. HPMCP　9. 凡士林　10. 环糊精

四、问答题(75分)

1. 渗透泵片的结构及释药机理。(6分)

2. 可通过何措施使洁净室的洁净度达到100级?请阐明选用该措施的理由。(5分)

3. 简述含某类表面活性剂的溶液剂产生起浊现象的原理。(5分)

4. 简述热分析在药剂学研究中的应用。(5分)

5. 试述冷冻干燥的原理并举例说明冻干注射剂的处方原则及工艺过程。(12分)

6. 临床用于麻醉后或安眠药中毒等昏迷状态的解救药苯甲酸钠咖啡因注射液,供皮下或肌肉注射,每次1~2ml,其处方为:

咖啡因　　　120 g
苯甲酸钠　　132.5 g
1 mol/L 氢氧化钠液　适量
注射用水　　加至　1 000 ml

试分析该处方,并详述制法及注意点。(10分)

7. 处方:
羟丙甲纤维素(黏度4 000 Mpa.s)　　0.8%
卡波姆940　　0.24%
丙二醇　　　16.7%
羟苯甲酯　　0.015%
氢氧化钠　　适量
纯化水　　加到　100%

分析该处方并写出制备方法。(7分)

8. 一水溶性药物若制成骨架型缓释片,试写出3种骨架材料(每种骨架片材料写2种即可)。以一种材料为例,每种骨架片写出一种简单制备方法。(15分)

9. 抗肿瘤药物阿霉素的盐酸盐,易溶于水,水溶液稳定,请设计一种治疗肝癌的靶向制剂,写出制备成何种剂型、处方(不必写出各组分的用量)及制备方法。(10分)

试题三

1. 某药物溶液的降解过程符合一级过程,其降解活化能为83.6 KJ/mol,100℃时 $t_{0.9}$ 为18小时,计算该溶液25℃时的 $t_{0.9}$ 为多少。(5分)
2. 从学科的角度简述药剂学的任务。(5分)
3. 脂质体有哪些特点?(5分)
4. 简要写出表面活性剂在药物制剂中的3种主要作用。(4分)
5. 缓控释制剂的释药原理有哪些?(6分)
6. 试述药物粉粒理化特性对制剂有效性、稳定性、安全性的影响和应用。(10分)
7. 可使药物避开肝脏首过效应的剂型与给药方法有哪些?(6分)
8. 简述靶向制剂的类型及其靶向性的基本原理。(8分)
9. 提高难溶性药物口服制剂溶出度的方法。(8分)
10. 葡萄糖注射液常出现哪些质量问题,什么原因造成的,如何解决?(10分)
11. 口服氨茶碱片每天4次,每次50 mg。试设计每24小时服用一次的膜控释包衣微丸胶囊(200 mg/粒)的基本处方及工艺。(10分)
12. 某药结构式为

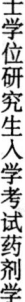

请设计浓度为1%的2 ml注射剂,写出处方设计前的主要基础工作,处方组成及制备方法。(15分)

13. 欲将利福平制成混悬型气雾剂供用,其处方为:
利福平(微粉)　1.0 g
司盘85　　0.28 g
油酸乙酯　　0.28 g

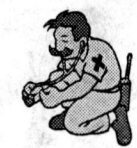

F₁₁ 3.5 g
F₁₁₄ 3.5 g
F₁₂ 7.0 g

试分析该处方,并写出制备方法及制备要点。(8分)

试题四

1. 请解释以下名词或术语。(5分)
(1) 牛顿流体 (2) 助溶剂 (3) F_0 值 (4) 渗漉法 (5) 休止角
2. 絮凝剂与反絮凝剂对混悬剂的稳定性有何意义?(5分)
3. 写出羧甲基纤维素钠和羟丙甲纤维素高分子溶液的制备过程。(5分)
4. 生产灭菌制剂过程中,哪些因素可引起热源污染?(5分)
5. 试述卡波沫(卡波普)的理化特性及应用。(8分)
6. 影响二相气雾剂喷出雾粒大小的因素有哪些?(8分)
7. 以制备 $W_1/O/W_2$ 型复乳为例,写出复合型乳剂的制备过程。(5分)
8. 冷冻干燥过程中常出现哪些异常现象,如何处理?(5分)
9. 某药物于100℃和110℃时均遵循一级反应分解,110℃ 20分钟尚存75%的活性,100℃ 1小时有40%分解,请估算室温(25℃)时药物降解10%的时间。(5分)
10. 已知苯巴比妥的置换价为0.81,可可豆脂基质栓重1.5 g,现欲制备含药0.15 g的相同大小的可可豆脂栓10粒,试计算基质用量并说明热熔法制备工艺、注意事项及理由。(8分)
11. 某有机弱酸药物在临床口服主要用于治疗肌肉及关节疼痛,作用时间持久,但在水中难溶,吸收缓慢,试设计一种适宜的口服剂型及其处方工艺。(15分)
12. 分析以下混悬型注射剂处方,混悬稳定剂的作用机理,并写出制备方法。(10分)

处方:醋酸可的松微晶 25 g 氯化钠 3 g 羧甲基纤维素钠 5 g 硫柳汞 0.01 g 聚山梨酯80 1.5 g 注射用水加至1 000 ml

13. 试分析下列处方,并详述制法及注意点。(10分)

处方(每片用量):碳酸氢钠 0.3 g 薄荷油 0.002 g 淀粉 0.015 g 10%淀粉浆 适量 硬脂酸镁 0.0015 g

14. 解释以下增溶相图并指出适宜的配比。(6分)

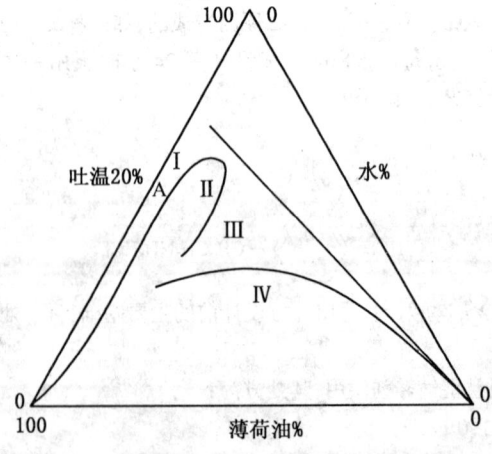

Ⅰ、Ⅲ:单相区;Ⅱ、Ⅳ:多相区

试题五

一、请解释以下名词或术语(10分)

1. 酊剂 2. 鲎试验法 3. 等张溶液 4. 粉体的总空隙率 5. pH_m 6. 絮凝度 7. 热压灭菌法 8. Emulsion phase inversion 9. Dosage form 10. Propellants

二、选择题(答案有一个或多个,15分)

1. HPMC在药剂中常用作
   A. 黏合剂   B. 薄膜包衣材料   C. 助悬剂   D. 崩解剂   E. 凝胶骨架片的骨架材料
2. 制备膜剂不需选用的辅料有
   A. CAP   B. 固体石蜡   C. 液体石蜡   D. 甘油   E. PVA
3. 粉碎热敏性物料可选哪种器械
   A. 万能粉碎机   B. 球磨机   C. 锤击式粉碎机   D. 冲击式粉碎机   E. 流能磨
4. 可采用下列哪些方法增加药物的溶解度
   A. 加热   B. 加助溶剂   C. 胶团增溶   D. 调溶液pH值   E. 使用混合溶剂
5. 下列哪种靶向制剂属于被动靶向制剂
   A. pH敏感脂质体   B. 长循环脂质体   C. 免疫脂质体   D. 脂质体   E. 热敏脂质体
6. 下列哪种表面活性剂具有昙点
   A. 十二烷基硫酸钠   B. 吐温   C. 三乙醇胺皂   D. 司盘   E. 泊洛沙姆
7. 影响药物制剂稳定性的外界因素的是
   A. 温度   B. 溶剂   C. 离子强度   D. pH值   E. 表面活性剂
8. 关于热原的正确表述有
   A. 热原的致热中心是细菌内毒素中的脂多糖   B. 在滴眼剂中必须除去热原   C. 热原具有耐热性,但在180℃只需30分钟就能破坏它   D. 热原可用0.22 μm的微孔滤膜除去   E. 注射用水可能含有细菌,但不得含有热原
9. 吐温在药剂中常用作
   A. 增溶剂   B. 分散剂   C. 乳化剂   D. 润湿剂   E. 助悬剂
10. 可以部分或全部避免肝首过效应的剂型是
    A. 分散片   B. 舌下片   C. 经皮吸收制剂   D. 栓剂   E. 气雾剂
11. 在偏碱性的药液中可加入的抗氧剂是
    A. 焦亚硫酸钠   B. 硫化钠   C. 亚硫酸氢钠   D. 亚硫酸钠   E. 硫酸钠
12. 用于O/W型乳剂的乳化剂有
    A. 脂肪酸山梨坦   B. 聚山梨酯80   C. 豆磷脂   D. 脂肪酸甘油酯   E. 三乙醇胺皂
13. 关于热原叙述正确的是
    A. 热原是微生物的代谢产物   B. 热原致热活性中心是脂多糖   C. 热原可在灭菌过程中完全破坏   D. 一般滤器不能截留   E. 蒸馏法制备注射用水主要是依据热原的水溶性
14. 在药物稳定性实验中,有关加速实验说法正确的是
    A. 供试品可以用一批原料进行试验   B. 供试品应按市售包装进行试验   C. 为新药申报临床与生产提供必要的资料   D. 原料药需要此项试验,制剂不需此项实验   E. 在温度(40±2)℃,相对湿度(75±5)%的条件下放置3个月
15. 可用于制备栓剂的辅料有
    A. 半合成椰油酯   B. PVP   C. 甘油明胶   D. S-40   E. 聚乙二醇

三、写出下列药用辅料的中文名称、理化性质及主要用途(10分)

例:PVPP   中文名称:交联聚维酮   性质:水肿膨胀   最主要的用途:用作崩解剂。

PVP，Eudragit L100，CAP，EC，PEG 4000，L-HPC，CMS-Na，Azone，Tween 80，Poloxamer

四、问答题(60分)

1. 何谓临界胶团浓度(CMC)，并举例说明CMC在药剂学中的应用。(4分)
2. 简述骨架片、渗透泵片、胃漂浮片的缓(控)释机理。(7分)
3. 简述固体分散体使药物速释的原理。(5分)
4. 简述复凝聚法制备微型胶囊的原理和基本过程。(5分)
5. 简述输液的质量要求及分类(每类中各举2例)。(6分)
6. 处方分析，简写制备方法(8分)

处方：乳糖 88.8 g，糖粉 38.0 g，17%淀粉浆适量，10%硝酸甘油乙醇溶液 0.6 g(硝酸甘油量)，硬脂酸镁 1.0 g，制成 1 000 片。

7. 某药物具有如下结构

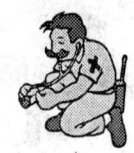

其为白色粉末，能溶于水，其水溶液 30 ℃ 及 pH 6.75 时，一级降解速率常数为 0.000 7 天$^{-1}$，请设计合理的注射剂。(处方不要求量)(15分)

8. 某降压药溶于水，生物半衰期为 3～4 小时，常用剂量是 40～100 mg/d，拟制口服长效制剂，试举 2 种方法，并说明长效的机制。(处方不要求量)(10分)

五、改错题(5分)

请改正以下工艺过程中出现的几处错误并做简要说明(已知药物的基本性质：遇光、氧不稳定)。

将某药物配制成输液(10 000 ml)的工艺过程如下：按处方量称取药物后，加灭菌注射用水使药物溶解，再加入处方量的 NaS_2O_4 使溶解，加入 5% 活性炭除热原，过滤，在向输液瓶内通入洁净 CO_2 气体的条件下，灌装药液到输液瓶中(灌封部位的净化级别为 10 000 级)，经 115 ℃ 灭菌 30 分钟后包装，即得。

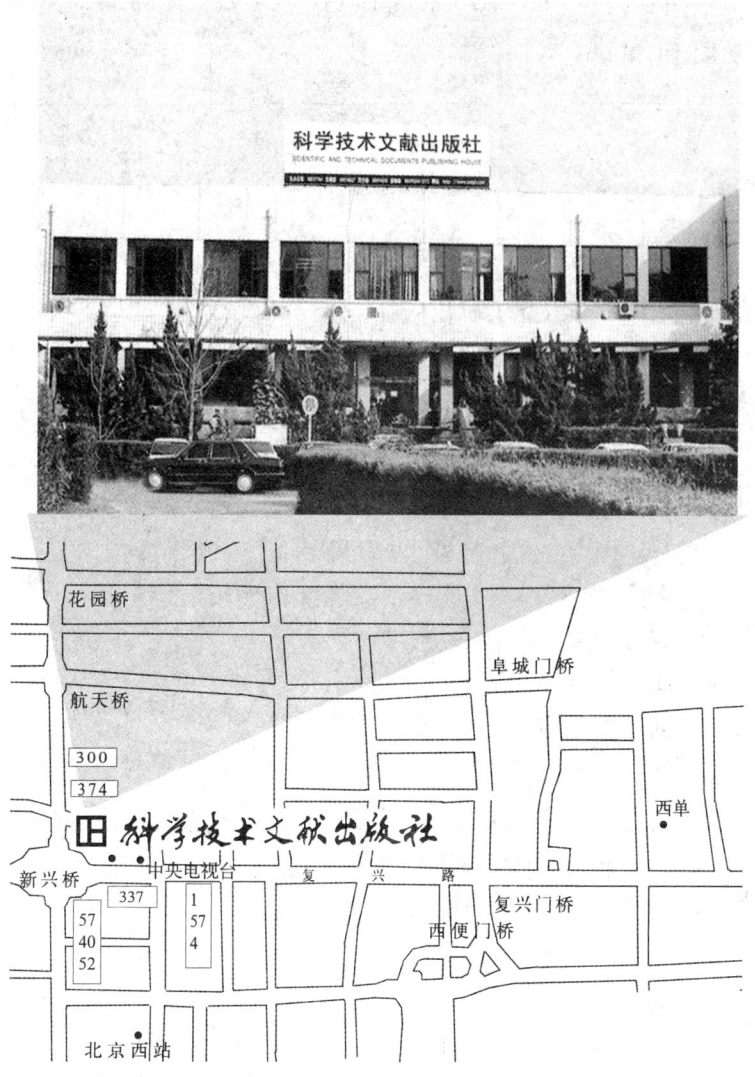

科学技术文献出版社方位示意图

图书在版编目(CIP)数据

药剂学/梁文权主编.-北京:科学技术文献出版社,2009.3(重印)

(药学专业必修课考试辅导教材)

ISBN 978-7-5023-5077-2

Ⅰ.药…　Ⅱ.梁…　Ⅲ.药剂学-医学院校-教学参考资料　Ⅳ.R94

中国版本图书馆 CIP 数据核字(2005)第 060465 号

出　版　者	科学技术文献出版社
地　　　址	北京市复兴路 15 号(中央电视台西侧)/100038
图书编务部电话	(010)51501739
图书发行部电话	(010)51501720,(010)51501722(传真)
邮 购 部 电 话	(010)51501729
网　　　址	http://www.stdph.com
E-mail:stdph@istic.ac.cn	
策 划 编 辑	薛士滨
责 任 编 辑	樊雅莉
责 任 校 对	唐　炜
责 任 出 版	王杰馨
发　行　者	科学技术文献出版社发行　全国各地新华书店经销
印　刷　者	北京国马印刷厂
版（印）次	2009 年 3 月第 1 版第 3 次印刷
开　　　本	787×1092　16 开
字　　　数	462 千
印　　　张	16.25
印　　　数	8001～10000 册
定　　　价	24.00 元

ⓒ 版权所有　违法必究

购买本社图书,凡字迹不清、缺页、倒页、脱页者,本社发行部负责调换。

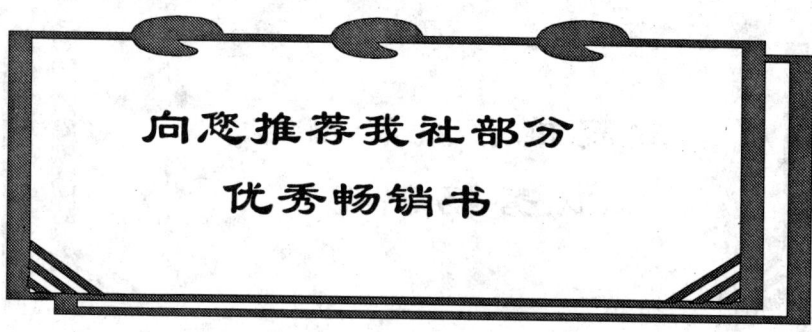

预防专业必修课考试辅导教材

卫生统计学	32.00
流行病学	25.00
卫生化学	17.00
营养与食品卫生学	13.00
少儿卫生学	15.00

注：邮费按书款总价另加20%　邮购热线:(010)68515381,(010)58882952
邮购地址:北京市复兴路15号(中央电视台西侧)/100038

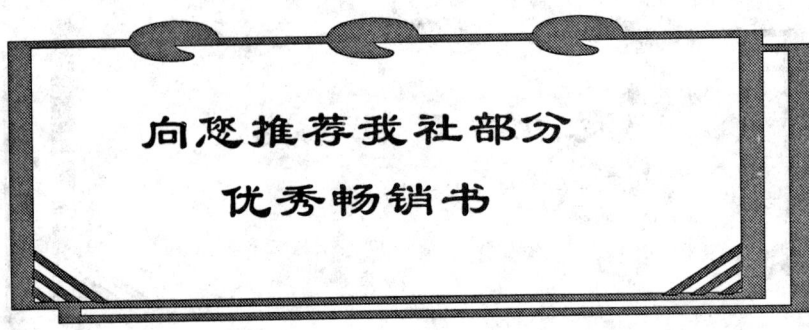

药学专业必修课考试辅导教材

药理学	38.00
药物化学	48.00
无机化学	24.00
有机化学	20.00
药剂学	24.00

注：邮费按书款总价另加20%　邮购热线：(010)68515381，(010)58882952
邮购地址：北京市复兴路15号(中央电视台西侧)/100038